高等学校教材
"5+3"医学整合课程教材
供临床医学专业用

总主编 邓世雄   副总主编 徐 晨

儿科学导论

主 编 余加林 许红梅

副主编 华子瑜 刘泉波 程 茜 熊 丰 何大维

编 委（以姓氏笔画为序）

王 佚（重庆医科大学附属儿童医院）	宋 萃（重庆医科大学附属儿童医院）
王付丽（重庆医科大学附属儿童医院）	陈 立（重庆医科大学附属儿童医院）
韦 红（重庆医科大学附属儿童医院）	张祯祯（重庆医科大学附属儿童医院）
代 英（重庆医科大学附属儿童医院）	林 涛（重庆医科大学附属儿童医院）
包 蕾（重庆医科大学附属儿童医院）	罗雁红（重庆医科大学附属儿童医院）
朱 岷（重庆医科大学附属儿童医院）	赵瑞秋（重庆医科大学附属儿童医院）
朱高慧（重庆医科大学附属儿童医院）	黄延风（重庆医科大学附属儿童医院）
华子瑜（重庆医科大学附属儿童医院）	康 权（重庆医科大学附属儿童医院）
刘 晓（重庆医科大学附属儿童医院）	宿玉玺（重庆医科大学附属儿童医院）
刘泉波（重庆医科大学附属儿童医院）	程 茜（重庆医科大学附属儿童医院）
许红梅（重庆医科大学附属儿童医院）	傅跃先（重庆医科大学附属儿童医院）
芦 起（重庆医科大学附属儿童医院）	曾 燕（重庆医科大学附属儿童医院）
吴盛德（重庆医科大学附属儿童医院）	熊 丰（重庆医科大学附属儿童医院）
何大维（重庆医科大学附属儿童医院）	潘征夏（重庆医科大学附属儿童医院）
余加林（重庆医科大学附属儿童医院）	魏光辉（重庆医科大学附属儿童医院）

人民卫生出版社

图书在版编目（CIP）数据

儿科学导论 / 余加林，许红梅主编 . —北京：人民卫生
出版社，2018

重庆医科大学"5+3"整合教材

ISBN 978-7-117-26182-1

Ⅰ.①儿…　Ⅱ.①余…　②许…　Ⅲ.①儿科学 - 医学
院校 - 教材　Ⅳ.①R72

中国版本图书馆 CIP 数据核字（2018）第 072887 号

| 人卫智网 | www.ipmph.com | 医学教育、学术、考试、健康，购书智慧智能综合服务平台 |
| 人卫官网 | www.pmph.com | 人卫官方资讯发布平台 |

儿科学导论

主　　编：余加林　许红梅
出版发行：人民卫生出版社（中继线 010-59780011）
地　　址：北京市朝阳区潘家园南里 19 号
邮　　编：100021
E - mail：pmph @ pmph.com
购书热线：010-59787592　010-59787584　010-65264830
印　　刷：中国农业出版社印刷厂
经　　销：新华书店
开　　本：850×1168　1/16　印张：11　插页：2
字　　数：333 千字
版　　次：2018 年 5 月第 1 版　2018 年 5 月第 1 版第 1 次印刷
标准书号：ISBN 978-7-117-26182-1/R · 26183
定　　价：46.00 元

打击盗版举报电话：010-59787491　E-mail：WQ @ pmph.com
（凡属印装质量问题请与本社市场营销中心联系退换）

出版说明

回顾一个多世纪以来的现代医学教育发展历程,改革与探索的脚步从未停止过,医学教育已历经三次重大改革。1910年,美国教育家弗莱克斯纳发表了《美国和加拿大的医学教育:致卡内基基金会关于教育改革的报告》(简称《弗莱克斯纳报告》),带来了美国医学教育革命性的变革,奠定了现代医学教育的模式,构建了以学科为基础的课程体系,形成了科学化的现代医学教育体系,成为医学教育史上具有里程碑意义的重大事件。20世纪中叶,以问题为基础的学习和学科融合的课程设置成为第二代医学教育改革的重要内容。自21世纪初以来,"以培养岗位胜任力为导向,以器官系统整合为特征"的第三代医学教育改革正方兴未艾。在《弗莱克斯纳报告》发表100周年之后,2010年柳叶刀杂志发表了《新世纪医学卫生人才培养:在相互依存的世界,为加强卫生系统而改革医学教育》的报告,再一次引起了全球医学教育工作者对现代医学教育改革的高度关注。

课程体系的整合改革是提升医学生的岗位胜任力的重要基础与保障。传统的医学课程体系是按照学科特征分为基础医学课程及临床医学课程,各门课程内容之间相互独立,既不利于学生融会贯通地学习,也不符合临床疾病诊疗的实际情况。为此,近年来,以器官系统为主线、以疾病为中心的医学课程整合已经成为医学教育改革的重要内容。整合医学教学模式使学生对医学课程的学习更符合临床实践规律,使教学内容更符合临床实践需求,同时减少了不同学科内容的重复,提高了教学效率。教育部、卫生部联合印发的《关于实施临床医学教育综合改革的若干意见》(教高〔2012〕6号)及教育部等六部门联合印发的《关于医教协同深化临床医学人才培养改革的意见》(教研〔2014〕2号)文件通知均明确要求深化五年制本科临床医学人才培养模式改革,开展课程整合改革,深入推进医学基础与临床课程的整合。

近年来,国内的医学院校紧跟现代医学教育变革的趋势,对医学整合课程体系的改革给予了很高的关注,一些院校相继开展了相关的探索与实践。在推进医学课程整合的实践过程中,一个最重要的现实问题就是国内尚没有一套真正实现基础医学课程内容与临床医学课程内容实质整合的教材。为此,重庆医科大学结合多年开展医学课程整合改革试点的经验,编写了此套医学整合教材。

近年来,重庆医科大学紧跟现代医学教育发展趋势,以提高医学教育质量为核心,不断深化医学教育改革,注重课程整合创新,在国内率先开展了由基础到临床全线贯通整合的医学人才培养模式改革。2008年起,学校以实验教学课程整合为突破口,对形态、机能等实验课程进行了有机整合。2012年,学校在"卓越医师教育试点班"开始实施"以器官-系统为主线、以疾病为中心、以岗位胜任力为导向、基础与临床全线贯通"的课程整合改革,彻底打破学科界限及"三段式"传统教学模式,对现有医学课程进行横向及纵向整合,实现了基础医学与临床医学课程、理论课与实践课的有机整合与优化,使学生能够前后融会贯通地学习相关医学知识,也避免了不同学科内容的重复,减少了学时数,为学生提供了更多自主学习时间。在进行课程体系整合改革的同时,学校还努力推进信息技术与医学教育的深度融合、PBL、TBL等讨论式教学方法及形成性评价的应用。2015年,学校创新性地开展了整合课程教学组织体系的改革,按照学术组织体系及教学运行组织体系两个方面,构建了全新的整合课程教学组织体系,夯实了整合课程教学基石。此项改革走在了全国医学院校前列。重庆医科大学整合医学人才培养模式所做的这些改革探索为本系列教材的编写奠定了良好的基础。

此套教材按照"以器官-系统为主线,以疾病为中心、以临床诊疗路径为导向、实现基础临床全线贯通"的思路、"从宏观到微观,从形态到功能,从正常到异常,从疾病到治疗药物"的内容编排体例进行编写,注重知识的系统性,将基础医学课程与临床医学课程分别按器官-系统进行整合。本套教材共包括 11 个分册,分为基础段整合课程教材及基础与临床全线贯通整合课程教材。基础段整合教材按照人体结构基础、人体功能基础、现代生物医学技术等方面进行内容整合,包括《人体概述》和《分子与细胞》2 个分册。基础与临床全线贯通整合教材《呼吸系统疾病》《循环系统疾病》《运动系统疾病》《感官系统疾病》《消化系统疾病》《血液及免疫系统疾病》《内分泌系统疾病》《泌尿生殖系统疾病》和《神经系统疾病与精神疾病》9 个分册,彻底打破学科界限及"三段式"传统教学模式,构建了"基础-临床"全线贯通的课程体系,各器官-系统分册均涵盖基础医学、药理学、临床学科的内容。通过前后期多学科整合课程,实现了基础医学课程与基础医学课程、基础医学与临床医学课程、临床医学与临床医学课程、理论课与实践课的有机整合,使学生能够前后融会贯通地学习相关医学知识。同时通过课程整合,大幅度减少必修课学时数,增加专业选修课学时,为学生提供了更多自主学习和社会实践的时间。各系统编写的病种参照国家执业医师考试大纲要求进行筛选,注重图文并茂,且贴近临床诊疗流程。

另外,为满足教学需要,还为本套医学整合教材编写了配套的《儿科学导论》《临床技能学》《医事证据法》及《医学英语》教材。

本套教材适应了"5+3"一体化临床医学专业人才培养模式改革的需要,既适用于实施整合课程教学模式的临床医学专业本科学生,同时也适用于临床医师规范化培训学员。此外,本系列教材也是广大临床医师在临床工作实践中重要的参考书。

医学整合课程体系的改革是一项极其复杂和艰巨的工作,本编写团队尽管有过一些试点实践的经验,但由于编者水平有限,在体例设计和内容编排上仍然难免存在一些问题,甚至有错误之处,诚恳地希望各位同行专家提出宝贵意见。

邓世雄

"5+3" 医学整合课程教材编委会名单

总　主　编：邓世雄
副 总 主 编：徐　晨

编委会主任：邓世雄
编委会副主任：徐　晨
编委会委员：罗天友　邓忠良　赵晓东　李　兵　钟朝晖　陈鸿雁　朱　静
　　　　　　余华荣　杨俊卿

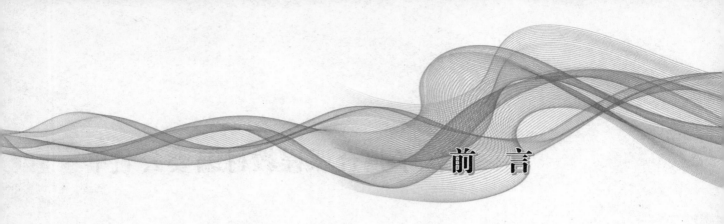

前　言

　　重庆医科大学组织编写的本套"5+3"整合课程系列教材是重庆医科大学医学教育改革的重要部分，是历代教师多年来的医学教育经验，结合国外先进的医学教育理念，设计出的以人体系统体器官为主线的医学教育新模式，致力于为我国医学教育事业作出贡献。

　　《儿科学导论》是在以人体系统-器官为主线的基础上，结合儿科学教育的特点，整合人体系统-器官难以归类的、不能反映儿童生长发育和儿童较特殊疾病的内容，以利于更好地进行儿科学教学。作为儿科专业和临床医学专业的教材，也可作为执业医师考试的参考书籍，内容包括儿童保健、新生儿特点及疾病、儿童期常见传染病、常发生在儿童期的遗传代谢疾病，以及小儿外科方面的特殊情况等。

　　本书是在不断探索中产生，由于时间仓促，难免有不足、缺点甚至错误，尚需不断完善，希望广大师生及读者提出宝贵意见。

余加林

2018 年 3 月

目　录

第一章　体格生长评价

学习目标

掌握:出生至青春期的体格生长规律;儿童体格生长的评价方法及内容。

熟悉:体格测量方法。

了解:体格生长参照人群来源。

第一节　常用的体格指标及增长规律

一、常用的体格指标

衡量体格生长的指标通常选择具有人群代表性、易于测量的计量指标,常用的包括体重(weight)、身长/身高(length/height)、顶臀长/坐高(crown-rump length/sitting height)、头围(head circumference)、胸围(hest circumference)。

(一)体重

体重是身体各组织、器官系统、体液的综合重量。其中,体脂和体液重量易受疾病影响,故体重易于波动,是反映儿童生长和近期营养状况的重要指标。精确测量是生长评估的重要组成部分。测量儿童体重常采用杠杆秤或电子秤。选择时应考虑秤的最大测量范围和精确度。测量前应校正秤的"零"点。体重测量应在儿童排空大小便、裸体或仅穿内衣的情况下进行。婴儿称体重时可取卧位,幼儿坐位测量,年长儿童立位。测量时两手自然下垂,避免摇动或接触其他物体,以免影响准确性。

(二)身长/身高

指头顶至足底的垂直距离,包括头、脊柱、下肢长度的总和。身长/身高受遗传、内分泌的影响较明显,短期的营养波动和疾病对其基本无影响。通常0~3岁婴幼儿用标准的量床(头板、底板、足板、量床两侧刻度)测量身长。婴幼儿脱鞋、袜、帽仰卧于量床底板中线,助手将儿童头扶正,使目光垂直向上,头顶接触头板。主测量者位于儿童右侧,左手固定婴儿双膝使下肢伸直,右手移动足板使其贴紧两足跟部;量床两侧刻度的读数一致时读数,精确到0.1cm。如儿童双下肢不等长,则分别测量。3岁后的儿童应采用身高计立位测量,称为身高。被测儿童仅穿背心和短裤,取立正姿势站于平台。头部保持正中位置,平视前方。挺胸收腹,两臂自然下垂,足跟靠拢,脚尖分开约60°;头、足跟、臀部和两肩胛同时接触立柱后,测量者手扶测量板向下滑动,使测量板与头部顶点接触,测量者目光与读数同一水平面时读测量板与立柱刻度交叉数值,精确到0.1cm。同一个体卧位测量值比立位测量值要大,约0.7~1cm。

(三)顶臀长/坐高

指头顶到坐骨结节的垂直距离,反映脊柱和头部的增长。通常0~3岁婴幼儿用标准的量床测量顶臀长。被测婴幼儿脱鞋、袜、帽仰卧于量床底板中线,助手将儿童头扶正,头顶接触头板;主测量者位于儿童右侧,左手握住儿童小腿,使膝关节弯曲,小腿与大腿成直角,大腿与底板垂直,右手移动足板贴紧臀部,量床两侧的读数一致时读数,精确到 0.1cm。通常 3 岁以上儿童采用坐高计测量。被测儿童先身体前倾,骶部紧贴立柱,然后端坐挺身,使躯干与大腿、大腿与小腿成直角。下移测量板与头部顶点接触,精确到 0.1cm。

（四）头围

即从眉弓至枕骨结节绕头一周的最大围径,反映脑和颅骨的发育。临床上头围的测量是发现头颅异常生长的重要筛查步骤。在发育迟缓性疾病或可疑脑积水时尤其重要。3 岁以内常规测量头围。采用无伸缩性的软尺测量。测量者位于儿童右侧或前方,左手拇指固定软尺零点于儿童头部右侧眉弓上缘处,软尺紧贴头部皮肤(头发)。经枕骨粗隆及左侧眉弓上缘回至零点,获得最大头周径,精确到 0.1cm。

（五）胸围

为平乳头下缘经肩胛骨下角绕胸一周的长度,反映胸廓、胸背部肌肉、皮下脂肪和肺的发育。采用无伸缩性的软尺。卧位或立位测量。被测儿童两手宜自然下垂,目光平视前方。测量者位于儿童前方或右侧,左手拇指固定软尺零点于儿童右侧乳头下缘(乳房已发育的女童以右胸骨中线与第四肋交叉处为固定点)。右手持软尺贴儿童胸壁,经右侧腋下、肩胛下角下缘、左侧腋下、左侧乳头回至零点,取平静呼、吸气的中间读数,精确至 0.1cm。

二、出生至青春前期的体格生长规律

（一）体重的增长

出生体重与胎龄、性别及母亲妊娠期营养状况有关。一般早产儿体重较足月儿轻,男童出生体重大于女童。世界卫生组织 2006 年的调查结果显示男婴平均出生体重为 3.3kg,女婴为 3.2kg,与我国 2005 年 9 市城区调查结果相似(男 3.33kg,女 3.24kg)。部分新生儿在初生数天内因摄入不足、胎粪及水分的排出而出现生理性体重下降。一般下降范围在原有体重的 5%~10%,多在第 7~10 天恢复至出生体重。如新生儿体重下降超过 10% 或至第 2 周仍未恢复到出生体重,应考虑喂养不足或病理原因所致的可能。如果生后及时合理喂哺可减轻甚至避免新生儿生理性体重下降的发生。

世界卫生组织 2006 年的调查资料显示,生后 3~4 月的婴儿体重为 6~7kg,为出生体重的 2 倍;1 岁时为 9~10kg,为出生体重的 3 倍;2 岁时为 12~13kg,为出生体重的 4 倍。由此可以看出,生后第一年体重增长显著,是第一个生长高峰。体重的增长是非匀速的,生后前 3 个月体重的增长约等于第一年后 9 个月体重的增长,体重增长速度是趋于缓慢的。2 岁后至青春前期儿童体重稳步增长,年增长约为 2~3kg。通过公式可粗略估计体重,如 3~12 月龄:体重(kg)=(月龄 +9)/2,1~6 岁:体重(kg)= 年龄 ×2+8,7~12 岁:体重(kg)= 年龄 ×3+2。但是儿童的生长是非匀速的,且有个体差异。因此,公式计算得出的值仅为生长的粗略估计,也不宜将其当作"标准"进行体格生长评价。

（二）身长 / 身高的增长

世界卫生组织 2006 年的调查资料显示出生时身长男童平均约 50cm,3 月龄时约 61~63cm,1 岁时约 75cm,2 岁时约 86~87cm,女童身长与男童大致相同,略低于男童。因此,身长增长规律与体重增长规律基本相似,生后第一年是生后增长最快的时期,与体重增长平行,为第一生长高峰。前 3 个月身长增长约等于第一年后 9 个月身长增长,意味着身长增长的速度趋于缓慢。2 岁后到青春前期每年身高增长速度较稳定,约 5~7cm。若 2 岁后身高增长低于 5cm/ 年,为身高增长速度缓慢。2 岁后身高可通过公式粗略估计,即身高(cm)= 年龄 ×7+75。同样地,身长 / 身高的生长也是非匀速的,且有个体差异。因此,公式计算得出的值仅为生长的粗略估计,也不宜将其当做"标准"进行体格生长评价。

（三）头围的增长

新生儿出生时头围较大,平均 34cm。3 月龄时约 40cm,1 岁时约 46cm,2 岁时约 48cm,5 岁时约

50cm，10 岁时约 53cm，15 岁时达成人头围，约 54cm。因此，头围增长的规律与体重、身长（高）增长规律相似，头围的增长在第一年为生长高峰，这与此期中枢神经系统的迅速发育是密切相关的。婴儿前 3 月龄头围的增长约等于后 9 个月增长的总和，同样也是非匀速的增长，2 岁后头围增长缓慢。此外，儿童头围大小与遗传、疾病等有关。

（四）胸围的增长

出生时胸围较头围略小 1~2cm，平均约 32~33cm；胸围在第一年增长最快。1 岁时胸围约等于头围，出现头、胸围生长曲线交叉。1 岁后胸围发育开始超过头围；1 岁至青春期前胸围应大于头围，胸围与头围的差值约为年龄减 1cm。头、胸围生长曲线交叉年龄与儿童营养状况、胸廓发育情况有关。我国 2005 年调查结果显示到 15 月龄我国儿童头胸围曲线才出现交叉，提示我国儿童胸廓生长较落后。除营养因素外，这可能还与我们不重视爬行训练和胸廓锻炼有关。

三、青春期的体格生长规律

青春期是儿童到成年的过渡期，是特殊时期，这一时期儿童体格生长有自身的特点。受性激素影响，女孩多在 9~11 岁乳房发育，男孩多在 11~13 岁睾丸增大，标志青春期的开始。青春期始动 1~2 年后体格生长出现生后的第二个身高增长高峰（peak height velocity，PHV），并持续 2.5~3 年左右。在身高增长高峰，女孩身高每年增长约 8~9cm，男孩身高每年增长约 9~10cm。因此，在身高第二生长高峰，身高增加值约为最终身高的 15%。且男孩 PHV 出现时间较女孩约晚 2 年，意味着男孩多长约 10cm 左右，男童的最终身高比女童平均高 12~13cm。

在第二生长高峰，体重也迅速增长，无论男女，体重增长值 25~30kg。

青春期男、女儿童体形发生了显著改变。男孩肩部增宽、肌肉发育更显强壮。女孩逐渐形成身体曲线，耻骨和髂骨下脂肪堆积使女孩臀围增大。

第二节　体格生长评价

由于受到遗传及环境的影响，每个个体的体格生长状况是存在个体差异的。正确评价儿童体格生长状况，定期生长发育监测，有利于及时发现问题，筛查、管理高危儿童，给予适当的指导和干预，促进儿童健康生长。

一、参照人群

评价个体儿童或群体儿童的生长状况需与参照人群比较。大多数的参照值是将相对有代表性的大样本的参照群体儿童的体格调查数据经过统计学处理后制定的。

1. 国际标准　WHO 2006 年发布的标准建立在 6 个不同国家（美国，巴西，挪威，加纳，阿曼和印度），8440 名来自不同种族和文化背景的健康的、母乳喂养的婴儿和儿童原始生长数据和相关资料基础上。研究样本由生活在使其遗传潜力充分发挥的有利环境条件下的健康儿童所组成，并明确地把母乳喂养作为取样的生物学标准，确定了母乳喂养的儿童为生长发育的标准模型。由于包括了不同种族，进一步增强了标准的普遍应用性。因此，WHO 2006 年的标准是目前国际上普遍应用的标准。

2. 中国标准　我国每隔 10 年在中国北京、哈尔滨、西安、上海、南京、武汉、广州、福州、昆明九大城市进行一次大样本儿童体格调查。目前国家卫生和计划生育委员会确定 2005 年中国九大城市儿童生长数据为中国儿童参考人群值。

3. 特殊标准　目前针对不同情况的特殊儿童，如极低体重儿、早产儿、Down 综合征、Turner 综合征、脑瘫、软骨发育不全的儿童，已经有了相应的特殊参照值。

二、资料表示方法

1. 统计学方法

（1）均值离差法：适用于正态分布的数据，变量值用平均值 ± 标准差（SD）表示。均值 ±1 个 SD 包括样本的 68.26%，均值 ±2 个 SD 包括样本的 95.44%，均值 ±3 个 SD 包括样本的 99.72%。为了更精确反映与均值的距离，可计算偏离的程度，即 Z 评分。Z=（变量值 − 均值）/SD，变量值等于均值，Z=0；变量值小于均值，Z 为负数；变量值大于均值，Z 为正数。这样利于进行不同组别（年龄、性别、生长指标）之间的比较。

（2）百分位数法：是将某一组变量值（如体重、身高）按从小到大的顺序排列，将最小值与最大值分为 100 个等份，每一等份为一个百分位，并按序确定各百分位数。当变量呈正态分布时，第 50 百分位相当于均值。第 3 百分位接近于均值减 2 个 SD，P97 接近于均值加 2 个 SD。当变量值呈非正态分布时，百分位数能更准确地反映出所测数值的分布情况。

2. 界值点　通常离差法以均值 ±2SD 为正常范围，包括样本的 95%；百分位数法以 P3-P97 为正常范围，包括样本的 94%。通常规定，小于 P3，或大于 P97 为异常，小于均值 −2SD，或大于均值 +2SD 为异常。

3. 评价结果等级划分　三分法按界值点分为上、中、下三等，即 X ± 2SD 或 P3-P97 为中等，小于 P3 或小于均值 −2SD 为下等，大于 P97 或大于均值 +2SD 为上等。临床上五分法的运用更为广泛，五等级划分法将测量数值分为上、中上、中、中下、下五等（图 1-1）。

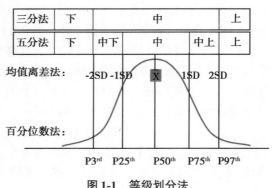

图 1-1　等级划分法

4. 参考值表示方法

（1）表格：测量数值按均值离差法或百分位数法等级以表格形式列出，便于查询，但不够直观。

（2）生长曲线图：把不同年龄体格参考值按均值离差法或百分位数法的等级绘成曲线图。优点是直观，不仅能较准确了解儿童的生长水平，还能对儿童某项指标进行定期纵向观察。

三、评价内容

正确、全面的儿童体格生长评价包括生长水平、生长速度以及匀称度三个方面，缺一不可。

1. 生长水平　将某一年龄时点（横断面测量）所获得的某一项体格生长指标测量值与参考人群值比较，得到该儿童在同年龄、同性别人群中所处的位置，即该儿童生长的现实水平。评价结果根据统计学方法写出所在人群中的区间定位，并以等级表示。生长水平包括所有单项体格生长指标，如体重、身高（长）、头围等。生长水平的评价简单易行，直观反映个人或群体儿童目前所达到的生长水平。但是生长水平评价有其局限性。一次测量值仅表示已达到的水平，不能说明过去存在的问题，也不能直接估计生长过程，不能反映儿童生长的轨迹。

早产儿体格生长有一允许的"落后"年龄范围，进行生长水平评价时应矫正胎龄至 40 周后再评价。考虑到各器官系统发育不平衡，当早产儿长到 18 月时头围就不再矫正，到 24 月时体重不再矫正，到 40 月龄身高就不再矫正了。如胎龄 32 周的早产儿，实际年龄为 20 月。因此，评价该早产儿体重、身长时，需要进行胎龄矫正，按胎龄矫正至 40 周计算，该早产儿矫正后的生理年龄为 18 月。因此，进行体重、身长的生长水平评价时，是与 18 月参照人群比较。但是，评价该早产儿头围时，因为该早产儿已经超过 18 月，不再进行胎龄矫正。因此，进行头围的生长水平评价时，是与 20 月参照人群比较。

体格测量值也可以发育的年龄来代表生长水平或成熟度。如一个 2 岁男童身长 75cm，其 2 岁时的

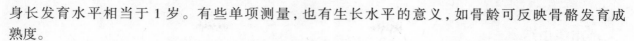

身长发育水平相当于 1 岁。有些单项测量,也有生长水平的意义,如骨龄可反映骨骼发育成熟度。

2. 生长速度 对某一单项体格生长指标进行定期连续测量(纵向观察)所获得的该项指标在某一时间段中的增长值,将此增长值与参照人群在同一时间段的增长值进行比较,就能判断出一个儿童在此段时间内生长趋势。纵向观察儿童生长速度可掌握个体儿童自身的生长轨迹,能早期发现生长的偏离情况。定期体检是生长速度评价的关键,定期、连续测量比一次数据更重要。

评价生长速度有五种情况,分别是正常、增长加速、增长不足、不增、下降。

(1)正常:如果某儿童在某时间段的增长值与参数人群在相应时间段的增长值相同,那么该儿童在这一时间段的生长速度是正常的,其生长曲线与参照人群的生长曲线会基本平行,无论其生长水平如何,生长速度正常。

(2)增长加速:如果某儿童在某时间段的增长值大于参数人群在相应时间段的增长值,则生长加速,其生长曲线较参照人群的生长曲线会在该时间段有上升。

(3)增长不足:如果某儿童在某时间段有增长,但增长值小于参数人群在相应时间段的增长值,则增长不足,其生长曲线较参照人群的生长曲线会在该时间段有下滑。

(4)不增:如果某儿童在前后两个时间点测量值无变化,则为不增,生长曲线成一水平线。

(5)下降:如果某儿童在后一时间点的测量值小于前一时间点的测量值,则为下降,其生长曲线较参照人群的生长曲线会在该时间段有明显下滑。

临床上儿童生长速度可通过在生长曲线图上简单、直观的描出,以判断儿童的生长趋势。生长速度正常的儿童生长基本正常。6 至 18 个月儿童生长曲线可能有一个正常的偏移。因为对于足月儿,出生时的大小主要反映子宫环境的影响;然而,在 2 岁时身长多反映基因的影响。因此,在 6 月到 18 个月时,儿童可能会朝着自己的遗传潜力向上或向下移动百分位。

3. 匀称度

(1)体型匀称度:反映体型(形态)发育的比例关系。

身长的体重(weight for length):代表一定身高的相应体重范围。可查阅表格或曲线与参照人群值比较,结果以等级表示。本质上反映人的胖瘦。

体质指数(body mass index, BMI):BMI= 体重(kg)/ 身高(m)^2,其含义是单位面积中所含的体重数。儿童、青少年期脂肪细胞随年龄、性别变化,因此 BMI 有年龄、性别特点。WHO 推荐 2 岁以上使用 BMI 作为判断儿童营养状况的筛查工具。

(2)身材匀称度:以坐高(顶臀长)/ 身高(长)的比值反映下肢发育状况。按实际测量计算结果与参照人群值计算结果比较。

从出生时到成年,不仅体重、身高在增长,身体的比例也是逐渐变化的。刚出生的时候,下肢相对最短,事实上,新生儿的下肢只有身体总长的 1/3。随着儿童的生长,下肢逐渐长长,下肢在整个身高的比例也越来越高,最后,一个典型的成人下肢约占总身高的 1/2。因此,坐高(顶臀长)/ 身高(长)的比值在刚出生的时候,因为头和躯干相对比较大,是最大的,0.67,随着生长过程中下肢的逐渐长长,坐高与身高的比值逐渐下降,最后达到成年水平,约 0.53。在生长过程中,某些影响下肢增长的遗传代谢性疾病、内分泌疾病,如软骨发育不全、先天性甲状腺功能低下等,可导致矮小,坐高与身高的比值大于参考人群比值,称为身材非匀称。当个体坐高与身高的比值略小于或等于参数人群比值,就认为是身材匀称。当个体坐高与身高的比值明显小于参数比值,也称为身材非匀称,可能提示短躯干型矮小的可能,如黏多糖病。身材匀称度的评价结果在矮小时尤其重要,可帮助诊断内分泌及骨骼发育异常疾病。

本章小结

本节介绍了体格生长常用指标及体格生长规律。重点是掌握体格生长评价内容,包括生长水平、生长速度和匀称度。正确解释评价结果不仅需要生长基础知识,还需要积累临床经验。人体测量是粗略的评价方法,不能代表机体功能的测定,结论应谨慎,如应避免简单、片面的将测量结果异常作为"营养状况"的诊断,将其等同于营养不良或肥胖等。儿童体格测量结果应结合其他临床表现、体格检查、实验室结果综合判断。

思考题

1. 如何评价儿童体格生长?
2. 儿童出生后到青春期前体格生长规律是什么?
3. 青春期体格生长有什么特点?

参考文献

1. 毛萌,李廷玉.儿童保健学.3版.北京:人民卫生出版社,2014.
2. 黎海芪,毛萌.儿童保健学.2版.北京:人民卫生出版社,2009.
3. Sissman NJ. Nelson textbook of Pediatrics. 19thed. 2011,62(12):179-187.

(程 茜 代 英)

第二章 神经心理发育评价

学习目标

掌握：丹佛发育筛选测验（DDST）的适用范围及测试方法。

熟悉：常用儿童心理测试方法的分类；常用儿童心理测验的适用范围及临床意义。

了解：心理测验方法的可行性检验指标；实施心理测验的基本要求。

第一节 概 述

心理测验是用一定的实验手段、较精确的数量化的方法来测量与行为有关的人类特征的一组项目。儿童神经心理发育水平表现在感知、运动、语言及心理过程等各种能力及性格方面，评价儿童神经心理发育需采用儿童心理测验，对这些能力和性格特点的进行具体评估。儿童心理测验常称为发育测验、发育评估或神经心理评价。

一、心理测验的发展

我国古代科举考试题目可被看作是心理测验的早期形式。近代科学的心理测验开始于 19 世纪英国生物学家和心理学家高尔顿（Francis Calton），他根据达尔文《物种起源》一书提出的"个体差异"理论，以感官敏锐度为指标测量并推估智力的高低，而美国心理学家卡特尔（James McKeen Cattell）在高尔顿的"生理计量法"基础上编制了多种测验，并于 1890 年发表《心理测验与测量》，首次提出"心理测验"的一词。几乎同一时期，德国心理学家赫尔巴特（JE Herbart）、韦伯（EH Weber）、费希纳（GT Fechner）及冯特（W Wundt）等建立发展了实验心理学。在此基础上，现代心理测验的研究得到重大发展，1905 年法国比奈（Alfred Binet）和西蒙（Theodore Simon）编制了世界上第一个智力测验——比奈 - 西蒙量表，奠定了现代智力测验编制的科学基础，其后各种智力测验量表陆续问世，而人格测验在二战前后开始发展起来。在美国，随着 1949 年临床心理学的诞生，心理测验在临床的地位至今几经反复，实施心理测验成为心理学家的主要工作。目前，心理测验在临床广泛使用，而心理测验本身仍然是心理学中最有争议的问题之一。

儿科临床进行儿童神经心理发育评估的主要目的是：评价儿童生长发育过程中，心理和行为发育水平；对神经精神发育障碍性疾病的诊断和鉴别诊断提供依据；在治疗疾病和随访过程中辅助评价疗效和判断预后。

二、心理测验方法的可行性检验

良好的心理测量量表需具备以下基本条件：

1. 标准化（standardization） 常模（norm）标准化是指测验编制时所经过的标准化步骤，即选择有代表性的、能够反映人的心理行为特征的问题或任务作为心理测量项目，按统计学抽样要求选择测试对象，测试程序标准化，最后对测试结果进行统计学分析，建立所测心理行为的正常值即常模。常模的功用，是其他受试对象测试时用以比较的"标准"。其他地区使用某地区的心理测量量表，应重新标准化。

2. 信度（reliability）　即可信程度，测验方法的信度代表测验方法的一致性。常用的有重测信度，包括两人信度和再测信度。两人信度是比较两个测试者对同一受试者的测试结果，再测信度是比较同一受试者间隔一定时间的两次测试结果。如果重测结果符合率达90%，相关率为达到0.8，表示测验方法可信度高。

3. 效度（validity）　是指一个测验所测分数的正确度。测验效度越高，说明测试结果越能代表该方法所测心理行为的真正特征。

三、心理测验的分类

国内常用的量表多是将国外量表结合国内情况略加修改，再重新标准化所得（表2-1）。按测验目的可分为发育测试、智力测验、人格测验、适应性行为评定，按测验性质可分为言语测验、非言语测验、语言与操作混合测验，按测验方法可分为问卷、作业测验、投射测验等，按测验组织形式可分为个别测验和团体测验。按测试结果的性质分为筛查性测验和诊断性测验（表2-2）。

表 2-1　常用儿童心理测验

测验名称	适用年龄	我国应用情况
发育量表		
丹佛发育筛查（DDST）	2月~6岁	全国标准化常模
盖瑟尔发育诊断量表	1月~6岁	全国标准化常模
贝利婴儿发育量表	1月~3.5岁	全国标准化常模
早期语言发育进程量表	0~3岁	区域标准化常模
Peabody运动发育量表（PDMS-2）	0~5岁	无全国标准化常模
智能量表		
绘人测验	4~12岁	区域标准化常模
图片词汇测验	4~8岁	区域标准化常模
学前儿童能力筛查（50项测验）	4~7岁	全国标准化常模
中小学团体智力筛选测验	小学3年级~高中2年级	区域标准化常模
瑞文测验联合型（CRT）	5~75岁	全国标准化常模
韦氏学前儿童智能量表（WPPSI）	4~6.5岁	全国标准化常模
韦氏儿童智能量表（WISC）	6~16岁	全国标准化常模
麦卡锡儿童智能量表（MSCA）	2.5~8.5岁	全国标准化常模
斯坦福-比奈智能量表（S-B）	2岁~成人	全国标准化常模
适应行为量表		
新生儿行为评定量表（NBNA）2项	0~28日龄	无全国标准化常模
儿童适应行为评定量表	3~12岁	全国标准化常模
婴儿~初中生社会生活能力量表	6月龄~14岁	全国标准化常模
Achenbach儿童行为量表（CBCL）	4~16岁	全国标准化常模

续表

测验名称	适用年龄	我国应用情况
儿童孤独症评定量表（ABC）	8月龄~28岁	全国标准化常模
Conners 儿童行为量表	3~17岁	全国标准化常模
人格测验		
明尼苏达多项人格问卷（MMPI）	14岁~成人	全国标准化常模
艾森克人格个性问卷（EPQ）	7岁~成人	全国标准化常模

表 2-2　筛查法与诊断法的区别

	筛查法	诊断法
测验目的	了解被测儿童发育程度,将智力发育有问题的儿童筛查出来	对智力发育有问题的儿童做全面评估
量表特点	方法简单	设计严谨,方法复杂
测查时间	10~15分钟	1~2小时
结果判断	正常或不正常	智商或发育商
适用对象	正常儿童、高危儿以及可能有问题的儿童	筛查结果有问题的儿童、需要早期干预或科研对象

四、心理测验的基本要求

测试结果的可靠性与测试过程的严谨程度密切相关,因此心理评估需严格按指导理论和规范操作进行。

（一）对测试者的要求

测试者应具有儿童神经心理发育的理论知识,经过严格系统的心理测验培训,并获得儿童心理测验资格。测试者应根据儿童的年龄、性别、性格、情绪、经历以及心理问题等调整交流方式,与受试儿童建立友好、信任的关系。测试过程中注意儿童的情绪状态、注意力集中程度、对指导用语理解程度及其他影响测试的因素等。测试者对测试结果的解释要谨慎,不能凭测试结果轻易下结论。必须结合测验的具体情况,给出合理的解释。测试者需遵守保密原则,对测试资料、工具、测验程序、记录纸张和指导语等物品要注意保管,不能将测试方法和评分标准向非专业人员公开,以防止知情者预先练习而失去测验的意义,也要注意测验结果属儿童的隐私,未经特殊许可,不能向他人公布测试结果。

（二）对受试儿童的要求

要求受试儿童测试时精神饱满,无饥饿感,排空大小便。根据情况可适当允许中间休息、走动、喝水、上厕所等。原则上测试时避免父母或老师在身边。如儿童难以离开父母,可允许母亲或父亲一人在旁,但事先要告诫家长不要给儿童任何指导或暗示。

（三）对测试环境的要求

儿童心理测验的场所应该光线柔和、安静、温度适宜。房间相对封闭,布置简单,色调单一,以免使儿童注意力分散。使用的桌椅高低大小要适宜舒适。测试开始后应避免他人进出测试房间。

五、心理测验在儿童保健中的应用

（一）生长发育的监测

定期用发育筛查量表进行评估,可以及时发现神经心理发育的偏离,及早进行病因诊断,并及时开始早期干预。

（二）发育异常儿童的评估

定期进行神经心理评估，可以判断疗效，指导进一步的干预。

（三）早期教育

某些神经心理评估项目本身就可以作为训练的内容，促进儿童早期大脑发育。

（四）协助诊断

神经心理评估可协助发育障碍性疾病如智力低下、孤独症谱系障碍等疾病的诊断和分级。

第二节　常用神经心理评价工具和方法

一、发育测试与智力测验

（一）基本概念

1. 智力（intelligence）　历来心理学家对智力无统一的定义。多数学者认可 Wechsler 关于智能的定义。Wechsler 认为智力是认识世界和应付环境变化的能力，即个体对客观事物进行合理分析、判断、有目的地行为和有效地处理周围事物的综合能力，是各种才能的总和，以及个体从受教育中获得的能力。智能偏重于认知方面能力，如感知、注意（观察）、记忆、思维（分析、理解、推理、判断、概括等）、想象（创造）、语言和操作技能等，思维（抽象）是智能的核心。动机、兴趣、意志、气质、性格为人的非智力因素。

2. 智商（intelligence quotient, IQ）　是智力数量化单位。智商是以智龄（mental age, MA）的概念为基础的。智龄的概念由 Binet 首先提出，即儿童智力达到的年龄水平，在心理测验中儿童智龄可高于或低于实际年龄（chronological age, CA）。由于智龄不能直接反映实际年龄中不同的智力水平，Terman 提出了比值智商（ratio IQ）概念，即比值智商 RIQ=（智龄 MA/ 实际年龄 CA）×100。例如，当 MA=12, CA=10, IQ=120。1960 年，Wechsler 提出离差智商（deviation IQ, DIQ）概念，即用一种标准记分法表示智商，设该年龄组得分均值为 100，标准差为 15（斯坦福 – 比奈量表为 16），DIQ=100±15×〔（实际得分 – 均值）÷ 标准差〕。离差智商是以某人在同年龄组中的相对位置来代表此人的智能水平（图 2-1），因此可以进行不同年龄儿童离差智商的比较，现在离差智商已取代比值智商的概念。

$$IQ = 100 + 15 \times \frac{得分 - 均值}{得分标准差}$$

图 2-1　离差智商

智商表示智能发育水平，但不是心理发育水平的唯一重要指标。心理测验所得的 IQ 值在 12~14 岁以前直线上升，以后上升程度减慢，17 岁左右达到顶点。

3. 发育商（developmental quotient, DQ）　婴幼儿神经心理的发育主要表现在感知、运动、语言等方面，因此可用发育测验评价其神经心理的发育水平，测试结果用发育商表示。DQ= 发育年龄（development age, DA）÷ 实际年龄（CA）×100

（二）筛查性测试

1. 丹佛发育筛选测验（Denver developmental screening test, DDST）　由美国的儿科医生弗兰肯伯格（W. K. Frankenberg）和心理学家道兹（J. B. Dodds）在丹佛市制定，发表于 1967 年。1975 年修改，项目由易到难、从左下到右上梯形排列表（图 2-2）。

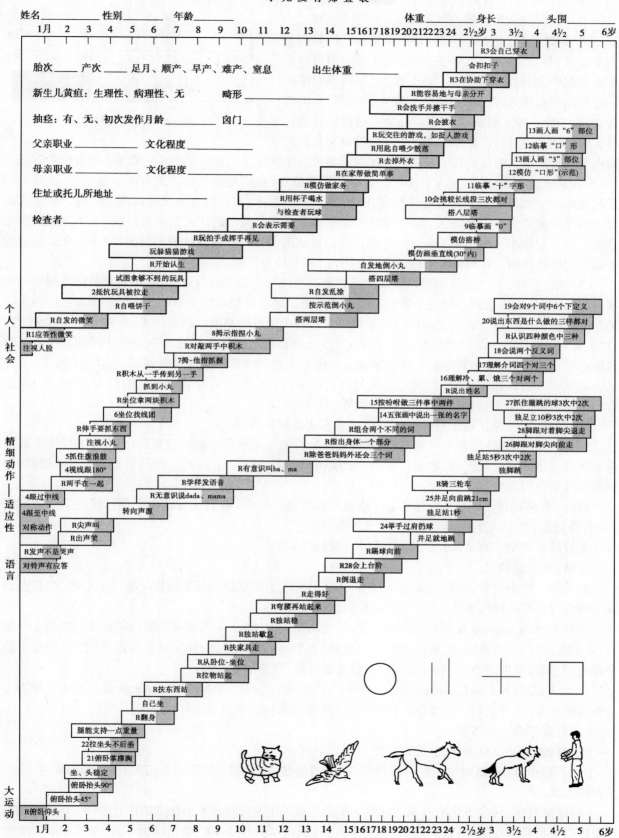

图 2-2　DDST 发育筛查表

（1）适宜年龄：2月龄~6岁（最适宜年龄2月龄~4.5岁）。

（2）目的：儿童发育筛查以及高危儿的发育监测。

（3）测试内容：国内修订的 DDST 共 104 项，分布于四个能区，即个人-社会、精细动作-适应性、语言和大动作。每个项目用一条横条代表（图 2-3），横条安排在一定的年龄范围之间。每一横条上有 4 个刻度，分别代表 25%、50%、75% 和 90% 的正常儿童通过该项目的百分比数。横条内有"R"者表示这个项目允许向家长询问

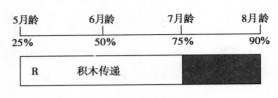

图 2-3　DDST 项目示例

而得到结果。横条内注的数字该项目测试时需参考的注解数目。表的顶部线与底线上均有年龄标记。

（4）测试前准备：家长需了解 DDST 试验是发育筛查，而不是测智商。儿童不一定全部、正确地完成测试内容。如果有些项目不能正确完成时，家长不必紧张，家长应如实反映询问的内容。测试成功与否与儿童能否合作密切有关，应让其精神处于饱满状态。测试时让儿童坐得舒服，双手能接触到检查的工具。根据小儿出生年、月、日，正确计算出被试者的年龄。在测试表上划出年龄线，在表格顶线上面写明检查日期。在测试表上标记儿童年龄线，写明检查日期。

（5）测试程序：每个能区的测试应按由易到难顺序进行。为节省检查时间，可自年龄线左侧的三个项目开始，然后向右直到连续三个项目不能通过为止。每个项目可重复 3 次。测完一个能区后再进行另一能区的测试。检查者对询问的项目不能暗示。每个项目的测试结果记录表示：P（"通过"）、F（"失败"）、R（"不合作"）、NO（"无机会或无条件完成"）。年龄线左侧的项目如果不通过，"F"应该用红笔醒目地标记，表示该项目发育延迟。切年龄线及年龄线右边的项目不能通过时，"F"不用红笔标记，不能认为该项目发育延迟。总评时"NO"不予考虑。试验过程中检查者要观察小儿的行为、注意力、自信心、有无神经质、异常活动、与家长的关系等等，并作出记录。

（6）结果评定：测试结果有异常、可疑、正常及无法解释四种。

异常有两种情况：① 2 个或更多的能区，每个能区有 2 项或更多的发育延迟（红色 F）；② 1 个能区有 2 项或更多的发育延迟（红色 F），加上 1 个能区或更多的能区 1 项发育延迟（红色 F）和该能区切年龄线的项目均为"F"。

可疑：有两种情况：① 1 个能区有 2 项或更多的发育延迟（红色 F）；② 1 个能区或更多的能区有 1 项发育延迟，加上该能区切年龄线的项目均为"F"。

无法解释："NO"的项目太多，以致最后结果无法评定。

正常：无上述情况。

如果第 1 次为异常、可疑或无法解释时，2~3 周后应予以复查。如果复查结果仍不正常，而且家长认为测查时小儿表现与平常一致，应进一步作诊断性检测。

1981 年 Frankenberg 精简修改测查项目，称 Denver Ⅱ。Denver Ⅱ 要求先测查年龄线左侧的 3 个项目，4 个能区共 12 个项目，缩短筛查时间。如果 12 个项目全部通过，评定结果为正常；12 个项目不是全部通过，则按照前述方法，切年龄线的项目都要检查，再作结果判断。

2. 绘人试验（human figure drawings，HFD）　1926 年，美国心理学家 Goodenough 发展绘人法作为儿童智力筛查方法，并进行了标准化。1979 年，上海第二医科大学进行修订和中国标准化。

（1）适宜年龄：5~9.5 岁。

（2）目的：儿童认知水平的筛查。

（3）测试内容：测试时给儿童一张白纸、一支铅笔和一块橡皮，要求儿童按照自己想象画一个全身正面的人像。

（4）结果判断：评定方法有各家的标准。国内已有采用改良的日本小林重雄评分法（50 分）的常模。计分内容包括身体部位、各部位比例、表达方式（线或面）等（图 2-4）。绘图结构不良、细节变形和随意涂改构图等，都提示可能存在认知水平、手眼协调、精细动作控制以及情绪等方面的问题。

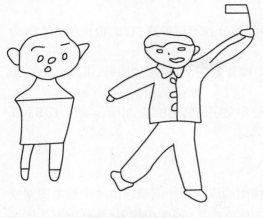

图 2-4　绘人测试评分示例

HFD 方法简单，无需语言表达，易为儿童所接受。儿童绘人能力取决于神经系统的成熟程度，较少取决于画人的技巧。但该方法的智商相对粗糙，不能反映儿童的能力特征和差异。

3. 图片词汇测验（peabody picture vocabulary test，PPVT）　最早由邓恩创建，最新版本 PPVT-Ⅲ 发表于 1997 年。

（1）适宜年龄：3.5~9 岁。主要用于身体残疾或言语障碍儿童。

（2）目的：属于一般智力筛查，测试儿童听觉、视觉、知识、推理、综合分析、注意力及记忆力等，主要侧重言语能力。

（3）测试内容：测验由 150 张图片组成，每张印有 4 幅不同的黑白线图，每组图按照所表达的词义由易到难排列（图 2-5）。主试朗读一个单词，要求被试指出相应的一幅图。上海市标化版本为 120 张图片。

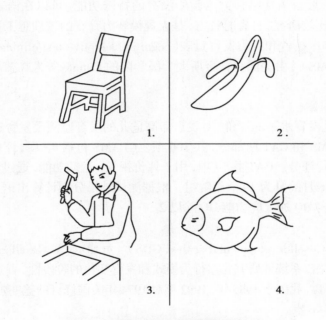

图 2-5　图片词汇测验使用的图片示例

（4）结果判断：要求受试儿童听到或看到一个词时能正确地表示该组图画中符合词义的一张，答对 1 张计 1 分，测到连续 8 张中有 6 张答错时测试止。将答对分相加得粗分，查表得智龄、智商和百分位数位。

4. 学前儿童能力筛查（简称"50 项"）　该方法是美国儿科学会所订的"入学准备试验"，我国智能迟缓与智能测试协助组已修订和标准化。

（1）适宜年龄：4~7 岁。

（2）目的：了解儿童一般智力发育水平，可作为儿童入学的参考。

（3）测试内容：问题和操作两大类共 50 项测验题，包括自我认识能力 13 项，如说出姓名、家庭住址，指出身体部位等；运动能力 13 项，如独脚站、穿衣裤、用筷子等；记忆能力 4 项，如复述数字、故事内容等；观察能力 6 项，如指出图画缺损部分；思维能力 9 项，如日期概念、左右概念等常识 5 项，如认识颜色、指出食物来源等。

（4）结果判断每答对一题给 1 分，总共 50 分。根据所得的总分查表得智商，以此值评估儿童智力正常（可以上学）、异常（不能上学）和可疑（基本可入学）。

本测验项目简单易行，评分标准易掌握，并具有较好的信度与效度，可供临床医师、儿童保健医师和幼教工作者使用。

5. 瑞文测验联合型（combined Raven's test, CRT）　是一种非文字的智力测验，由英国的 J. C. Raven 于 1938 年创制。该测验于 80 年代引进我国进行了全国常模修订。

（1）适宜年龄：5~75 岁，个别测试或集体测试。

（2）目的：测验一个人的观察力及抽象推理能力。

（3）测验内容：标准型渐进矩阵图，由六个单元共计 72 幅图构成。每个测验题由一个抽象图案或一系列无意义的图形构成一个方阵，要求被测人从呈现在下面的 6 小块（或 8 小块）供选择的截片中选择一块正确的匹配给整体结构图片。

（4）结果判断：该量表儿童常模分城市版和农村版两套，评分为二级评分，即答对得 1 分，否则为 0 分，最高分 72 分。计分时将所得分数相加得到原始分，再根据儿童的实际年龄换算出量表分，最后求得 Z 值、百分位和智商。

由于瑞文测验具有一般言语文字智力测验所没有的特殊功能，可以在语言交流不便的情况下实施，适用于各种跨文化的比较研究，且省时省力，是大规模智力筛查的较理想工具。

6. 认知应物测验 / 临床语言和听力发育量表（cognitive adaptive test/clinical linguistic and auditory milestone scale, CAT/CLAMS）　由美国霍普金斯大学医学院的 Capute 等人在盖瑟尔及贝利儿童发育研究的基础上研制而成。

（1）适宜年龄：0~36 月龄。

（2）目的：用于婴幼儿发育水平的评价、对发迟滞高危儿的发育监测及发育迟缓儿童的随访。

（3）测试内容分 CLAMS 和 CAT 两部分，共 100 项。CLAMS 包括 43 项，评价语言的理解和表达能力，主要通过询问家长进行评分。CAT 共 57 项，用于评价视觉 - 运动功能，通过测试进行评分。

（4）评分标准：将 0~36 月龄分为 19 个年龄组。根据测试结果分别计算出语言发育商和认知应物能发育商，总发育商等于语言 DQ 加上应物能 DQ 除以 2。

（三）诊断性测验

1. 盖瑟尔发育量表（Gesell developmental scales, GDS）　盖瑟尔（A. Gesell）是美国著名儿童心理学家，他和同事从 1916 年开始，系统地研究儿童行为模式和发育变化的阶段性，直到 1940 年正式发表了盖瑟尔发育量表，1974 年修订。我国于 1985 年、1992 年对 1974 年美国修订的盖塞尔量表进行了标准化。

（1）适宜年龄：1 月龄 ~6 岁。

（2）目的：评价和诊断婴幼儿神经系统发育及功能成熟情况。

（3）测验内容：盖瑟尔认为儿童行为发育具有一定的顺序和年龄规律，每一种行为模式标志着一定的成熟阶段，据此规定婴幼儿发育的关键年龄为 4 周、16 周、28 周、40 周、52 周、18 个月、2 岁、3 岁、4 岁、5 岁、6 岁，将不同年龄阶段新出现的行为作为检查项目与诊断标准。测试内容包括适应性行为、大动作、精细动作、语言和个人 - 社会性行为 5 个方面。

（4）结果判断：根据测验结果得出每个能区的成熟年龄水平，然后与实际年龄相比，得出 DQ 值。发育商数（DQ）= 测得的成熟年龄 / 实际年龄 ×100。一般情况下，适应性的成熟水平可代表总的发育水平。如果 DQ 在 85 分以下，表明可能有某些器质性损伤，DQ 在 75 分以下，表明有发育落后。

2. 贝利婴儿发育量表（Bayley cales of infant development, BSID）　贝利（N Bayley）是美国加州伯克利婴儿发育研究所的儿童心理学家，1930 年发表加州 1 岁婴儿量表，之后对这个量表进行了修订，并取名为"贝利婴儿发育量表"。1969 年发表第 1 版，1993 年和 2006 年进行了 2 次修订。我国目前使用的是根据 1969 年版制订的中国修订版，已广泛用于临床发育检查。

（1）适宜年龄：1月龄~3.5岁。

（2）目的：婴幼儿心理发育水平的检查，确定发育迟缓程度以及干预后的效果，也用于研究儿童神经心理发育。

（3）测验内容：量表包括三部分内容：智能量表（178项），检测感知觉、记忆、学习、解决问题、早期对数的概念、初步的语言交流、初步的抽象思维活动等；运动量表（111项），主要测量翻身、爬、坐、立、走、跑、跳等大动作能力，以及双手和手指精细动作的操作技能等；婴儿行为记录表（30项），评价儿童个性发育的各个方面，如情绪、注意程度、社会行为以及目标定向等。

（4）结果判断：每个条目通过和未通过来评分。将各个量表的条目通过分数累计得出运动量表粗分及精神发育量表粗分，查表得总量表分。据此判断婴幼儿智力发育水平和偏离常态的程度。智能及运动量表总分在115分及以上为加速完成量表测试，85~114分为正常范围，70~84分为测试轻度延迟，69分及以下为测试明显延迟。

3. 韦氏学前及初小智力量表（Wechsler-preschool and primary scale of intelligence, WPPSI）和韦氏儿童智力量表（Wechsler intelligence scale for children, WISC）　韦氏智力量表是国内外使用最为广泛的儿童智力测定量表。WISC是美国David Wechsler于1949年主持编制的一套儿童智力测验量表，1974年修订版（WISC-R），1991年再次修订（WISC-Ⅲ），2003年修订第4版（WISC-Ⅳ）中。我国于1986年分别在北京和长沙完成韦氏幼儿智力量表（WPPSI）和韦氏儿童智力量表（WISC-R）的修订，前者称为韦氏幼儿智力量表中国修订本（C-WYCSI），后者称为中国修订韦氏儿童智力量表（WISC-CR）。1991年长沙学者对WISC-R做进一步的修订，称中国韦氏儿童智力量表（C-WISC）。目前，第4版中文版已在使用中。

（1）适宜年龄　WPPSI适用于4~6.5岁，WISC适用于6~16岁。

（2）目的：主要测查儿童的一般智力水平、言语和操作智力水平。WPPSI和WISC是智力评估和智力低下儿童诊断的主要依据。

（3）测试内容：WPPSI主要包括言语和操作两个分量表和11个分测验。言语量表包括常识、词汇、算术、理解、类同及背诵语操作量表包括动物房、画图填缺、迷宫、几何图案和木块拼图案等。WISC-Ⅳ在原有版的基础上做了重大修改，全测验包括14个分测验（10个核心分测验，4个补充分测验），构成4个合成分数：言语理解指数，知觉推理指数，工作记忆指数和加工速度指数。

（4）结果判断：将各分测验得分累加得粗分后转换为量表分，然后将各分量表分分别相加得言语量表分、操作量表分和全量表分，最后查表可得言语智商（VIQ）、操作智商（PIQ）和总智商（FIQ）。总智商为受试者总智力的估计值，分测验量表分反映了受试者各个方面智力水平。一般人群智商的平均范围在85~115分之间，115分以上为高于平均智力，70分以下则考虑智力低下。WISC-Ⅳ测量结果不再采用言语智商和操作智商这两个术语，而以总智商和言语理解、知觉推理、工作记忆、加工速度四个指数考察儿童的认知能力，并提供指数之间、分测验之间以及不同加工过程之间的差异比较，可以确定儿童认知的优势和弱势。

韦氏智力量表测查将多种能力集中测验，从而可进行多层次能力和特征比较以及智力结构的剖面分析，结果相对精确，适合临床使用。但测验时间较长，结果分析解释也比较复杂。

4. 斯坦福-比奈智力量表（Stanford-Binet intelligence scale, S-B）　S-B表由法国心理学家Binet和Simon于1905年编制出版，是最早的智力量表之一。以后美国斯坦福大学的Terman修订称斯坦福-比奈智力量表（S-B）。该量表经多次修订后，1986年作了第4次修订，简称S-B4。我国为S-B第1版的修订本，称中国比奈量表。

（1）适宜年龄：2~18岁。

（2）目的：测评一般智力水平或用于对精神发育迟滞作出判断和程度分类。

（3）测验内容与韦氏量表一样，强调对智能进行综合判断分析。量表包括4个分量表和15个分测验：言语推理，抽象视觉推理，数量推理，短时记忆。此量表每一年龄段设一组难度相近的测验项目，

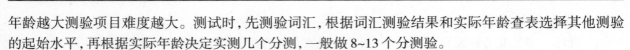

年龄越大测验项目难度越大。测试时，先测验词汇，根据词汇测验结果和实际年龄查表选择其他测验的起始水平，再根据实际年龄决定实测几个分测，一般做8~13个分测验。

（4）结果判断：S-B4采用离差智商形式（智商标准差为16），全部测验结果均用标准年龄分表示，各分测验的标准年龄分由分测验粗分转换而来，再由分测验标准年龄分转换成四个分量表标准分和一个全量表标准年龄分。全量表标准年龄分作为总智能水平的估计值，分量表标准年龄分反映儿童言语、抽象思维、数量和记忆等方面的能力水平。

S-B4是一全新的测验，在国外临床上与韦氏智力量表等同为主要智力评估工具。目前我国尚未修订。

二、适应性行为评定

适应性行为指人适应外环境的能力，即个人处理日常生活、承担社会责任达到其年龄及所处社会文化背景期望的水平。在美国，适应性行为受损已纳入智力障碍诊断标准。目前研制的适应性行为评估工具种类繁多，可评估具体的行为如多动—冲动，也可评估抽象的行为如性格；可评估单一症状如焦虑，也可评价总体倾向如外向性障碍。根据量表的使用对象，可分为父母用、教师用、儿童自评以及观察者用量表。

1. 新生儿行为评定量表（neonatal behavioral assessment scale，NBAS） 1973年由美国儿科医师T.B.Brazelton制定，北京协和医科大学鲍秀兰教授在其基础之上，参考法国新生儿神经学专家Amiel-Tison的新生儿神经检查指标，结合她自己的经验，建立了我国新生儿20项行为神经测定方法（neonatal behavioral neurological assessment，NBNA）。

NBNA分为新生儿行为能力、被动肌张力、主动肌张力、原始反射和一般评估5个部分。其中行为能力包括对光刺激习惯化、对格格声刺激习惯化、非生物听定向反应、非生物视定向反应、生物性视听定向反应及安慰6项；被动肌张力包括围巾征、前臂弹回、下肢弹回及腘窝角4项；主动肌张力包括头竖立反应、手握持、牵拉反应及支持反应4项；原始反射包括自动踏步和放置反应、拥抱反射、吸吮反射3项；一般评估包括觉醒度、哭声、活动度3项。每项评分有3个分度，满分为40分。

测查应在新生儿两次哺乳中间进行，一般在哺乳后1小时睡眠状态开始。检查环境宜安静、半暗，室温为22~27℃。

如果用NBNA对早产儿进行测查，则要在纠正胎龄矫正40周以后再做，因为早产儿肌张力较低，NBNA的评分不能反映其正常与否。但早产儿可有视听反应。

2. 婴儿-初中学生社会生活能力量表 1988年由北京医科大学左启华和张致祥等人根据日本S-M社会生活能力检查量表修订并建立了我国的常模，而日本的S-M社会生活能力评定又是在美国Vineland社会成熟量表基础上修改制订的。在确定智力障碍诊断与分级时必须同时伴有社会适应性行为的缺陷。

（1）适宜年龄：6月龄~15岁。

（2）目的：评定儿童社会生活能力，协助智力障碍的诊断。

（3）测验内容：全量表共132个项目，分为六个领域。独立生活能力：评定进食、衣服脱换、穿着、料理大小便及个人与集体卫生情况；运动能力：评定走路、上阶梯、过马路、串门、外出能力等；作业能力：包括抓握东西、乱画、家务及使用工具等技能；沟通能力：评定言语反应、言语表达和理解、日常言语应用技能；社会化：包括游戏、日常交往，参加集体活动等方面；自我管理：评定独立性、自律、自控、关心别人等方面。各领域项目混合，按难度从易到难排列，并设七个年龄起始点。检查时，从相应的年龄阶段开始评定。如连续10项通过，则认为这以前的项目均已通过，可继续向后面检查，直至连续10项不能通过时终止评定。评定后将通过项目数累加得该量表的粗分，再转换成标准分，根据受评定儿童的标准分判断其社会生活能力水平。

3. Achenbach儿童行为量表（child behavior checklist，CBCL） 是美国心理学家Achenbach等研制

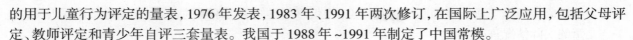

的用于儿童行为评定的量表,1976年发表,1983年、1991年两次修订,在国际上广泛应用,包括父母评定、教师评定和青少年自评三套量表。我国于1988年~1991年制定了中国常模。

(1)适用年龄:4岁~16岁儿童及青少年。

(2)目的:筛查社会能力和行为问题。

(3)测试内容:量表分三个部分:第一部分是一般项目,第二部分为社会能力,第三部分为行为问题,包括113项,要求父母根据儿童最近半年内表现填写,是量表的主要部分。以6~11岁男孩的常模为例,包括:分裂症样、抑郁、不合群、强迫-冲动、躯体化诉述、社交退缩、多动、攻击性行为、违纪行为等9个分量表。但这些名称并不意味着就是临床诊断。

(4)结果判断:社会能力评分分数越高表示儿童在这方面的能力越强。得分低于2百分位者即认为可能有缺陷。行为问题3级评分,各分相加得粗分。得分高于第98百分位则认为该项行为可能有问题。

4. Conners 儿童行为量表　Conners制定的儿童行为量表包括父母症状问卷、教师用量表与简明症状问卷三种形式。该量表于1969年编制,1978年修订,是美国使用最广泛的一种儿童量表。2001年儿童行为评定量表全国协作组建立了父母症状问卷、教师用量表的中国城市儿童常模。量表适用于3~17岁儿童,结果评定采用4级评分法。主要用于评估儿童行为问题,特别是注意缺陷多动障碍,也可协助儿童注意缺陷多动障碍的疗效评定。

三、运动、语言、行为等发育能力测试

1. Peabody运动发育量表(Peabody developmental motor scales 2,PDMS-2)　由美国Folio及Dubose1974年出版试验版,1983年正式出版商业版,国内目前使用的是其第二版中国标准化版本。

(1)适宜年龄:0~5岁。

(2)目的:评价运动功能,对两侧肢体运动可分别进行。

(3)测试内容:6个分测验,包括反射、姿势、移动、实物操作、抓握和视觉-运动整合,共249项。根据运动功能从低级到高级进行分类。

(4)结果评定:测试结果以粗大运动、精细运动和总运动的发育商来表示。该量表还配套有运动发育干预训练方案,根据评测结果可以确立训练目标和训练方案。运动训练方案详尽而又具体,体现了以家庭和病儿为中心的康复理念。

2. 早期语言发育进程量表(early language milestone scale,ELMS)　由美国神经发育儿科医生Coplan James编制,中国修订部分项目后于2005年完成上海地区标准化。

(1)适宜年龄:语言发育年龄0~3岁的儿童。

(2)目的:评价口头语言的理解和表达及肢体语言的理解和表达能力。

(3)测试内容:共59个项目,分3个部分。A部分为语音和语言表达部分,含26项;B部分为听觉感受和理解部分,含20项;C部分为与视觉相关的理解和表达部分,含13项。

(4)结果评定:记分法每通过一项得1分。将各个部分的得分及总分与常模比较,总得分≤P10,记为异常。

3. 儿童气质评定量表　儿童气质评定的方法主要有问卷法、会谈法、观察法和实验室方法,问卷法是目前常用的方法。广泛应用的问卷法如《3~7岁儿童气质量表》(家长评定),由Thoma和Chess编制。Carey等人以Thomas和Chess的气质理论和维度为基础,设计了1个月到12岁的系列气质问卷(包含5个年龄段),由家长填写。我国1997年对量表进行了修订和标准化。每份问卷包含76~100条目,可归纳为九个因子:活动量、规律性、趋避性、适应度、反应强度、情绪本质、坚持度、注意力分散度、反应阈等。Thomas等认为,其中前六个因子对婴幼儿期亲子关系和社会化进程有决定性影响。每一条目计分为6个等级。结果评定:与常模比较,均值在正常值范围或高于、低于1个或2个标准差,可以分离出五种气质类型:容易抚育型、抚育困难型、启动缓慢型、中间近抚育困难型、中间近容易抚育型。儿童气质问

卷可以帮助临床医生了解儿童的心理行为特点,但仅靠问卷结果是不够的,应与儿童母亲作深入交谈,结合儿童的实际情况进行分析。

 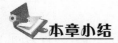

本章小结

　　本章第一节介绍了心理测验的历史发展过程、可行性检验指标、分类、测试要求以及在儿童保健中的临床应用。临床上通常先选用筛查性测试,测试结果异常者需要进一步接受诊断性测试。第二节介绍了常用儿童心理测试方法的适用范围、测试内容、测试方法、测试结果及临床意义。其中,作为最常用的发育筛查量表的代表,丹佛发育筛选测验(DDST),得到详细介绍。

思考题

　　1. 医生在临床研究中常常会选用已有量表或自己设计量表。在选用量表或设计量表过程中,应注意哪些问题?

　　2. 男孩5岁,因说话差、多动到儿保科就诊,作为接诊医生,你可能选择哪些心理测试?

参考文献

1. 王卫平. 儿科学. 8版. 北京:人民卫生出版社,2013.

2. 毛萌,李廷玉. 儿童保健学. 3版. 北京:人民卫生出版社,2014.

3. 刘湘云,陈荣华,赵正言. 儿童保健学. 4版. 南京:江苏科学技术出版社,2011.

（刘　晓）

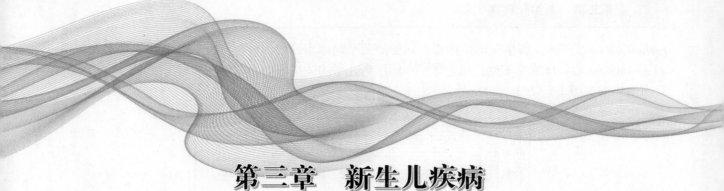

第三章　新生儿疾病

第一节　新生儿学总论

学习目标

掌握：新生儿、围产期的基本概念、围产期的特点、根据胎龄、出生体重以及出生体重与胎龄的关系分类方法、足月儿和早产儿的外观特点。

熟悉：新生儿生理特点、常见的特殊生理状态。

了解：高危儿的范围、新生儿病房分级、足月儿和早产儿的护理。

新生儿（neonate，newborn）是指从出生到生后 28 天以内的婴儿。新生儿学（neonatology）是研究这个生命期内生长发育、疾病诊断、预防和治疗的学科，是儿科学的重要亚专业，在国内是目前发展最迅速的亚专业之一，19 世纪 80 年代我国儿科学分会成立了新生儿学组，在新生儿学与新生儿疾病的研究和发展方面起了积极的作用，使我国在该领域里学术及临床水平逐渐赶上世界水平。由于新生儿是胎儿的延续，与产科密不可分，是围产医学（perinatology）的一部分。围产期即产前、产时以及生后一定时期。不同国家有不同定义：我国是从孕龄 28 周到生后 28 天，而西方发达国家有从孕龄 20 周到生后 7 天或到生后 28 天。衡量一个国家和地区健康水平的三个指标：婴儿死亡率、孕产妇死亡率和人均寿命。新生儿期是人生中从胎儿到婴儿过渡中最关键时期，需要完成从宫内环境到自然界生存的转换，所以该期有以下特点：①患病率高；②死亡率最高，占整个婴儿期死亡率的一半；③患病表现无特异性。新生儿期的疾病和营养不但直接影响其死亡率，也影响以后乃至成年后的疾病发生和生活质量。

【新生儿分类】

根据胎龄、出生体重、出生体重与胎龄的关系和生后周龄进行新生儿分类。

1. 根据胎龄分类　胎龄（gestational age，GA）是从最后 1 次月经第 1 天起至分娩时为止，以周（天）表示。①足月儿（full term infant）：37 周 ≤ GA < 42 周（259~293 天）的新生儿；②早产儿（preterm infant）：GA < 37 周（< 259 天）的新生儿；③过期产儿（post-term infant）：GA > 42 周（≥ 294 天）的新生儿。

2. 根据出生体重分类　出生体重（birth weight，BW）为出生 1 小时内的体重。①正常出生体重儿（normal birth weight）：BW ≥ 2500g 并 < 4000g 的新生儿；②低出生体重儿（low birth weight，LBW）：BW < 2500g 的新生儿，其中 BW < 1500g 称极低出生体重儿（very low birth weight），BW < 1000g 称超低出生体重儿（extremly low birth weight）；③巨大儿（macrosomia infant）：BW ≥ 4000g 的新生儿。

3. 根据出生体重与胎龄的关系分类　①适于胎龄儿（appropriate for gestational age，AGA）：新生儿出生体重在同胎龄儿平均出生体重的第 10（P10）至 90（P90）百分位之间；②小于胎龄儿（small

gestational age，SGA）；新生儿出生体重在同胎龄儿平均体重的第 10 百分位以下；③大于胎龄儿（large for gestational age，LGA）：新生儿出生体重在同胎龄儿平均体重的第 90 百分位以上。我国 15 城市新生儿出生体重如图 3-1、表 3-1。

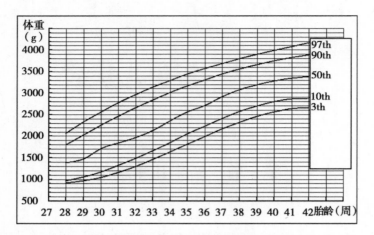

图 3-1　中国 15 城市不同胎龄与出生体重的百分位曲线

表 3-1　我国 15 城市不同胎龄新生儿出生体重值

胎龄（周）	平均值（g）	标准差（g）	第 10 百分位（g）	第 90 百分位（g）
28	1389	302	972	1799
29	1475	331	1057	2034
30	1715	400	1175	2255
31	1943	512	1321	2464
32	1970	438	1488	2660
33	2133	434	1670	2843
34	2363	449	1860	3013
35	2560	414	2051	3169
36	2708	401	2238	3312
37	2922	368	2413	3442
38	3086	376	2569	3558
39	3197	371	2701	3660
40	3277	392	2802	3749
41	3347	396	2865	3824
42	3382	413	2884	3885

　　4. 根据出生后周龄分类　①早期新生儿（early newborn）：生后 1 周内的新生儿，属于围生儿；②晚期新生儿（late newborn）：生后第 2 周至第 4 周末的新生儿。

　　5. 高危儿（high risk infant）　指已发生或可能发生危重疾病需要监护的新生儿。常见于以下情况：①母亲异常情况：年龄太大（>40 岁）太小（<15 岁）、有糖尿病史、孕期有阴道出血、感染、吸毒或酗酒史，母亲 Rh 阴性血型，过去有死胎、死产或性传播病史等；②分娩异常情况：母亲患妊娠高血压综合征、先兆子痫、羊膜早破、羊水胎粪污染、前置胎盘、胎盘早剥、各种难产、手术产、分娩前或分娩时用某

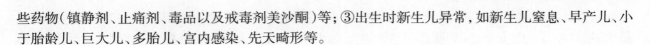

些药物(镇静剂、止痛剂、毒品以及戒毒剂美沙酮)等;③出生时新生儿异常,如新生儿窒息、早产儿、小于胎龄儿、巨大儿、多胎儿、宫内感染、先天畸形等。

【新生儿病房分级】

根据我国现有医护水平及条件,可将新生儿病房分为三级:

Ⅰ级:即普通婴儿室,适于健康新生儿,许多单位采用母婴同室以便母乳喂养及增进母婴感情,同时指导父母护理技能,进行遗传代谢疾病筛查等。

Ⅱ级:即普通新生儿病房,适于不太严重的早产儿及患各种疾病又不需要心肺监护及上呼吸机的婴儿。

Ⅲ级:即为新生儿重症监护室(NICU),适于收治严重早产儿及重症新生儿的病室,应有较高水平的医护队伍、先进的仪器和设备,并配有新生儿转运系统,接受来自于Ⅰ、Ⅱ级新生儿病房转运来的患儿。

一、足月儿和早产儿的特点

(一)外观特点

正常足月儿应为孕龄足月,出生后体重在P10~P90之间(适于胎龄儿),各方面生理发育均已能满足生后宫外环境的需要。外观上足月儿与早产儿有明显的区别(表3-2),可根据新生儿体格特征和神经系统成熟度来评定其胎龄。目前国际最常用的评分法是Ballard方法。

表 3-2　早产儿与足月儿的主要区别

	早产儿	足月儿
孕周	< 37W	37~42W
皮肤	绛红、水肿、毳毛多	红润、皮下脂肪丰满、毳毛少
头发	头发分条不清,绒毛状	头发分条清楚
耳廓	耳轮较软、耳舟不清楚	耳轮坚挺、耳舟成型
乳房	乳晕着色浅	乳晕着色
	乳房结节 < 0.4cm	乳房结节 > 0.4cm
生殖器	女婴:大阴唇未覆盖小阴唇	女婴:大阴唇已覆盖小阴唇
	男婴:睾丸未降入阴囊	男婴:睾丸已降入阴囊
足纹	不清,未超过足掌1/3	清楚,超过足掌1/3
指、趾甲	未达指、趾端	达到或超过指、趾端

(二)生理特点

1. 呼吸系统　新生儿主要靠膈肌升降运动呈腹式呼吸。频率较快,安静时40次/分,如持续60~70次/分称为呼吸急促;频率增快伴发绀称为呼吸困难。胎儿肺内充满液体,足月儿约30~35ml/kg,出生时1/3由口鼻排出,其余由肺间质毛细血管和淋巴管吸收。如吸收延迟则出现新生儿湿肺。呼吸道管腔狭窄、黏膜柔嫩、血管丰富、纤毛运动差,易发生阻塞、感染、呼吸困难。

早产儿呼吸浅快不规则。由于:①呼吸中枢和呼吸器官发育不成熟;②红细胞缺乏碳酸酐酶,二氧化碳的量减少,不能有效刺激呼吸中枢;③肺泡数量少,上皮为扁平立方形,气体交换率低;④呼吸肌弱,咳嗽反射差。易出现周期性呼吸及呼吸暂停/青紫,呼吸暂停是指呼吸停止 > 20秒,伴心率 < 100次/分及发绀。高压力、高容量、高浓度的氧易致支气管肺发育不良(bronchopulmonary dysplasia, BPD)即慢性肺疾病。

2. 循环系统　新生儿心率通常为120次/分(90~160次/分)。血压70/50mmHg(9.3/6.7kPa)。出

生后血流动力学重大改变：①胎盘-脐血循环终止；②肺循环阻力下降，肺血流增加；③回流左心房血量增多，体循环压力上升；④卵圆孔和动脉导管关闭。当严重肺炎、低氧血症、酸中毒时，卵圆孔、动脉导管重新开放，出现右向左分流称持续胎儿循环状态，即新生儿持续肺动脉高压（persistent pulmonary hypertension of newborn, PPHN）。

早产儿心率偏快、血压较低，部分伴有动脉导管开放。

3. 消化系统　足月儿吞咽功能完善，消化道有利于大量流质及乳汁的吸收。生后24小时排胎便，呈墨绿色、糊状、无臭味，约2~3天排完。若24小时后仍不排胎便，应排除肛门闭锁和肠道畸形。早期新生儿肝内尿苷二磷酸葡萄糖醛酸基转移酶的量及活力不足，是生理性黄疸的主要原因。除淀粉酶外，其他消化酶分泌充足。

早产儿吸吮力差、吞咽反射弱、胃容量小，常有哺乳困难、溢乳等，注意避免乳汁吸入性肺炎和高渗透性流质引起坏死性小肠结肠炎。肝功能较差，生理性黄疸比足月儿重，且易发生胆红素脑病、低血糖和低蛋白血症。

4. 泌尿系统　足月儿的肾结构发育完成，但功能仍不成熟。一般生后24小时（少数48小时）内排尿，每日排尿可达20次。如48小时无排尿，应注意尿路畸形和肾衰竭。

早产儿肾脏浓缩功能、排酸保碱能力和对醛固酮反应更差，易出现低钠血症、尿糖、晚期代谢性酸中毒。

5. 血液系统　足月儿的血容量为85~100ml/kg，脐带结扎延迟从胎盘多获得35%的血容量；出生时血红蛋白170g/L（140~200g/L），2周内静脉血红蛋白≤130g/L或毛细血管血红蛋白≤145g/L为新生儿贫血；白细胞数第1天为（15~20）×10^9/L，5天后接近婴儿水平；分类以中性粒细胞为主，4~6天与淋巴细胞接近，以后淋巴细胞为主（注意白细胞分类两次交叉的时间）；血小板数与成人相似。肝脏维生素K储存量少，依赖维生素K的凝血因子活性不足。

早产儿周围血液中有核红细胞较多、白细胞和血小板数较足月儿稍低。"生理性贫血"出现早，且持续时间长。肝脏合成凝血因子不足更加突出。

6. 神经系统　新生儿出生时已具备多种暂时性原始反射有：①拥抱反射（moro reflex）：婴儿取仰卧位，检查者一手托住胸腹，另一手托住头颈，突然下移托头颈的手，使婴儿头及颈部后仰数厘米。正常婴儿会两上肢先外展伸直，然后屈曲回缩，呈拥抱状。也可在头部附近用手猛拍床垫或拍手发出响声，同样可引出拥抱动作。②握持反射（grasp reflex）：将手指放于婴儿手心，立即握紧。③吸吮反射（sucking reflex）：将乳头、奶嘴或棉签等放入婴儿口内，会出现有力的吸吮动作。④觅食反射（rooting reflex）：触及婴儿一侧面颊时，婴儿头转向该侧，若轻触其上唇则噘唇，如觅食状。上述反射数月后消失。如新生儿期这些反射减弱或消失，或数月后仍不消失，常提示有神经系统疾病。新生儿的脊髓相对较长，腰穿进针应在第4、5腰椎间隙。此外，正常足月儿也可出现病理性反射如克氏征、巴宾斯基征和面神经征等。腹壁反射和提睾反射不稳定。早产儿神经系统发育成熟度低，原始反射难引出。易发生脑室周围-脑室内出血及脑室周围白质软化。

7. 免疫系统　新生儿非特异性和特异性免疫功能均不成熟。屏障功能发育不完善；补体、调理素、单核-巨噬细胞等量不足，且能力低下；脐部、呼吸道、消化道、泌尿道是开放的门户。IgG通过胎盘，其量与胎龄有关；IgA、sIgA和IgM不能通过胎盘，因此易患细菌感染。抗体免疫应答低下或迟缓；T细胞免疫功能低下是新生儿免疫应答无能的主要原因。

早产儿在皮肤黏膜等各种屏障功能、非特异性免疫和特异性免疫功能上都要比足月儿差，预防感染及护理就更为重要。

8. 体温　新生儿体温调节中枢不完善，体表面积相对较大，易散热。寒冷时无寒战反应，靠棕色脂肪化学产热。环境温度低于宫内温度，如不及时保温，易发生寒冷损伤。中性温度（neutral temperature）是机体代谢率和氧耗量最低且维持体温正常的最佳环境温度。从表3-3可见新生儿所需的中性温度与出生体重和日龄相关，体重愈轻、日龄愈小所需要的中性温度（最佳环境温度）的要求愈高。

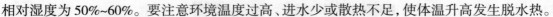

相对湿度为 50%~60%。要注意环境温度过高、进水少或散热不足，使体温升高发生脱水热。

早产儿体表面积相对更大、棕色脂肪少、产热能力差，当发生低体温、低血糖、低氧血症、低 pH 值时，很易发生寒冷损伤综合征。

表 3-3 不同出生体重新生儿的中性温度

出生体重（kg）	35℃	34℃	33℃	32℃
1.0~	出生 10 天内	10 天以后	3 周以后	5 周以后
1.5~		出生 10 天内	10 天以后	4 周以后
2.0~		出生 2 天内	2 天以后	3 周以后
> 2.5			出生 2 天内	2 天以后

9. 能量和体液代谢 足月儿每日热量约需 418~502kJ/kg（100~120kcal/kg）；早产儿吸吮能力差，在生后数天内达不到热量需要量时可肠道外营养。生后第 1 天需水量为 60~80ml/kg，以后每日增加 20ml/kg，直至每日水量 150~180ml/kg。初生 10 天内一般不需要常规补钾。

10. 常见的特殊生理状态

（1）生理性体重下降：初生婴儿因失去了羊水的浸泡，皮肤与呼吸等器官的不显性失水，加上排大小便等因素，体重会较初生体重基础上有一定程度的下降，下降程度 ≤ 10%，属于生理性的正常现象。足月儿一般一周左右恢复到出生体重，早产儿可能会慢一些，到 2 周左右才能恢复。

（2）生理性乳房肿大：部分初生婴儿在生后 4~7 天左右出现乳房肿大，无红肿，是由于其孕母的雌性激素水平突然下降所致，切忌误以为脓肿去挤压或手术引流，一般 2~3 消失。

（3）假月经：一些女婴在生后 5~7 天有白色黏液分泌物从阴道流出，可持续 2 周左右，有时为血性，亦为分娩后母体雌激素对胎儿影响中断所致。

（4）上皮珠和脂肪垫：新生儿口腔黏膜常有上皮细胞堆集成簇，呈黄色粒状颗粒，单个或多个，常见于上腭和牙龈部位，俗称"马牙"。两侧颊部各有一隆起的脂肪垫，俗称"螳螂嘴"，有利于吸吮奶汁，均为正常现象。切忌用针去挑除或切除，以免引起新生儿败血症。

（三）足月儿和早产儿的护理

1. 保暖 是新生儿最基本的护理，生后即应用毛巾擦干并采取各种保暖措施，要求产房室温 28℃左右，使婴儿处于中性温度中。早产低体重儿或低体温者应置于温箱中，根据体重、日龄选择适中温度，注意温箱湿化瓶滋生"水生菌"。寒冷季节婴儿应戴绒布帽。

2. 喂养 生后半小时即可抱至母亲处哺乳，无母乳者可给配方奶，每 3 小时 1 次，初生第一天的需水量为每日 60~100ml/kg。如果经肠道喂养不足，需静脉输液补充。必须注意补充特别营养素，如维生素 K_1 0.5~1mg 肌注，一般连续 3 天以预防新生儿出血症。早产儿营养是当前研究的热点问题，VLBW 肠道外营养能量 60~80kcal/(kg·d) 可有理想体重增长率，但发现并发症越来越多，开始关注非营养性吸吮，可加快胃排空、提高胃泌素、胃动素水平。

3. 皮肤黏膜护理 每天洗澡，勤换尿布，每次大便后用温水洗臀部。脐带经无菌操作结扎后逐渐干燥，一般 1~7 天之间脱落，脱落后如有黏液性渗血，应用碘酒、酒精和（或）过氧化氢溶液消毒。口腔黏膜切忌擦洗。

4. 呼吸管理 保持呼吸道通畅；低氧血症时给予吸氧，维持动脉分压 6.7~9.3kPa（50~70mmHg）或经皮血氧饱和度 90%~95% 为宜。防止长时间高浓度给氧，因其可能导致早产儿视网膜病（retinopathy of prematurity，ROP）和支气管肺发育不良（BPD）。呼吸暂停者经物理刺激恢复呼吸，可同时用枸橼酸咖啡因 20mg/kg，20 分钟内静脉滴注，12 小时后 10mg/kg 维持，每天 1 次，5~7 天，或氨茶碱静脉滴入，负荷量为 4~6mg/kg，12 小时后维持量 2~4mg/(kg·d)，分 2~3 次给药。

5. 预防感染 新生儿室必须严格坚持消毒隔离制度，工作人员注意洗手和无菌操作，防止交叉感染和空气污染，杜绝乳制品污染。

6. 预防接种卡介苗 在生后5天内接种；乙肝疫苗则在生后第1天、1个月、6个月各注射1次，如母亲为乙肝病人或病毒携带者需生后立即另一部位肌注高价乙肝免疫球蛋白（HBIg）0.5ml。

7. 新生儿筛查 开展先天性甲状腺功能减退症和苯丙酮尿症等先天性代谢性疾病的筛查。

8. 早产儿护理的重点 NICU对于早产未成熟儿护理重点如下：

（1）心肺复苏：早产儿很容易引起出生时窒息，分娩前一定要有复苏的准备，最好有受过正规复苏培训的医务人员在场。

（2）保暖保湿：早产儿头占全身比例较大，皮肤较薄，呼吸较快，四肢屈曲不明显，故不显性失水较多，加上体温调节中枢发育不完善，易造成低体温。保暖保湿很重要，要求产房温度达28℃，并在辐射台下做最初复苏，如果出生体重在 < 1000g（属超低出生体重儿，ELBW），出生头10天内要求暖箱温度35℃，同时相对湿度达100%。

（3）喂养：早产儿胃肠黏膜发育不健全，开始喂养时要特别小心，一般先用生理性盐水洗胃以确定无胃出血后才开始喂养，早产儿的母乳为首选，但注意添加营养来强化，才能满足早产儿的特殊营养需求。对吸吮能力差、吞咽功能不协调的早产儿或有病者可由母亲挤出乳汁，经管饲喂养。如无母乳，则选用早产儿配方奶粉。若肠道喂养不能满足其能量需求时，必须静脉营养以满足早产儿的营养需要。

（4）用氧：早产儿用氧是双刃剑，低氧血症时必须给予吸氧，但吸入高浓度氧可引起早产儿视网膜病（ROP）和支气管肺发育不良（BPD）。因此，用氧浓度需掌握以维持动脉血氧分压 6.7~9.3kPa（50~70mmHg）或经皮血氧饱和度（SpO$_2$）85%~95% 为度。切忌给早产儿常规吸氧。

二、胎儿宫内生长异常

胎儿在母亲子宫内生长正常状态应在其生长发育曲线（图3-1）每孕龄组相应10~90百分位（P10~P90）之间，超出该范围均属胎儿宫内生长异常。

（一）宫内发育受限（Intrauterine Growth Retardation，IUGR）

小于胎龄儿（SGA）常发生在母亲与胎儿的血液交换障碍，使胎儿长期供氧不足或营养不良，限制其生长发育，如母亲妊娠高血压综合征，严重全身性疾病（心脏病、肾脏病、恶性肿瘤等）。母亲严重营养不良，胎盘异常（钙化，胎盘过小，帆状胎盘及前置胎盘等）。脐带异常（血管发育畸形，附着点异常等），胎儿自身原因（如先天性发育异常，遗传代谢性疾病等）。按临床可分类与以及各自的特点如下：

（1）早产伴小于胎龄儿：具有早产儿的外貌体征，并有相应孕龄出生体重低于10个百分位，出生时易于窒息，易于低体温及多种早产儿疾病，死亡率高，属于高危儿。

（2）足月小样儿：一般指孕龄满37周而不超过42周，但出生体重小于2500g。该类新生儿由于在宫内长期供养不足，不但影响其体格发育，更严重地影响大脑的发育，所以脑瘫和智力发育障碍的风险较高。外观仅体重及身长与早产儿相当，但外貌特征与足月儿一样。对于该类患儿必须特别注重日后康复和教育。

（3）过期产小于胎龄儿：孕龄超过42周，由于胎盘老化，钙化较多，严重影响母胎营养交换，外貌特征身长符合足月儿，仅出生体重小于该胎龄体重的第10个百分位以下。该类患儿极易发生新生儿窒息、缺氧缺血性脑病及胎粪吸入综合征。比足月小样儿的患病风险更高。

（二）宫内发育过剩

1. 巨大儿出生体重 ≥ 4000g，多见于糖尿病母亲婴儿（infant of diabetes mother，IDM）和过期产而胎盘功能未老化者，前者主要是由于母亲高血糖造成胎儿亦高血糖，营养过剩造成各组织器官肥大，继发性胎儿高胰岛素血症，这类患儿生后易出现低血糖症。高胰岛素血症可阻止胎儿体内糖皮质激素作用，造成缺乏肺表面活性物质合成障碍致新生儿呼吸窒息综合征。由于体型巨大易造成难产。

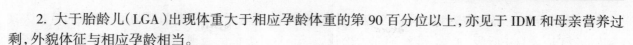

2. 大于胎龄儿(LGA)出现体重大于相应孕龄体重的第 90 百分位以上,亦见于 IDM 和母亲营养过剩,外貌体征与相应孕龄相当。

按现代健康和疾病发育与起源(development original of health and disease,DOHaD)学说的观点,胎儿和新生儿营养过剩可能为成年后患肥胖病,高血压,冠心病及糖尿病埋下祸根。

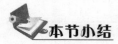

本节小结

新生儿期是人生非常重要的成长阶段,是胎儿期的延续,与产科密不可分,是围产医学的一部分。新生儿准确分类、对其生长发育、疾病以及预后的判定很有意义。应根据新生儿特点采取科学的护理,并对宫内发育异常的应区别对待。

思考题

1. 试述新生儿、围产期、足月小样儿、巨大儿的基本概念。
2. 试述早产儿与足月儿的主要区别。

（余加林）

第二节　新生儿窒息

学习目标
掌握: 新生儿窒息的基本概念、与 Apgar 评分的关系;ABCDE 复苏方案。
熟悉: 新生儿窒息的病因和发病机制。
了解: 新生儿窒息的诊断思路。

一、概述

窒息(asphyxia)是由于缺氧缺血致机体严重低氧血症、高碳酸血症以及中枢神经、呼吸、循环等多系统功能受损的病理状态。在胎儿期由于母胎血流之间气体交换障碍表现出的异常,又称产前窒息(antepartum asphyxia)或胎儿窘迫(fetal distress)。在分娩过程中,如存在某些高危因素或异常情况,使母胎之间的气体交换严重受阻,超过代偿能力表现出的窒息称为产时窒息(intrapartum asphyxia)。产前窒息和产时窒息的胎儿娩出后,不能建立正常呼吸,表现为呼吸微弱,不规则或无呼吸,心动过缓或心脏停搏、发绀或苍白、肌张力松弛、对刺激的反应和反射减弱或消失等一系列表现,并可在复苏后数小时至数日内出现多器官的并发症,称为新生儿窒息,实际上是产前或(和)产时窒息的延续,故也叫围产期窒息(perinatal asphyxia)。在整个新生儿期,其他原因(如奶汁等误吸)也可造成新生儿窒息。目前新生儿窒息仍然是导致我国新生儿死亡和致残的主要原因之一。

二、诊断

(一)临床表现

1. 胎儿宫内窘迫　早期有胎动增加,胎心率 ≥ 160 次/分;晚期则胎动减少,胎心率 < 100 次/分,甚至消失;胎粪污染羊水(即:胎动、胎心、胎粪)。

2. 生后异常　轻者表现为出生时全身皮肤发绀，呼吸浅慢或不规则，肌张力可正常，而重者表现为皮肤苍白，无自主呼吸，心率下降，肌张力松弛。基于这几方面的表现，1953 年美国学者 Apgar 提出了评分系统（表 3-4），新生儿窒息一般出生后 1 分钟的 Apgar 评分低于 7 分并有代谢性酸中毒和高乳酸血症。

表 3-4　新生儿 Apgar 评分标准

体征	0分	1分	2分
肤色	发绀或苍白	四肢发绀	全身红润
心率（次/分）	0	< 100	≥ 100
反射	无	有些动作	反应好
肌张力	松弛	四肢屈曲	四肢活动好
呼吸	无	浅表，哭声弱	佳，哭声响

3. 多系统脏器损害的表现　对缺氧缺血最敏感的器官是大脑，其次是心脏、肝脏、肾脏和胃肠道等，具体表现：①中枢神经系统：缺氧缺血性脑病和颅内出血；②呼吸系统：羊水或胎粪吸入综合征、持续性肺动脉高压及肺出血等；③心血管系统：缺氧缺血性心肌损害，表现为心律失常、心力衰竭、心源性休克等；④泌尿系统：肾功能不全、衰竭及肾静脉血栓形成等；⑤代谢方面：高血糖或低血糖、低钙及低钠血症；⑥消化系统：应激性溃疡、坏死性小肠结肠炎及黄疸加重或时间延长等；⑦血液系统：血小板减少、弥散性血管内凝血等。

（二）实验室和辅助检查

1. 脐带血血气中以 pH 值最为重要，乳酸也是重要的参考指标。

2. 生后应查动脉血气、乳酸、血糖、电解质等生化指标；如出现多脏器受累的临床表现，则应酌情行肝肾功能、心电图、心肌酶谱、头颅 B 超或脑电图等相关检查。

（三）鉴别诊断

美国产科麻醉师 Virginia Apgar 于 1953 年提出 Apgar 评分方法，至今仍是国际公认的在产房评价新生儿状态的最简捷实用的方法。然而，只用 1 分钟 Apgar 评分来判断有否新生窒息有很大局限性：除围产期窒息外，还有许多其他情况和疾病也出现低 Apgar 评分。如①早产低出生体重儿；②中枢神经系统、呼吸系统、循环系统疾病或先天畸形；③神经肌肉疾病；④产伤；⑤宫内感染；⑥被动药物中毒；⑦胎儿水肿、失血等。这些情况如只根据 Apgar 评分作出新生儿窒息诊断就会误诊误治。故低 Apgar 评分并非新生儿窒息的同义语。

（四）诊断流程图或诊断思路

迄今，新生儿窒息尚无一个国内外均普遍认可的诊断标准，国内仍沿用 1 分钟 Apgar 评分作为诊断依据，出生 Apgar 评分 1 分钟 8~10 分为正常，4~7 分为轻度窒息，0~3 分为重度窒息，≤ 5 分者亦属重度窒息。因 Apgar 评分易受多种因素影响，故脐血 pH 值检测以作为 Apgar 评分的补充，靠出生后 1 分钟 Apgar 评分 ≤ 7 诊断新生儿窒息标准太宽，可造成诊断的泛化和不准确。美国妇产科学会（ACDG）和美国儿科协会（AAP）明确指出：不能把 Apgar 评分作为诊断新生儿窒息的唯一依据，或者不能将低 Apgar 评分一律视为新生儿窒息。有学者建议采用如下诊断思路（图 3-2）：

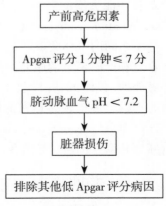

图 3-2　诊断流程图

产前高危因素

↓

Apgar 评分 1 分钟 ≤ 7 分

↓

脐动脉血气 pH < 7.2

↓

脏器损伤

↓

排除其他低 Apgar 评分病因

三、病因和发病机制

由于产前、产时以及生后各种原因影响胎盘或肺气体交换的因素均可引起新生儿窒息。产时窒息多为胎儿窒息（宫内窘迫）的延续。

1. 孕母因素 ①孕母有慢性或严重疾病，如心、肺功能不全、严重贫血、糖尿病、高血压、低血压、肾病、甲状腺疾病等；②孕妇吸毒、吸烟或被动吸烟、年龄 ≥ 35 岁或 < 16 岁等。

2. 胎盘因素 前置胎盘、胎盘早剥、胎盘老化、羊水过多过少以及胎膜早破等。

3. 脐带因素 脐带脱垂、绕颈、打结、过短或牵拉等。

4. 胎儿因素 ①早产儿、巨大儿、宫内发育迟缓等；②先天性畸形，如食管闭锁、喉蹼、肺发育不全、先天性心脏病、膈疝、小颌畸形综合征（Robin 综合征）等；③宫内感染；④呼吸道阻塞，如羊水、黏液或胎粪吸入等；⑤其他，如新生儿严重溶血、贫血、休克及多胎妊娠等。

5. 分娩因素 急产、头盆不称、宫缩乏力、滞产（产程 > 24 小时）、第二产程延状、臀位不正，使用高位产钳、胎头吸引、臀位牵引术；产程中麻醉药、镇痛药或催产药使用不当等。

四、病理与病理生理

窒息时胎儿向新生儿呼吸、循环的转变受阻，造成组织缺氧缺血、酸中毒以及器官受损。胎儿或新生儿缺氧初期，呼吸代偿性加深加快，如缺氧未及时纠正，随即转为呼吸停止、心率减慢，即原发性呼吸暂停（primary apnea），此时患儿肌张力存在，血压稍升高，伴有发绀。此阶段只要给予触觉刺激即可改善。若缺氧持续存在，则出现几次喘息样呼吸，继而出现呼吸停止，即继发性呼吸暂停（secondary apnea）。此时肌张力消失，苍白，心率和血压持续下降，此阶段不能被触觉刺激逆转，必须给予辅助正压通气方可恢复自主呼吸，否则将死亡。

窒息导致各器官缺氧缺血和酸中毒，首先引起机体产生经典的"潜水"反射，体内血液重新分布，即肺、肠、肾、肌肉和皮肤等非生命器官血管收缩，血流量减少，以保证脑、心和肾上腺等生命器官的血流量。如低氧血症持续存在，无氧代谢使代谢性酸中毒进一步加重，体内储存糖原耗尽，出现低血糖，导致脑、心肌和肾上腺等生命器官的功能严重受损，同时非生命器官血流量也进一步减少而导致各脏器受损。

五、治疗

新生儿复苏是在诊断新生儿窒息前进行，因为 Apgar 评分必须在生后 1 分钟做第一次，此为诊断的基本条件，但等到诊断后才决定复苏，就会耽误复苏最关键的 1 分钟前的"黄金"60 秒，所以生后应立即进行评估及复苏，及时准确有效的复苏有可能减少或者减轻新生儿窒息，一般新生儿约有 10% 在出生时需要一些复苏的步骤才能开始呼吸，约 1% 需要全部复苏步骤才能存活。产房内复苏应该由产、儿科医务人员共同协作进行。

1. 复苏准备 每次分娩时有 1~2 位熟练掌握新生儿复苏技术的医务人员在场，检查复苏药品、设备齐全，并且功能良好。

2. 复苏方案 采用 ABCDE 复苏方案。A（airway）清理呼吸道；B（breathing）建立呼吸；C（circulation）维持循环；D（drugs）药物治疗；E（evaluation）评估。其中 A 是根本，B 是关键，评估贯穿于整个复苏过程中。呼吸、心率和皮肤颜色是窒息复苏评估的三大指标，并遵循：评估 - 决策 - 措施、再评估 - 再决策 - 再措施的程序，如此循环往复，直到完成复苏。

3. 复苏步骤和程序（图 3-3）

（1）快速评估：出生后立即按图 3-3 中 A 步骤中快速评估方框内的 4 项逐一在几秒钟内快速评估，若有 1 项为"否"，则进行以下初步复苏。

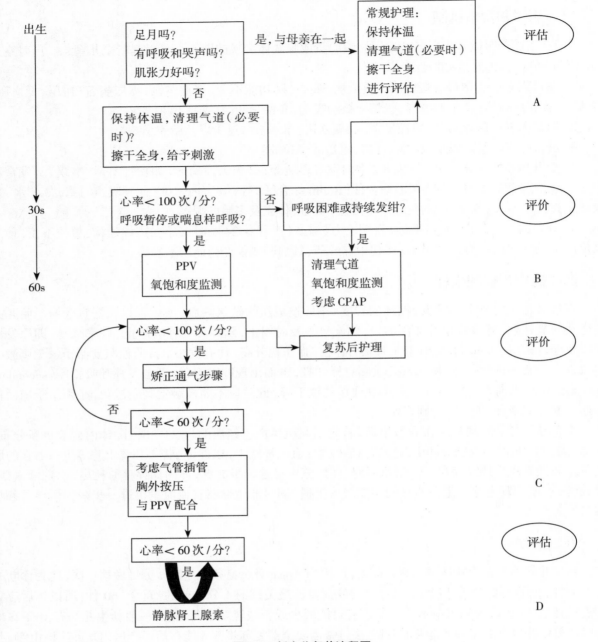

图 3-3　新生儿复苏流程图

（2）初步复苏：①保暖：将新生儿放在辐射保暖台上，早产低体重儿可采取透明塑料薄膜裹住新生儿身体以减少热量和湿度散失。因高温会引发呼吸抑制，也要避免。②体位：置新生儿头轻度仰伸位（鼻吸气位）。③吸引：无胎粪污染时，娩出后，用吸球或吸管（8F 或 10F）先口咽后鼻清理分泌物，勿过度用力吸引以免造成喉痉挛和迷走神经性的心动过缓从而延迟自主呼吸。当羊水有胎粪污染时，评估新生儿有无活力（图 3-4）：新生儿有活力时，继续初步复苏；如无活力，采用胎粪吸引管进行气管内吸引（图 3-5）。④擦干：快速擦干全身并去除湿毛巾，如用透明塑料薄膜包裹的早产低体重儿就不需要擦干全身。⑤刺激：用手拍打或手指轻弹患儿的足底或摩擦背部 2 次以诱发自主呼吸，如这些努力无效表明新生儿处于继发性呼吸暂停，需要正压人工呼吸。以上是 A 步骤，应 30 秒内完成。

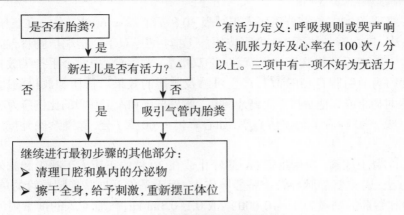

△有活力定义：呼吸规则或哭声响亮、肌张力好及心率在 100 次 / 分以上。三项中有一项不好为无活力

图 3-4　羊水胎粪污染的处理流程

（3）气囊 - 面罩正压人工呼吸：①指征：呼吸暂停或抽泣样呼吸；或心率＜ 100 次 / 分；或持续的中心性发绀。②方法：正压呼吸需要 20~25cmH$_2$O 的压力，少数病情严重的初生儿起初可用 2~3 次 30~40cmH$_2$O，以后维持在 20cmH$_2$O；频率 40~60 次 / 分（胸外按压时为 30 次 / 分）。有效的人工呼吸应显示心率迅速增快，由心率、胸廓起伏、呼吸音及肤色来评价。如正压人工呼吸达不到有效通气，需检查面罩和面部之间的密闭性，及是否有气道阻塞（可调整头位，清除分泌物，使新生儿的口张开）或气囊是否漏气。面罩应正好封住口鼻，但不能盖住眼睛或超过下颌。经 30 秒 100% 氧的充分人工呼吸后，如有自主呼吸，且心率≥ 100 次 /min，可逐步减少并停止正压人工呼吸。持续气囊

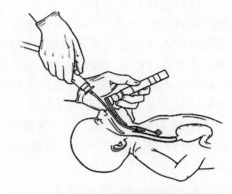

图 3-5　采用胎粪吸引管进行气管内吸引

面罩人工呼吸＞ 2 分钟可产生胃充盈，应常规插入 8F 胃管，用注射器抽气和在空气中敞开端口来缓解。

（4）喉镜下经口气管插管：指征：①需要气管内吸引清除胎粪时；②气囊 - 面罩人工呼吸无效或要延长时；③胸外按压的需要；④经气管注入药物时；⑤特殊复苏情况，如先天性膈疝或超低出生体重儿。方法：左手持喉镜，镜片应沿着舌面右边滑入，将舌头推至口腔左边，推进镜片直至其顶端达会厌软骨谷，暴露声门和声带（图 3-6），插入有金属管芯的气管导管，将管端置于声门与气管隆凸之间，接近气管中点。整个操作要求在 20s 内完成。施行气管内吸引胎粪时，将胎粪吸引管直接连接气管导管，以清除气管内残留的胎粪，必要时可重复插管再吸引。确定导管位置正确的方法：胸廓起伏对称；听诊双肺呼吸音一致，尤其是腋下，且胃部无气过水声；无胃部扩张；呼气时导管内有雾气；心率、肤色和新生儿反应好转。

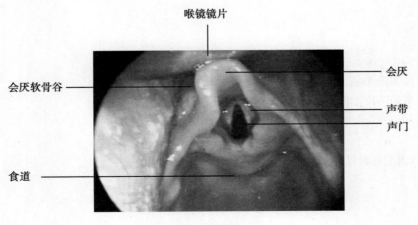

图 3-6　暴露声门

（5）胸外按压：指征：100% 氧充分正压人工呼吸 30 秒后心率＜ 60 次 / 分。在正压人工呼吸同时须进行胸外按压。方法：应在胸骨体下 1/3 进行按压。①拇指法：双手拇指端压胸骨，根据新生儿体型不同，双拇指重叠或并列，双手环抱胸廓支撑背部；②双指法：右手食、中两个手指尖放在胸骨上，左手支撑背部。按压深度约为前后胸直径的 1/3，产生可触及脉搏的效果。按压和放松的比例为按压时间稍短于放松时间，放松时拇指或其他手指不应离开胸壁。胸外按压和人工呼吸的比例应为 3：1，即 90 次 / 分按压和 30 次 / 分呼吸。30 秒后重新评估心率，如心率仍＜ 60 次 / 分，除继续胸外按压外，考虑使用肾上腺素。

（6）药物治疗：①肾上腺素，应用指征：心搏停止或在 30 秒的正压人工呼吸和胸外按压后，心率持续＜ 60 次 / 分。方法：首选脐静脉导管或脐静脉注入，但无条件开展脐静脉导管的单位可根据指征采用气管内注入。静脉给药的剂量为 1：10 000 溶液 0.1~0.3ml/kg，气管注入的剂量则为 0.3~1ml/kg。需要时 3~5 分钟可重复 1 次。②扩容剂，指征：有低血容量，怀疑失血或休克的新生儿在对其他复苏措施无反应时考虑扩充血容量。方法：可选择等渗晶体溶液，推荐生理盐水，首次剂量为 10ml/kg，经外周静脉或脐静脉（＞ 10 分钟）缓慢推入。在进一步的临床评估和反应观察后可重复注入 1 次。大量失血则需要输入与患儿交叉配血阴性的同型血或 O 型红细胞悬液。给窒息新生儿和早产儿不恰当的扩容会导致血容量超负荷或发生并发症，如颅内出血。③新生儿窒息复苏时不推荐使用碳酸氢钠。如产前 4~6 小时母亲用了吗啡类或镇痛药抑制新生儿呼吸，可用纳洛酮，但母亲吸毒或用了戒毒剂美沙酮后应避免使用，否则会导致新生儿惊厥。

4. 复苏后监护与转运　复苏后仍需监测体温、呼吸、心率、血压、尿量、肤色及窒息引起的多器官损伤。如并发症严重，需转运到 NICU 治疗，转运中需注意保温、监护生命指标和予以必要的治疗。

六、预防

加强围产期保健，及时处理高危妊娠；加强胎儿监护，避免宫内胎儿缺氧；推广 ABCDE 复苏技术，培训产、儿科医护人员；各级医院产房内需配备复苏设备；每个分娩都应有掌握复苏技术的人员在场。

本节小结

新生儿窒息的诊断不能单靠 Apgar 评分，强调器官功能失代偿，脐带血 pH 值和乳酸是重要的参考指标。新生儿复苏是在诊断新生儿窒息前进行，生后 60 秒内快速评估和开始复苏非常重要。采用 ABCDE 复苏方案。

思考题

1. 试述新生儿窒息的基本概念、与 Apgar 评分的关系。
2. 新生儿窒息的 ABCDE 复苏方案。

参考文献

叶鸿瑁，虞人杰. 新生儿复苏教程. 6 版. 北京：人民卫生出版社，2013.

（余加林）

第三节　新生儿溶血病

学习目标
掌握:新生儿母子血型不合溶血病的临床表现、诊断与治疗。
熟悉:新生儿母子血型不合溶血病的发病机制。

新生儿溶血病(hemolytic disease of newborn,HDN)指因母子血型不合引起的同族免疫性溶血。目前已发现 30 个人类血型系统中,ABO 溶血病最常见(约占 85.3%),其次为 Rh 溶血病(约占 14.6%),而 Kell、Duffy、Kidd 和 MNSs 血型不合引起的溶血病较罕见,占 0.1%。

一、临床表现

溶血病的临床表现与溶血的严重程度有关,黄疸和贫血是常见的临床表现,轻者可无临床症状,严重者可发生重症高胆红素血症,甚至胆红素脑病或胎儿水肿、死胎。通常,Rh 溶血病重症表现较 ABO 溶血病多见。

1. 黄疸多数于生后 24 小时内出现黄疸,且迅速加重,以血清未结合胆红素升高为主;但是,部分溶血严重者,可合并血清结合胆红素升高、胆汁淤积表现。

2. 贫血部分患儿出现贫血,轻重不一,严重者可并发心力衰竭或胎儿水肿;部分患儿于生后 3~6 周发生明显贫血。

3. 肝、脾大与髓外造血有关,Rh 溶血病患儿常有不同程度的肝、脾增大。

4. 胆红素脑病新生儿病理性黄疸的严重并发症。

(1)警告期(持续 12~24 小时):反应低下,嗜睡,吸吮无力,肌张力减低,拥抱反射减弱。此期为可逆性神经损伤,及时有效治疗可康复。

(2)痉挛期(持续 12~48 小时):双目凝视;肌张力增高,呼吸暂停,握持增强,扭转痉挛或角弓反张。此期为不可逆性神经损伤,死亡率较高,幸存者多遗留神经系统后遗症。

(3)恢复期(持续约 2 周):吃奶及反应好转,抽搐减少,肌张力恢复。

(4)后遗症期:多见于新生儿期后,也称核黄疸,以手足徐动、感觉神经性耳聋、脑瘫、癫痫、智力障碍等神经系统后遗症为特点。

二、实验室和辅助检查

1. 血常规贫血和网织红细胞、有核红细胞增多,无异常不能除外本病。

2. 定血型检查母婴血型,证实有血型不合,如母 O 型,子 A 或 B;或母 Rh(-),子 Rh(+),可能发生溶血病。

3. 致敏红细胞和血清特异性血型抗体检查:①改良直接抗人球蛋白(Coomb's)实验,用抗人球蛋白血清与洗涤后的受检红细胞悬液混合,红细胞凝聚为阳性,提示红细胞已致敏,是确诊实验。Rh 溶血病的阳性率较高,而 ABO 溶血病阳性率较低。②抗体释放实验,通过加热使患儿血中红细胞表面结合的血型抗体释放于释放液中,加入与患儿血型相同的红细胞(ABO 系统)或 O 型标准红细胞(Rh 系统),再加入抗人球蛋白血清,红细胞凝聚为阳性,也是确诊实验。Rh 溶血病及 ABO 溶血病均可为阳性。③游离抗体实验,在患儿血清中加入与其血型相同的红细胞(ABO 系统)或 O 型标准红细胞(Rh 系统),再加入抗人球蛋白血清,红细胞凝聚为阳性,提示血清中存在游离的 ABO 或 Rh 血型抗体,可能使红细胞致敏引起溶血,不是确诊实验。

三、诊断及鉴别诊断

新生儿黄疸具有以下特点之一：出现早（生后 24 小时内）、程度重、进展快，或者合并贫血、或者合并肝脾肿大等，应警惕溶血性黄疸；追问母子血型、胎次及孕期血型抗体情况，如果母亲为 O 型血，或者 Rh 阴性且第二胎及其以上胎次，或者孕期血型抗体，可考虑；应完善新生儿溶血病筛查、血常规（包括网织红细胞、有核红细胞计数）等辅助检查确诊。同时，应注意神经系统表现，警惕胆红素脑病等严重并发症。

四、病因

胎儿具有孕母没有的血型抗原，胎儿红细胞进入孕母血循环，刺激产生特异性血型抗体，其中的 IgG 抗体可通过胎盘进入胎儿循环，识别并结合胎儿红细胞膜上的特异性抗原，形成致敏红细胞，后者在单核 - 吞噬细胞系统被破坏，即发生胎儿、新生儿溶血。理论上讲，如果胎儿具有孕母没有的血型抗原，就可能发生溶血病。研究显示，溶血病发生与红细胞膜上血型抗原的结构、密度以及机体免疫反应均有关系，因此，ABO 溶血病最常见，其次为 Rh 溶血病。

1. ABO 溶血病　主要发生在母亲血型为 O 型，胎儿为 A 型或 B 型。因自然界广泛存在 A 或 B 血型物质（某些病毒、寄生虫、疫苗、白喉类毒素或植物），O 型血的孕龄妇女在初次妊娠前已接触 ABO 血型物质，产生抗 A 或抗 B 的 IgG 抗体，因此，第一胎即可发病，由于胎儿红细胞抗原性不同等，在母子 ABO 血型不合中，约 20% 发生溶血病。

2. Rh 溶血病　理论上讲 Rh 血型系统中有 6 种抗原，但 d 抗原尚未测出，抗原性强弱依次为 D ＞ E ＞ C ＞ c ＞ e，故 Rh 溶血病中最常见且严重的是 RhD 溶血病，其次是 RhE。通常 Rh 阳性是指 RhD(＋)，如 DD、Dd。汉族人绝大多数为 Rh 阳性，Rh 阳性母亲的胎儿也可发生 Rh 溶血病，如母 Ddee 或 DDee，胎儿 DDEe，即 RhE 溶血病。本节将缺少胎儿 Rh 血型中任一抗原的孕母血型称为 Rh(－)，即母亲血 Rh(－)，胎儿为 Rh(＋)，可能发生 Rh 溶血病。目前 Rh 抗原仅见于人类红细胞及恒河猴，初次妊娠前抗原初次致敏机会不多，故 Rh 溶血病一般不发生在第一胎，因抗原初次致敏发生在妊娠末期或胎盘剥离时，至少需要 0.5~1mlRh(＋)的胎儿血进入 Rh(－)母亲血中才能刺激其免疫系统，大约 8~9 周后产生较多 IgM 抗体，少量 IgG 抗体（初发免疫反应）。再次妊娠相同 Rh 血型抗原胎儿，仅需 0.05~0.1ml 胎儿血进入孕母体内，几天内产生大量 IgG 抗体（次发免疫反应），通过胎盘，引起胎儿及新生儿溶血。母子 RhD 血型不合，仅 1/20 发病；约 1% Rh 溶血病发生在第一胎，如 Rh(－)母亲在初次妊娠前输入了 Rh 阳性血，或者其外祖母为 Rh(＋)，初次致敏发生在外祖母的子宫内（外祖母学说）。

五、治疗

迅速降低血清未结合胆红素水平，尽可能控制溶血病进展，防止胆红素脑损伤。

1. 光照疗法

（1）原理：光作用（蓝光 425~475nm，绿光 510~530nm），使 UB(4Z, 15Z)转化为水溶性异构体(4Z, 15E)和光红素，经胆汁和尿液排出。

（2）设备：光疗箱、光疗灯和光疗毯。注意保护：眼罩（动物实验显示，蓝光可引起动物视网膜损伤），外阴。

（3）指征：一般地，TB ＞ 205μmol/L；VLBW ＞ 103μmol/L；ELBW ＞ 85μmol/L。新生儿溶血病，TB ＞ 85μmol/L，均考虑光疗。

（4）副作用：发热，皮疹，腹泻，脱水。光疗 24 小时以上，可导致核黄素减少；DB ＞ 68μmol/L，可出现青铜症。

2. 换血疗法

（1）作用：换出血中大量胆红素，部分游离抗体和致敏红细胞（2 倍量换血，可换出约 85% 致敏红细胞,60% 胆红素和抗体);纠正贫血、电解质紊乱。

(2)方法:①经外周动脉、静脉双管同步换血。②血源按下表选择(表3-5)。③换血量:一般为2倍血容量(150~180ml/kg)。

表 3-5　新生儿溶血病换血治疗的血源

新生儿溶血病	血源选择次序
Rh 溶血病(抗 D)	1. Rh 阴性、ABO 血型同患儿 2. Rh 阴性、O 型血 3. 无抗 D IgG 的 Rh 阳性、ABO 血型同患儿 4. 无抗 D IgG 的 Rh 阳性、O 型血
Rh 溶血病(抗 C、E)	1. Rh 型同母亲、ABO 血型同患儿 2. Rh 型同母亲、O 型血 3. 无抗 C、E 等 IgG 的任何 Rh 血型、ABO 血型同患儿 4. 无抗 C、E 等 IgG 的任何 Rh 血型、O 型血
ABO 溶血病(抗 A、B)	1. O 型红细胞、AB 型血浆 2. O 型全血 3. 患儿同型血

(3)指征:推荐指征如下(尚有争议):出生时脐血 TB > 68μmol/L,Hb < 120g/L,伴水肿、肝脾大和心衰;生后 12 小时内,胆红素上升 > 12μmol/L/hr;TB 明显升高;胆红素脑病早期表现者。小早产儿,合并缺氧和酸中毒,或上一胎严重溶血者,适当放宽指征。

(4)并发症:血源性传染病;心律失常,呼吸循环衰竭;电解质紊乱;酸中毒,高血糖症;贫血,弥散性血管内凝血(disseminated intravascular coagulation, DIC),新生儿坏死性小肠结肠炎(neonatal necrotizing enterocolitis, NEC)。应严格掌握换血指征,规范操作,严密监测。

3. 其他辅助治疗　大剂量 IVIG(0.8~1.2g/kg)抑制免疫性溶血;补碱,白蛋白输注(1g/kg),增强胆红素与白蛋白联结;微生态制剂调节肠道菌群,促进胆红素代谢;苯巴比妥等肝酶诱导剂,起效较慢(3~5 天),且使患儿反应欠佳,影响对其神经系统状态的观察,故临床已不常用;锡卟啉等 HO 抑制剂预防高胆红素血症,尚处于试验阶段。

六、预防

RhD 阴性妇女妊娠 RhD 阳性胎儿,孕 28 周、34 周,流产或分娩 72 小时内,肌注抗 D 球蛋白 300μg。

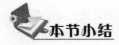 **本节小结**

新生儿溶血病是母子血型不合引起的同种免疫性溶血,ABO 溶血最常见,其次为 Rh 溶血。ABO 溶血主要发生在母为 O 型而胎儿 A 型或 B 型,第一胎即可发病;Rh 溶血一般发生在第二胎及以后,程度较重,甚至胎儿水肿、死胎。新生儿溶血病的临床特点:黄疸多在生后 24 小时内出现,间接胆红素为主,进展迅速,严重者可发生胆红素脑病;贫血程度不一,可持续至生后 6 周,Rh 溶血更明显;肝脾肿大多见于 Rh 溶血;Coombs 试验和释放抗体实验是确诊实验。建议:RhD 阴性妇女妊娠 RhD 阳性胎儿,孕 28 周、34 周以及流产或分娩后 72 小时内,肌注抗 D 球蛋白 300μg,预防 RhD 溶血病。

思考题

患儿，男，G2P1，36 小时，生后 6 小时发现颜面轻度黄染，呈进行性加重，现躯干、四肢足心均明显苍黄。父母亲均为"O"型血。请考虑：该患儿进一步检查措施及诊治要点。

参考文献

1. 王卫平. 儿科学. 8 版. 北京：人民卫生出版社，2013.
2. 孙锟，沈颖. 小儿内科学. 5 版. 北京：人民卫生出版社，2014.
3. Kliegman RM, Behrman RE, Jenson HB. Nelson textbook of Pediatrics. 18th ed. Harcourt Asia, W. B. Saunders：Science Press，2007.

（华子瑜）

第四节 新生儿坏死性小肠结肠炎

学习目标
掌握：新生儿坏死性小肠结肠炎的分期诊断标准。
熟悉：新生儿坏死性小肠结肠炎的治疗和预防。
了解：新生儿坏死性小肠结肠炎的病因及发病机制。

一、概述

新生儿坏死性小肠结肠炎（neonatal necrotizing enterocolitis，NEC）是新生儿期最为常见的胃肠道急症。临床上以腹胀、呕吐及便血为主要临床表现，以肠壁囊样积气和门静脉充气征为 X 线特征。其发病机制尚未完全明了。NEC 发生率随胎龄和体重增加而减少，90% 发生于早产儿，病情严重者可发生休克和多系统器官功能衰竭（MOSF），病死率可高达 50%。

二、诊断

（一）临床表现

发病日龄与出生体重和胎龄密切相关：足月儿为生后 3~4 天，而胎龄 28~36 周早产儿多在生后 2 周内，胎龄小于 28 周的早产儿则为生后 3~4 周发病。

临床表现轻重不一，既可为全身非特异性的败血症表现，如反应差、体温不升、呼吸暂停、心动过缓、拒乳、嗜睡及皮肤灰暗等；也可出现典型胃肠道症状，即腹胀、呕吐、腹泻或便血三联症。体格检查可见腹壁发红、明显肠型、腹部压痛、肠鸣音减弱或消失。严重者并发败血症、肠穿孔和腹膜炎等。最终发展为呼吸衰竭、休克、DIC 以致死亡。目前多采用修正 Bell-NEC 分级标准，见（表 3-6）。Ⅰ期表示亚临床或轻症 NEC，但也可能为喂养不耐受或其他良性胃肠道疾病表现，病情很少进展，约持续 72 小时。Ⅱ期 NEC 可确诊，Ⅲ期 NEC 病情危重，死亡率极高。

（二）实验室和辅助检查

1. 腹部 X 线检查为诊断 NEC 的确诊依据。主要表现为肠管扩张（麻痹性肠梗阻）、肠间隔增宽、肠壁积气、门静脉积气、重者腹腔积液（腹膜炎）和气腹（肠穿孔），其中肠壁积气和门静脉积气为本病的特征性表现，具有确诊意义。

2. 腹部彩超了解有无液性包块和腹腔积液，有无门脉积气、肠壁积气。

表 3-6 NEC 分期诊断标准

分期		全身症状	胃肠道症状	影像学检查	治疗
ⅠA	疑似 NEC	体温不稳定、呼吸暂停、心动或缓和嗜睡	胃潴留，轻度腹胀，大便潜血阳性	正常或肠管扩张，轻度肠梗阻	绝对禁食，胃肠减压，抗生素治疗 3 天，等候病原培养结果
ⅠB	疑似 NEC	同ⅠA	直肠内鲜血	同ⅠA	同ⅠA
ⅡA	确诊 NEC（轻度）	同ⅠA	同ⅠA 和ⅠB，肠鸣音消失。和（或）腹部触痛	肠管扩张、梗阻、肠壁积气征	同ⅠA，绝对禁食，如 24~48 小时培养无异常，应用抗生素 7~10 天
ⅡB	确诊 NEC（中度）	同ⅡA，轻度代谢性酸中毒，轻度血小板减少	同ⅡA，肠鸣音消失，腹部触痛明显和（或）腹壁蜂窝织炎或右下腹部包块	同ⅡA，门静脉积气，和（或）腹水	同ⅡA，绝对禁食，补充血容量，治疗酸中毒，应用抗生素 14 天
ⅢA	NEC 进展（重度，肠壁完整）	同ⅡB，低血压，心动过缓，严重呼吸暂停，混合型酸中毒，DIC，中性粒细胞减少，无尿	同ⅡB，弥漫性腹膜炎，腹胀和触痛明显，腹壁红肿	同ⅡB，腹水	同ⅡB，补液 200ml/（kg·d），应用血管活性药物，机械通气，腹腔穿刺，保守治疗 24~48 小时无效，手术
ⅢB	NEC 进展（重度，肠壁穿孔）	同ⅢA，病情突然恶化	同ⅢA，腹胀突然加重	同ⅡB，腹腔积气	ⅢA，手术

注：1978 年 Bell 等提出 NEC 的临床分期系统，由 Walsh 和 Kliegman 在 1986 年修正

3. 败血症的常规检查Ⅱ期以上 NEC 均有确诊或临床诊断败血症的证据。外周血白细胞明显升高或降低，中性粒细胞及血小板减少，未成熟中性粒细胞 / 中性粒细胞（I/T）≥ 0.16 表明病情严重；如同时作有难以纠正的代谢性酸中毒和严重的电解质紊乱、休克和 DIC 等，则可能存在败血症和肠坏死。此时即使缺乏肠穿孔 X 线表现，也提示有外科手术指征。血培养阳性率不高。

4. 大便常规及隐血有肠炎改变和隐血阳性。

（三）诊断思路

下列 4 项特征具备 2 项者可考虑临床诊断：①腹胀；②便血；③嗜睡，呼吸暂停，肌张力低下；④肠壁积气。修正 Bell-NEC 分级标准见表 3-6。

（四）鉴别诊断

1. 肠壁积气征　新生儿其他胃肠道疾病较少出现肠壁积气征，可见于各种急性或慢性腹泻病；此外，心导管或胃肠道术后、先天性巨结肠、中性粒细胞减少症、肠系膜静脉血栓、先天性恶性肿瘤患儿也可出现肠壁积气征。

2. 气腹征　NEC 是造成早产儿气腹征最常见原因，但需与因机械通气等原因导致的气胸或纵隔积气向腹腔漏气相鉴别；腹腔穿刺或上消化道造影有助于两者的鉴别。此外。地塞米松、吲哚美辛应用可引起特发性肠穿孔、多见于早产儿，穿孔部位局限，早期无类似 NEC 的严重临床表现。早发性肠穿孔常见于生后 2 周内，没有肠壁积气征和血便。

3. 肠梗阻征　若患儿频繁呕吐，应注意排除各种消化道畸形所致的肠梗阻。如肠扭转常发生于足月儿，剧烈呕吐胆汁，多于生后晚期出现，患儿常伴有其他畸形。X 线检查可发现近端十二指肠梗阻征象，中段肠扭转很少有肠壁积气征，上消化道造影及腹部 B 超有助于肠扭转的诊断。

三、病因和发病机制

迄今为止,有关 NEC 的病因及发病机制尚不完全清楚,早产、感染、喂养不当、缺血缺氧、遗传等各种因素均与 NEC 的发生发展有关。多种因素通过影响胃肠黏膜血液供应,使肠道局部缺血缺氧,肠蠕动力差,食物在肠腔内积聚,细菌在肠道内生长繁殖并产生大量炎症介质,最终引起肠壁损伤、坏死、穿孔和全身性炎症反应(SIRS)甚至休克、多器官功能衰竭。

1. 早产　早产儿胃肠道功能发育不完善,血供调节能力差,胃酸分泌少,胃肠道蠕动差,消化酶活性不足,消化吸收能力低。消化道黏膜通透性较高,局部分泌 sIgA 低下,且存在不适当的喂养,感染及肠壁缺氧缺血等因素时,造成肠道损伤而诱发 NEC。

2. 感染及其炎性反应　肠道感染或败血症时,细菌及其毒素可直接损伤肠道黏膜引起 NEC。此外还可通过激活免疫细胞,产生多种炎性介质如内毒素、白细胞介素、肿瘤坏死因子、前列腺素、白三烯和血小板活化因子等参与 NEC 的发病过程。常见肠道致病菌有克雷伯杆菌、大肠埃希杆菌、铜绿假单胞菌、艰难梭菌和表皮葡萄球菌等。此外,病毒(轮状病毒)和真菌也可引起本病。

3. 缺血缺氧　新生儿存在缺氧缺血性疾病或因素(窒息、严重呼吸暂停、严重心肺疾病、休克、红细胞增多症等)时,体内血液重新分布(潜水反射),胃肠道等组织器官血流减少,以保证心、脑等重要器官的血液供应。当肠黏膜缺血持续存在或出现缺血再灌注,氧自由基大量产生,可导致肠黏膜损伤而发生 NEC。此外,脐动脉插管、换血疗法等诊疗操作可直接引起肠系膜缺血而发生 NEC。

4. 喂养不当　90%NEC 患儿于肠道喂养后发病。不合理喂养如配方奶渗透浓度高(> 460mmol/L)或喂养量增加太快 [> 20~40ml/(kg・d)],可使新生儿(尤其早产儿)肠黏膜受损,被认为是 NEC 发生的重要因素。此外,口服茶碱类、碳酸氢钠、钙剂、吲哚美辛、布洛芬、维生素 E 等均可增加食物的渗透负荷,成为 NEC 的易感因素。

5. 其他　诱发 NEC 发生的其他相关高危因素还有胎膜早破、先天性心脏病(大血管转位、左心发育不良、动脉导管未闭等)、母亲绒毛膜羊膜炎、妊娠期高血压疾病和妊娠期糖尿病等。

四、病理

NEC 病变常见部位为回肠末端及近端结肠,但胃肠道的任何部位甚至整个肠道都可受累。主要病理变化是肠腔充气,黏膜及黏膜下层呈斑片状或大片糜烂、坏死、肠壁不同程度积气、出血及坏死。严重时整个肠壁全层坏死和穿孔。

五、治疗

一旦疑诊 NEC,应先禁食,行胃肠减压。治疗原则是使受损肠道休息,防止进一步损伤,纠正水、电解质和酸碱平衡紊乱和减少全身炎症反应,必要时外科治疗。

（一）内科治疗

1. 禁食与胃肠减压　疑似 NEC 患儿一般禁食 3 天,确诊病例 7~10 天,重症 14 天或更长,待其临床表现好转,腹胀消失,大便潜血转阴后可逐渐恢复喂养,一般从水开始,再试喂糖水、稀释奶,以后根据病情逐步增加稀释奶浓度。禁食期间进行胃肠减压。

2. 抗感染治疗　依据细菌培养及药敏试验结果选择敏感抗生素。若细菌不明时可用氨苄西林、哌拉西林或第 3 代头孢菌素类;如为厌氧菌首选甲硝唑,但足月儿不能阻止病情的进展。疗程一般 7~10 天,重症 14 天或更长。

3. 营养疗法　禁食期间应予以肠外(静脉)营养,维持水、电解质平衡及能量需求,注意补充必需氨基酸、必需脂肪酸和维生素,液体量按 120~150mg/kg,热量从 209kJ/kg(50kcal/kg)开始,逐渐增加至 418~503kJ/kg(100~120kcal/kg)。

4. 对症支持治疗　密切监护心、肺、肾等器官的功能状态,出现休克时给予扩充血容量和应用血管活性药物等治疗；凝血机制障碍时，应输新鲜全血、冰冻血浆或血小板；低氧血症或呼吸衰竭时，及时实施机械通气。

（二）外科治疗

20%~40% 病例需要外科治疗。出现明显腹膜炎、肠穿孔和气腹征是外科治疗的绝对适应证；内科保守治疗无效（通常为 24~48 小时），伴少尿、低血压、难以纠正的代谢性酸中毒，腹部 X 线发现肠袢僵直固定、门静脉积气者为相对适应证；高度怀疑肠穿孔、腹腔引流物明显异常，但腹部 X 线未发现气腹征者，则是手术探查指征。手术治疗方法依患儿病变肠道坏死程度和范围及患儿临床状况而异。

（三）预后

NEC Ⅰ 期和 Ⅱ 期患儿的长期预后良好，经内科保守治疗即治愈者存活率达 80%，经手术治疗者存活率约 50%，其中 25% 有胃肠道的长期后遗症。NEC 术后患儿发生短肠综合征可造成营养不良和水、电解质吸收障碍。需长期静脉营养治疗。肠狭窄为最常见的并发症，发生率约 10%~35%，通常在病后 2~3 周再次出现肠梗阻表现（呕吐、腹胀、顽固性便秘），持续或反复发生直肠出血、肠穿孔，或反复发生脓血便甚至败血症。无症状的部分性肠狭窄往往可自愈。对引起完全性肠梗阻的肠道狭窄，可行肠切除及吻合；而对仅造成部分梗阻的肠道狭窄，可行狭窄段成形术治疗。早期 NEC 存活者可伴有脑室内出血、低氧血症、休克和败血症。严重者可出现神经发育障碍。

六、预防

1. 针对病因预防　防治感染、早产及缺氧缺血等。

2. 合理喂养　对 VLBW 儿首选母乳喂养。母乳含有多种免疫保护因子如免疫球蛋白、溶菌酶、乳铁蛋白等，对早产儿不成熟的胃肠道能增加免疫防御能力。加奶不应过快。

3. 药物预防　对有 NEC 高危因素的新生儿，可预防性应用益生菌、谷氨酰胺。长链多不饱和脂肪酸（PUFA）及其他促进胃肠道成熟的生长因子和激素（如表皮生长因子）等有一定预防作用，但尚未在临床广泛应用。

本节小结

新生儿坏死性小肠结肠炎是新生儿最常见的胃肠道急症，迄今为止，有关 NEC 的病因及发病机制尚不完全清楚。早产、感染、喂养不当、缺血缺氧、遗传等各种因素均与 NEC 的发生发展有关。多种因素通过影响胃肠黏膜血液供应，使肠道局部缺血缺氧，肠蠕动力差，食物在肠腔内积聚，细菌在肠道内生长繁殖并产生大量炎症介质，最终引起肠壁损伤、坏死、穿孔和全身性炎症反应（SIRS）甚至休克、多器官功能衰竭。发病日龄与出生体重和胎龄密切相关。临床表现轻重不一，有下列 4 项特征具备 2 项者可考虑临床诊断：①腹胀；②便血；③嗜睡，呼吸暂停，肌张力低下；④肠壁积气。一旦疑诊 NEC，应先禁食，行胃肠减压。依据细菌培养及药敏试验结果选择敏感抗生素。20%~40% 病例需要外科治疗。出现明显腹膜炎、肠穿孔是外科治疗的绝对适应证。NEC Ⅰ 期和 Ⅱ 期患儿的长期预后良好，经手术治疗者存活率约 50%，其中 25% 有胃肠道的长期后遗症。肠狭窄为最常见的并发症，早期 NEC 存活者可伴有脑室内出血、低氧血症、休克和败血症，严重者可出现神经发育障碍。

思考题

1. 新生儿坏死性小肠结肠炎的临床表现与分期？
2. 新生儿坏死性小肠结肠炎治疗原则有哪些？

参考文献

1. 邵晓梅,叶鸿瑁,邱小汕.实用新生儿学.4版.北京:人民卫生出版社,2011.

2. 孙琨,沈颖.小儿内科学.5版.北京:人民卫生出版社,2014.

（韦 红）

第五节 新生儿出血病

学习目标
掌握:新生儿出血症的临床表现。
熟悉:新生儿出血症的治疗和预防原则。
了解:新生儿出血症的病因及发病机制。

一、概述

新生儿出血病(haemorrhagic disease of the newborn,HDN)又名维生素 K 缺乏性出血症(vitamin K deficiency bleeding,VKDB)、新生儿自然出血、新生儿黑便、新生儿低凝血酶原血症(neonatal hypoprothrombinaemia)等。是由于维生素 K 缺乏,体内维生素 K 依赖因子(Ⅱ、Ⅶ、Ⅸ、Ⅹ)的凝血活性低下所致的出血性疾病。自 1894 年 Townsend 首次报道以来,此病一度相当多见;至 20 世纪 60 年代,由于对初生新生儿出生后常规注射维生素 K_1,此病已较少发生。但近年来推行母乳喂养,需警惕晚发性维生素 K 缺乏引起的出血。

二、诊断

(一)临床表现

本病特点是婴儿突然发生出血,其他方面往往正常,也无严重的潜在疾病。血小板计数和纤维蛋白原均正常,血液中纤维蛋白降解产物(如 D- 二聚体)正常。注射维生素 K_1 后可在 1 小时左右(30~120 分钟)停止出血;根据出血发生时间可分为下列三型:

1. 早发型 少数婴儿(特别是早产儿和小于胎龄儿)在娩出过程中或出生后 24 小时内即发生出血,出血程度轻重不一,从轻微的皮肤出血、脐残端渗血至大量胃肠道出血、致命性颅内出血、胸腔或腹腔内出血。此型罕见,多与母亲产前应用某些影响维生素 K 代谢的药物有关。因严重感染、窒息、产伤引起出血不属 VDKB。

2. 经典型 多数婴儿于生后第 2~3 天发病,最迟可于生后 1 周发病(早产儿可迟至 2~3 周),出血部位以脐残端、胃肠道(呕血或便血)、皮肤受压处(足跟、枕、骶骨部等)及穿刺处最常见;此外,还可见到鼻出血、肺出血、尿血和阴道出血等。一般为少量或中量出血,多为自限性。严重者可有皮肤大片瘀斑或血肿,个别发生胃肠道或脐残端大量出血、肾上腺皮质出血而致休克。颅内出血多见于早产儿,可致死亡,成活者可有脑积水、脑瘫等后遗症。多发生于出生后未常规注射维生素 K,单纯母乳喂养、有肠道疾患、肝脏功能异常等。

3. 迟发型 出生 8 天后发生的维生素 K 缺乏性出血,多发生在 2 周到 2 月,最常见是颅内出血,起病隐匿,婴儿突然出现惊厥、颅内高压(常遗留神经系统后遗症),颅内出血可单独出现,也可伴皮下、胃肠和黏膜下出血,出血量大时可伴有贫血。个别母乳喂养儿多与某些疾病有关,如婴儿肝胆疾患和慢性腹泻,维生素 K 摄入和吸收都减少,加以长期使用抗生素,抑制了肠道正常菌群,维生素 K 合成减少,使血中维生素 K 水平进一步下降,进而导致迟发性出血;此外,长时间饥饿或长期接受胃肠外高营

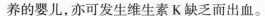

养的婴儿,亦可发生维生素 K 缺乏而出血。

（二）实验室和辅助检查

若患儿凝血酶原时间及部分凝血活酶时间延长(为对照的 2 倍以上意义更大),但出血时间、血小板计数正常,即可确诊。近年来,又建立了一些确定凝血因子/维生素 K 缺乏的新方法,有助于新生儿出血症的诊断。

1. 活性Ⅱ因子/Ⅱ因子总量比值   如比值为 1,表示所有的凝血酶原(Ⅱ因于)均从无活性者转为活性者,维生素 K 不缺乏;如比值小于 1,表示存在无活性的凝血酶原,维生素 K 缺乏。

2. 血清维生素 K 缺乏诱导蛋白(protein induced in vitamin K antagonism, PIVKA-Ⅱ)测定   采用免疫方法或电泳法直接测定无活性的凝血酶原,≥ 2μg/L 为阳性表示维生素 K 缺乏。

3. 维生素 K 测定   使用高压液相层析法直接测定血中维生素 K 含量,需血量较大,在新生儿期应用,有一定的困难。

（三）鉴别诊断

1. 新生儿咽下综合征   婴儿娩出时吞下母血,于生后不久便可发生呕血或便血。为鉴别呕吐物中的血是吞入母血还是新生儿胃肠道出血,可做碱变性(Apt)试验:取吐出物 1 份加水 5 份,搅匀,静置或离心(2000 转/分)10 分钟,取上清液(粉红色)4ml 加入 1% 氢氧化钠 1ml,1~2 分钟后观察,上清液由粉红色变为棕黄色者,提示母(成人)血;粉红色保持不变者,提示胎儿血。

2. 新生儿消化道出血   围产期窒息、感染或喂养不当等诱发的应激性溃疡、胃穿孔或坏死性小肠结肠炎等,除有呕血或便血外,还可见腹胀、肠壁积气、腹腔内游离气体、感染等表现。

3. 其他出血性疾病   先天性血小板减少性紫癜有血小板减少;DIC 常伴有严重的原发疾病,除凝血酶原时间及凝血时间延长外,纤维蛋白原及血小板数也降低。

鉴别诊断应注意下列几个问题:①虽有出血表现,但凝血酶原时间(PT)正常者可排除 VKDB;②出血患儿在 PT 延长(提示维生素 K 依赖因子Ⅱ、Ⅶ、Ⅸ、Ⅹ 活性下降)的同时,非维生素 K 依赖因子(Ⅴ、Ⅷ、纤维蛋白原)水平也减低,应考虑出血由凝血因子合成障碍或消耗过多所致;③各种原因形成的凝血障碍中,只有 VKDB 在维生素 K 补充后出血症状明显改善,异常的凝血酶原很快得以纠正。

（四）诊断思路

诊断主要根据病史特点、临床表现、实验室检查和维生素 K 治疗有效诊断,PIVKA-Ⅱ是诊断金标准,直接测定血清维生素 K 含量也可靠,如果检查有困难,可根据全国维生素 K 缺乏研究协作组提出的标准做临床诊断,凡具备 3 项主要指标或 2 项主要指标加 3 项次要指标可诊断(表 3-7)。

表 3-7   新生儿出血症诊断指标

主要指标	次要指标
1. 突然出现的出血,包括注射部位出血不止、消化道出血、肺出血、皮下出血和内出血等	1. 3 个月内小婴儿
2. 实验室检查:血小板、出血时间(BT)、凝血时间(CT)正常,而 PT 延长或活化部分凝血活酶时间(APTT)延长,或 PIVKA-Ⅱ阳性,或血清维生素 K 浓度低下或测不到。缺乏实验室资料者,需排除产伤、缺氧、感染、血小板减少、肺透明膜病和 DIC 等其他原因导致的出血	2. 纯母乳喂养 3. 患儿慢性腹泻史 4. 患儿长期服用抗生素史 5. 患儿肝胆疾病史 6. 母亲妊娠期有用抗惊厥、抗凝血、抗结核及化疗药物史
3. 给予维生素 K 后出血停止,临床症状得以改善	

三、病因和发病机制

本病病因是维生素 K 缺乏，与下列因素有关：①维生素 K 不易通过胎盘，孕母体内的维生素 K 很少进入胎儿体内，而胎儿肝酶系统不成熟，自身合成维生素 K 功能差，肝内维生素 K 储存量亦低，新生儿（尤其早产儿及小于胎龄儿）出生时血中维生素 K 水平普遍较低；②人奶中维生素 K 含量很少（15μg/L），远低于牛奶中含量（60μg/L），故母乳喂养儿发生维生素 K 缺乏性出血机会是牛奶喂养儿的 15~20 倍；③肠道合成维生素需要益生菌群形成，新生儿刚出生时肠道无细菌，维生素 K 合成少；肠道疾病如坏死性小肠结肠炎、腹泻、早产儿肠道不成熟及使用抗生素等因素均可影响肠道正常菌群的建立，使维生素 K 合成不足，进一步加剧维生素 K 缺乏；④婴儿存在肝胆疾患（如先天性胆道闭锁和肝炎综合征）时，因胆汁分泌减少。可影响肠黏膜对维生素 K 的吸收；⑤某些因素如母亲产前应用某些药物如抗惊厥药（苯妥英钠、苯巴比妥）、抗凝药（双香豆素）、抗结核药（利福平和异烟肼）等，可诱导肝酶的活性增加，加速维生素 K 代谢及阻断再循环。

维生素 K 缺乏之所以导致出血，是因为某些凝血因子（Ⅱ、Ⅶ、Ⅸ、Ⅹ）和对血液凝固起重要调节作用的蛋白（蛋白 C、S）的凝血生物活性直接依赖于维生素 K 的存在（维生素 K 依赖因子）。具体地说，凝血因子 Ⅱ、Ⅶ、Ⅸ、Ⅹ 等在维生素 K 依赖的羧化酶的催化下，其谷氨酸残基在肝微粒体内羧化为 γ- 羧基谷氢酸后，具有更多的 Ca^{2+} 结合位点，才具有凝血的生物活性。婴儿缺乏维生素 K 时，上述四种凝血因子不能羧化，只是无功能的蛋白质，不能参与凝血过程，以至于机体易发生出血。

四、治疗

（一）治疗原则

预防 VKDB 的根本措施是活产新生儿出生后应立即应用维生素 K_1 预防，给足月儿肌注维生素 K_1 1mg（早产儿 0.5mg 每次，用 3 天），可口服维生素 K_1 2mg 一次后，然后分别于 1 周和 4 周时再口服 5mg，共 3 次，临床使用口服较少。

（二）并发症治疗

对已发生出血者，应立即肌内注射维生素 K_1 1~2mg，一般用药数小时后出血减轻，24 小时内出血完全停止；出血严重者或紧急情况下，可用维生素 K_1（静脉注射制剂）1~5mg 静脉推注，可使未羧化的凝血因子很快羧化而发挥凝血活性，出血得以迅速改善。静脉推注维生素 K_1 有一定的危险性，偶可出现过敏性休克、心跳呼吸骤停等反应，故应缓慢给药（每分钟不超过 1mg）。出血较重，出现出血性休克表现，应立即扩容后，输注新鲜全血或血浆 10~20ml/kg，以提高血中有活性的凝血因子的水平、纠正低血压和贫血；同时应用凝血酶原复合物（prothrombin complex concentrates，PCC），用注射用水溶解后立即静脉注射，可以达到迅速止血的目的。如有消化道出血，应暂时禁食，予以静脉营养；脐部渗血可局部应用止血消炎药粉，穿刺部位渗血可行压迫止血。在早产儿或肝病患儿，除维生素 K 缺乏外，其肝脏功能也不成熟或受损，上述凝血因子合成不足。若发生出血，在给予维生素 K_1 的同时，最好输注新鲜血浆或全血。对于慢性腹泻、肝胆疾病、脂肪吸收不良或长期应用抗生素的患儿，应每月肌注维生素 K_1 1mg。

（三）预后

如果无合并大量的颅内出血、DIC 大多数预后好，本病重在预防。

本节小结

新生儿出血病又名维生素 K 缺乏性出血症，是由于维生素 K 缺乏导致体内维生素 K 依赖因子（Ⅱ、Ⅶ、Ⅸ、Ⅹ）的凝血活性低下所致的出血性疾病。多数新生儿于生后第 2~3 天发病，早产儿可迟至 2~

3周,迟发型可在生后2周~2月发病;出血部位以脐残端、胃肠道(呕血或便血)、皮肤受压处及穿刺处最常见;个别发生胃肠道或脐残端大量出血、肾上腺皮质出血可致休克,颅内出血可致死亡,成活者可有脑积水、脑瘫等后遗症。该病多发生于出生后未常规注射维生素K,单纯母乳喂养、有肠道疾患、肝脏功能异常和母亲妊娠期有用抗惊厥、抗凝血、抗结核及化疗药物史,患儿血小板、出血时间(BT)、凝血时间(CT)正常,而PT延长或APTT延长,或PIVKA-II阳性、维生素K治疗有效有助于诊断。本病重在预防,新生儿出生后应立即应用维生素K_1 1~2mg预防。

思考题

1. 新生儿出血症的临床诊断指标。
2. 严重并发症治疗。

参考文献

1. 邵肖梅,叶鸿瑁,丘小汕. 实用新生儿学. 4版. 北京:人民卫生出版社,2011:639-641.
2. 王卫平,毛萌,李廷玉. 儿科学. 8版. 北京:人民卫生出版社,2013.

（包　蕾）

第六节　新生儿寒冷损伤综合征

学习目标
掌握:新生儿寒冷损伤综合征的临床表现。
熟悉:新生儿寒冷损伤综合征的治疗和预防。
了解:新生儿寒冷损伤综合征的病因及发病机制。

一、概述

新生儿寒冷损伤综合征(neonatal cold injury syndrome)或新生儿冷伤(cold injury),因其表现为皮下硬肿,也称新生儿硬肿症(scleredema neonatorum)。本病的主要临床特征是低体温,病情严重时出现皮肤硬肿。新生儿硬肿症多发生在寒冷季节及出生后环境温度低下或与重症感染、颅内出血、窒息缺氧、早产及低出生体重儿有关。近年来,随着医疗条件尤其保暖设备好转及卫生事业技术的提高,本病的发生率较过去已明显降低。严重低体温硬肿症可继发肺出血及多脏器功能衰竭而死亡,是新生儿危重症之一。

二、诊断

(一)临床表现

本病主要发生在冬、春寒冷季节,尤以我国北方各省发生率和病死率较高,但也可因感染及其他因素影响发生于夏季和南方地区。常常在生后1周内发生,特别是早产儿。临床表现包括3大主征,即低体温、皮肤硬肿和多系统功能损害。

1. 低体温　新生儿低体温是本症主要表现之一。全身或肢端凉,体温常在35℃以下,严重者可在30℃以下,体温最低者仅为21.5℃。低体温患儿中常见早产儿和低出生体重儿。低体温硬肿症患儿中产热良好(腋温≥肛温,腋温-肛温差为正值,在0~0.9℃间)者占绝大多数在90%以上,其病程短、硬肿面积偏小,复温效果佳,预后良好,病死率低。少数产热衰竭(腋温<肛温,腋温-肛温差为负值)者

多为病程长、硬肿面积大，易伴有多脏器功能衰竭，复温效果差，预后不良，病死率高。

2. 硬肿 包括皮脂硬化和水肿两种病变。皮脂硬化处皮肤变硬，皮肤紧贴皮下组织，不易提起，严重时肢体僵硬，不能活动，触之如硬橡皮样，皮肤呈紫红或苍黄色。水肿则指压呈凹陷性，主要出现在皮肤或皮下脂肪硬化部位。皮脂硬化与水肿各占比例不同，以硬化为主者多在出生1周后，或感染、病情危重者；以水肿为主者多在生后1~2日或早产儿。硬肿为对称性，累及的多发部位以下肢、臀最常见，其次面颊、上肢，严重累及背、腹、胸等。而眼皮、手心、足底等处因皮下脂肪很少或缺乏，故不发生。

3. 器官功能损害 本病早期常有不吃、不哭等反应低下表现。随着体温降低，硬肿出现或加重，可伴有循环障碍（休克、心功能低下或心肌损害）、DIC、肺出血、急性肾衰竭以及酸碱、电解质失衡和内分泌调节紊乱等多系统功能损害表现。

（1）循环障碍：重度低体温患儿，特别是体温<30℃或硬肿加重时，常伴有明显的微循环障碍表现，如面色苍白、发绀、四肢凉、皮肤呈花纹状，毛细血管再充盈时间延长。心率早期可有一过性增快（>160次/分），随病情加重或体温低下可逐渐减慢，严重时可低于100次/分，且心音低钝，有时节律不齐。血压早期常无改变，甚至严重低体温时多数病例血压下降不显著，但在复温过程中部分病例有一过性下降趋势，尤其是舒张压和平均动脉压改变明显。如体温恢复，心率仍低于100次/分，应考虑有心源性休克或心力衰竭存在，常有明显心肌损害：心肌酶谱主要表现血清肌酸激酶（CK）及其心型同工酶（CK-MB）、乳酸脱氢酶（LDH）、门冬氨酸氨基转移酶（ASD T）及心肌特异性酶α-羟丁酸脱氢酶（α-HBDH）活性升高；心电图主要表现为：窦性心动过缓、低电压、QT间期延长、ST-T波改变和房室传导阻滞等。

（2）急性肾衰竭（ARF）：本病加重时多伴有尿少、甚而无尿等急性肾功能损害表现。如诊断治疗不及时可迅速引起呼吸困难、发绀、肺啰音、肺出血（出血性肺水肿）等急性左心衰竭表现，并在数小时或1~2日内死亡。中、重度硬肿症患儿可合并有氮质血症，早期发现治疗ARF是防治并发肺出血的主要措施之一。

（3）肺出血：多发生在重度低体温<30℃硬肿症患儿的疾病极期。主要表现：①呼吸困难及发绀突然加重，给氧后症状不缓解；②肺内湿啰音迅速增加；③血气分析显示PaO_2迅速下降，$PaCO_2$增加；④气管插管内吸出血性液体；⑤泡沫性鲜血自鼻、口涌出。如症状不典型，必要时可做床边胸部X线摄片以协助诊断。肺出血是本病最危重的临床征象和主要死因，如不及时急救，可在数小时内死亡。

4. 其他表现 本病可引起全身多器官、系统损害，出现功能低下、代谢紊乱和脏器功能衰竭表现。DIC可致出血倾向和凝血时间、血小板计数、纤维蛋白原定量、凝血酶原时间、纤维蛋白降解产物（FDP）及末梢血红细胞形态发生改变。约2/3病例合并酸碱平衡紊乱，其中主要为代谢性酸中毒，动脉血气分析pH<7.0以下者显示具有高病死率，可合并高钾血症、高磷血症、低钙血症和低血糖症。

（二）实验室和辅助检查

根据病情选择，检测动脉血气，生化（血糖、肝、肾功能及酶谱，钠、钾、钙、磷）心电图、胸部X线片，血小板及出凝血时间或DIC筛查。

（三）鉴别诊断

新生儿皮下坏疽：常发生于身体受压或受损部位，表现为局部变硬、发红、肿胀、边界不清并迅速蔓延，病变中央初期较硬逐渐软化，先是暗红，后期变为黑色，重者可有出血或溃疡，也可融合成大片坏疽。常常为金黄色葡萄球菌感染。

还需要与各种原因水肿（心、肾、低蛋白血症、局部淋巴回流障碍）鉴别。

（四）诊断思路

诊断思路

（1）病史：寒冷季节，环境温度过低，保温不当；严重感染史；窒息史；产伤，畸形，摄入不足或能量供给低下。

（2）临床特点：①早期哺乳差，哭声低，反应低下。②低体温，体温≤35℃，重症常<30℃。腋-肛温差随病程由正值转为负值。夏季感染者不一定出现低温。③硬肿多发生在全身皮下脂肪积聚部位，

皮肤紧贴皮下组织不能移动，表现为硬、亮、冷、肿、色泽暗红，常呈对称性，严重时肢体僵硬，不能活动。④多器官功能受损（MOD）甚则衰竭（MOF）。

（3）诊断分度及评分标准本症按体温，硬肿范围及器官受损情况分轻、中、重三度（表3-8）。

表3-8 新生儿硬肿症诊断分度、评分标准

评分	肛温（℃）	腋-肛温差	硬肿范围	器官功能改变
0	≥ 35		< 20%	无明显改变
1	< 35	0 或正值	20%~50%	明显功能低下
4	< 30	负值	> 50%	功能衰竭

注：* 具有体温、硬肿范围和器官功能改变每项分别评 1 分，总分为 0 分者属轻度，1~3 分为中度，4 分以上为重度。体温检测：肛温在直肠内距肛门约 3cm，持续 4 分钟以上；腋温将上臂紧贴胸部测 8~10 分钟，无条件测肛温时，腋温 < 35℃ 为 1 分，< 30℃ 为 4 分。硬肿范围计算：头颈部 20%，双上肢 18%，前胸及腹部 14%，背部及腰骶部 14%，臀部 8%，双下肢 26%。器官功能低下：包括不吃、不哭、反应低下、心率慢或心电图及血生化异常。器官功能衰竭指休克、心力衰竭、DIC、肺出血、肾衰竭等。

三、病因和发病机制

（一）新生儿体温调节功能低下与皮下饱和脂肪酸含量多

1. 新生儿体温调节发育不成熟　生后早期主要以棕色脂肪组织（brown adiposetissue, BAT）的化学性产热为主，缺乏寒战等高效能物理产热机制，儿茶酚胺、甲状腺素水平等内分泌调节产热代谢的功能低下，能量（糖原、褐色脂肪）贮备少，产热不足，新生儿体表面积相对大，易于散热。

2. 皮下脂肪组成特点　新生儿皮下白色脂肪组织（white adipose tissue, WAT）的饱和脂肪酸（saturated fatty acid, SFA）含量比不饱和脂肪酸（unsatur ated fattyacid, UFA）多，SFA 熔点高，当体温降低时，皮脂遇冷时易发生硬化。

（二）寒冷导致的低体温是主要病因，引起的各器官系统功能障碍是本病的主要病理生理改变和致死因素

产热失热平衡打破导致体温的变化：新生儿在寒冷侵袭下，皮肤与环境的温差加大，失热增加。环境温度越低，皮肤 - 环境温差越大，持续时间越长，失热量越大。在冷应激情况下，棕色脂肪产热增加，以补偿失热。体温的变化决定于失热和产热的程度及其平衡状态和相对优势。早产儿体表面积大，易于失热；能源贮存少，在寒冷应激下更易耗竭和发生低体温。若能源物质耗竭或能源物质贮存不缺乏，但严重感染、缺氧、颅脑损伤、低血糖等导致体温调节中枢功能障碍，丧失产热能力，即使保温，体温亦将继续下降。对上述低产热低体温患儿除采取外加温的复温方法，同时应增加热量供应以恢复产热能力和能源物质贮存。

（三）新生儿感染性疾病

如败血症、化脓性脑膜炎、肺炎、感染性腹泻、坏死性小肠结肠炎等可伴发硬肿症，常是严重感染的表现，病死率高。感染引起硬肿症的机制目前尚不十分清楚。促进因素可能包括：感染时消耗增加，摄入不足，产热不足；感染中毒、体温改变（发热或低温）所致能量代谢紊乱；休克、缺氧、酸中毒等病理生理机制等。

（四）其他许多非感染性病理因素

如窒息、出血、先天性心脏病、手术或某些畸形等均可引起硬肿。其发生机制除上述病理生理环节外，近来的报道还涉及神经、内分泌系统调节紊乱，水盐代谢失调等其他因素的参与。

1. 心房利钠尿多肽、肾素 - 血管紧张素Ⅱ和醛固酮水平的改变　硬肿症患儿血心房利钠尿多肽（ANP）含量低下，而肾素 - 血管紧张素和醛固酮水平明显升高，提示硬肿症患儿体内可能存在代偿性排钠减少、排钾增加的机制。由于肾素、血管紧张素Ⅱ具有强烈收缩外周小血管的作用，可能引起外周组

织缺血、缺氧、循环衰竭,造成皮肤水肿、硬肿的发生。

2. 有生物活性甲状腺激素水平改变 硬肿症患儿多伴有低 T_3 综合征(血清 T_3 低,rT_3 正常偏高,TSH 正常或偏高,T_4 正常)。体温越低,改变越明显,病情恢复后 T_3 恢复。低 T_3 综合征与体温降低程度呈显著正相关。危重症和死亡病例的 T_4 亦常降低。

3. 肾上腺皮质功能改变 硬肿症患儿使肾上腺皮质处于应激状态,分泌功能增强,体温越低,硬肿症程度越重,血浆皮质醇增高越显著,易发生高血糖。

四、病理与病理生理

1. 蛋白质、脂肪及糖产热的变化 中国医科大学第二临床学院检测的正常新生儿的呼吸商(respiratory quotient,RQ)RQ 为 0.84,其蛋白质、脂肪和糖的产热量占总产热量的比例分别为 10%、45% 和 45%。新生儿硬肿症患儿在入院时的 RQ 为 0.65,其蛋白质、脂肪和糖的产热量所占比例分别为 17%、66% 和 17% 表明机体是以脂肪作为主要能源,蛋白质和脂肪所占比例明显增高,脂肪成为主要能源,提示棕色脂肪动员产热增加。在能源不足的情况下,内源性崩解增加,蛋白质分解加速。在恢复期均回升到正常水平。

2. 组织缺氧和酸中毒 寒冷损伤和并存的代谢紊乱、循环障碍等均可导致组织缺血、缺氧和代谢性酸中毒。

3. 循环障碍 寒冷引起交感神经兴奋,儿茶酚胺增加,外周小血管收缩,皮肤血流量减少,皮温降低,出现肢冷和微循环障碍。严重时引起毛细血管通透性增加,血浆蛋白外渗,组织水肿,血浆容量下降,甚至有效循环血量不足,处于休克状态。寒冷亦可引起心肌损害、心脏传导抑制,肾动脉血流降低,可引起心肾衰竭。

4. DIC 和出凝血机制改变 当寒冷导致毛细血管壁受损时,可释出组织凝血活酶。血浆外渗、血液浓缩而导致红细胞聚集,或由于患儿红细胞表面电荷密度减低,相互排斥力减弱而易于聚集,使血液黏滞性增高。这些因素的综合作用可引起 DIC 或出血倾向。本病最常见的危重出血表现是肺出血。

五、治疗

(一)治疗原则

正确复温,防止复温后休克及肺出血;合理供给液量及能量;积极去除病因;加强监护,维持脏器功能,防止脏器功能衰竭。

(二)并发症治疗

1. 复温对低体温患儿是治疗关键,是减少并发症非常重要的一步

(1)轻、中度:肛温 > 30℃,产热良好(腋 – 肛温差为正值)。患儿置预热至 30℃的温箱内,通过暖箱调节到中性温度,使患儿 6~12 小时恢复正常温度。基层可用热水袋、热炕、电热毯包裹或置母怀中取暖。无效即转上级医院,注意转运中保温。

(2)重度:肛温 < 30℃或产生热衰竭(腋肛温差为负值)先以高于患儿体温 1~2℃暖箱温度开始复温,每小时升高 0.5~1℃(不超过 34℃)或辅以温水浴疗法(水温 39~40℃每次 15 分钟,每天 1~2 次)浴后立即擦干放于红外辐射抢救台快速复温,从 30℃开始,根据患儿体温恢复情况逐步调高辐射台温度(最高 35℃)待体温恢复正常,稳定后方调至适中环境温度;可用塑料膜覆盖,密切观察复温后器官功能及电解质平衡。做好复温监护、防止复温时肺出血。

2. 补充能量及液体 复温需要足够的能量,开始按每天 209kJ(50kcal)/kg 并迅速增至 418.4~502.0kJ(100~120kcal)/kg 经口给予,部分或完全静脉营养,液体量按 60~80ml/kg 给予,重症伴尿少,无尿或明显心肾功能损害,严格限制输液速度和液量。

3. 纠正器官功能紊乱

(1)循环障碍:有微循环障碍或休克体征时在维持心功能前提下及时扩容,纠酸,心率低者首选多巴胺 5~10μg/(kg·min)或和酚妥拉明每次 0.3~0.5mg/kg 每 4 小时一次,654-2 每次 0.5~1mg/kg,15~20

分钟重复一次。

（2）DIC：在血小板减少高凝状态时立即用肝素 1mg/kg，6 小时后按 0.5~1mg/kg 给予，病情好转后逐步延长时间到每 8 小时 1 次，直至好转停用，肝素每次使用前应测定凝血时间，肝素后应给予新鲜血或血浆；低分子肝素（daltaparin）10U/kg，每天 2 次，对危重儿 DIC 有预防作用；近年研究采用超微量普通肝素每次 6U/kg 皮下注射，每 6~8 小时 1 次，治疗安全有效。

（3）急性肾衰竭：尿少或无尿者在循环量保证前提下给呋塞米 1~2mg/kg，限制液量，防止高血钾。

（4）肺出血：一经确诊，早期给予气管插管，进行正压呼吸，同时给予止血，或凝血酶原复合物及纤维蛋白原，并治疗肺出血原因。

4. 控制感染 根据并发感染性质选用敏感抗生素，注意肾毒性。

5. 中药丹参，川芎嗪注射或温肾健脾，活血化瘀药内服，外洗或外敷促进硬肿消散。

6. 其他 大剂量维生素 E5~10mg/ 次。

（三）预后

如果无肺出血、严重感染、肾衰竭、DIC 等严重并发症，大多数治疗效果好。

本节小结

新生儿寒冷损伤综合征，主要临床特征是体温在 35℃ 以下，病情严重时出现皮肤硬肿，新生儿皮肤硬肿是由于皮下白色脂肪组织的饱和脂肪酸含量多，熔点高，当体温降低时，皮脂遇冷时发生硬化，故临床也称新生儿硬肿症。寒冷导致的低体温是该病主要病因，引起的各器官系统功能障碍是本病的主要病理生理改变，重度硬肿患儿可并发循环障碍、肾衰竭、肺出血等严重表现，甚至多脏器功能衰竭而死亡。除了环境温度低下，其他如重症感染、颅内出血、窒息缺氧、早产及低出生体重儿也可引起新生儿硬肿。及时正确复温是治疗和防治并发症的关键，注意复温速度及补充能量，纠正微循环障碍或休克，积极识别感染、缺氧等表现，治疗原发病，防治 DIC、肾功能障碍、肺出血等疾病。

思考题

1. 新生儿硬肿症的临床表现及分度。

2. 硬肿如何复温及观察重点。

参考文献

1. 邵肖梅，叶鸿瑁，丘小汕 . 实用新生儿学 .4 版 . 北京：人民卫生出版社，2011.

2. 王卫平，毛萌，李廷玉 . 儿科学 .8 版 . 北京：人民卫生出版社，2013.

（包 蕾）

第七节　新生儿感染性疾病

学习目标

掌握：新生儿败血症的基本概念、临床表现。

熟悉：抗菌药物选择原则和实验室检查；新生儿破伤风的临床表现、诊断、治疗及预防措施。

了解：新生儿败血症治疗要点；新生儿破伤风的病因及发病机制；新生儿宫内感染的常见病原菌。

一、新生儿败血症

（一）概述

新生儿败血症（neonatal septicemia）是指病原菌侵入新生儿血液循环，并在其中生长、繁殖、产生毒素而造成的全身炎症反应综合征（SIRS）。常见的病原体为细菌和真菌。脓毒症（sepsis）是指包括细菌和真菌在内的所有微生物和寄生虫等感染造成的全身炎症反应综合征。新生儿败血症的发生率占活产婴的 1‰~8‰，出生体重越轻，发病率越高，极低体重儿可高达 164‰，长期住院者可更高达 300‰。

（二）诊断

1. 临床表现　新生儿败血症的临床表现非常不典型，没有太多特异性表现，尤其是早发败血症（生后 < 72 小时），刚出生甚至可以没有临床表现，临床只能以早产、胎膜早破、母亲患绒毛膜羊膜炎、母亲携带 B 组溶血性链球菌等危险因素为诊断线索。以下表现为较明显的提示新生儿败血症：

（1）全身表现：①体温改变：发热或体温不升；②少吃、少哭、少动，面色欠佳，四肢凉，体重不增或增长缓慢；③黄疸：有时是败血症的唯一表现，严重时可发展为胆红素脑病；④休克：四肢冰凉，皮肤呈大理石样花纹，毛细血管充盈时间延长，血压下降，严重时可发生 DIC。

（2）各系统表现：①皮肤黏膜：硬肿症、皮下坏疽、脓疱疮、脐周或其他部位蜂窝织炎、皮肤瘀斑瘀点、甲床感染、口腔黏膜挑割损伤等；②消化系统：食欲缺乏、腹胀、呕吐、腹泻、中毒性肠麻痹、坏死性小肠结肠炎、肝脾肿大；③呼吸系统：气促、发绀、呼吸不规则、呼吸暂停；④中枢神经系统：易合并化脓性脑膜炎，表现为嗜睡、激惹、惊厥、前囟张力及四肢肌张力增高；⑤心血管系统：感染性心内膜炎、感染性休克；⑥血液系统：血小板减少，出血倾向；⑦泌尿系统感染；⑧其他：骨关节化脓性炎症、骨髓炎、深部脓肿等。

2. 实验室和辅助检查

（1）病原学检查

1）细菌培养：①血培养：应在使用抗生素之前作，抽血时必须严格消毒；必要时同时作 L 型细菌和厌氧菌培养可提高阳性率；②脑脊液、尿培养：脑脊液除培养外，还应涂片找细菌；尿培养最好从耻骨上膀胱穿刺取尿液以免污染，尿培养阳性有助于晚发败血症（生后 ≥ 72 小时）的诊断；③其他：可酌情行胃液、外耳道分泌物、咽拭子、皮肤拭子、脐残端、肺泡灌洗液（气管插管患儿）等细菌培养，阳性仅证实有细菌定植但不能确立败血症的诊断。

2）病原菌抗原检测：①对流免疫电泳（CIE）、酶联免疫吸附试验（ELISA）、乳胶颗粒凝集（LA）等方法用于血、脑脊液和尿中致病菌抗原检测，对已使用抗生素者更有诊断价值；②基因诊断方法：特异性细菌核酸杂交（nucleic acid hybridization）、聚合酶链式反应（polymerase chain reaction，PCR）等方法用于鉴别病原菌及其型别。

（2）非特异性检查

1）白细胞（WBC）计数：出生 12h 以后采血结果较为可靠。WBC 减少（$< 5 \times 10^9$/L），或 WBC 增多（≤ 3d 者 WBC $> 25 \times 10^9$/L；> 3d 者 WBC $> 20 \times 10^9$/L）。

2）白细胞分类：不成熟中性粒细胞（immatural）/ 总中性粒细胞（total neutrophil）即 I/T ≥ 0.16。

3）C- 反应蛋白（CRP）：为急相蛋白中较为普遍开展且比较灵敏的项目，炎症发生 6~8h 后即可升高，≥ 8mg/L（末梢血散射比浊法）。超敏 CRP（hs-CRP）≥ 3mg/L（ELISA 或乳胶增强免疫法）。

4）血小板 ≤ 100×10^9/L。

5）血清前降钙素（PCT）：出生小时龄在相应的界值外即为异常（图 3-7）。

3. 诊断标准

（1）确定诊断：具有临床表现并符合下列任一条：①血培养或无菌体腔内培养出致病菌；②如果血培养标本培养出条件致病菌，则必须与另次（份）血、或无菌体腔内、或导管头培养出同种细菌。

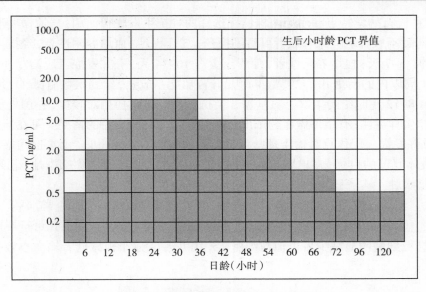

图 3-7　血清前降钙素在新生儿早期变化

（2）临床诊断：具有临床表现且具备以下任一条：①非特异性检查 ≥ 2 条；②血标本病原菌抗原或 DNA 检测阳性。

（3）临床分型：一般以出生后 72 小时为界分为早发性败血症（early onset septicemia，EOS）和晚发败血症（> 3 天，late onset septicemia，LOS），特殊细菌如 B 组溶血性链球菌感染界定在生后 ≤ 6 天为 EOS，早发败血症病原菌来源于宫内或生产时，且病死率高。晚发败血症病原菌来源以医院内感染和社区获得性感染病原菌为主。

4. 鉴别诊断　新生儿败血症临床表现复杂，可有多个系统表现，需与各系统多种疾病相鉴别，连续多次动态监测非特异性指标非常重要，有报道连续 2 次 hs-CRP（间隔 24 小时）均为阴性可基本排除新生儿败血症。

5. 诊断思路

生产前后如有各种易感因素，多个系统复杂的临床表现，血培养阳性即可确诊，但血培养阳性率太低，尤其是早发败血症，非特异性检查对诊断意义较大，尤其是连续动态监测，如高度怀疑败血症，可抽血后立即先经验性抗生素治疗，然后在 48~72 小时内甄别感染与非感染，以决定继续用抗生素或停用以免错过最佳治疗时机。

（三）病因和发病机制

1. 易感因素　①母亲病史：母亲妊娠及产时的感染史（如泌尿道感染、绒毛膜羊膜炎等），母亲产道特殊细菌的定植（如 B 群链球菌、淋球菌等）；②产科因素：胎膜早破、产程延长、羊水混浊或发臭、分娩环境不清洁、接生时消毒不严、产前或产时侵入性检查等；③胎儿或新生儿因素：多胎、宫内窘迫、早产儿、小于胎龄儿、长期动静脉置管、气管插管、外科手术及对新生儿的不良行为（如挑马牙、挤乳房、挤痈疖等），新生儿皮肤、脐部、呼吸道、消化道、泌尿道感染也是常见病因。

2. 病原菌　早发败血症以大肠埃希菌和 B 组链球菌（group B streptococcus，GBS）为主，空肠弯曲菌和李斯特菌也有报道。随着静脉留置针、气管插管和广谱抗生素的广泛应用以及极低出生体重儿存活率明显提高，机会致病菌（如凝固酶阴性葡萄球菌、绿脓杆菌、克雷伯杆菌、肠杆菌等）、厌氧菌（如产气荚膜梭菌、脆弱类杆菌等）以及耐药菌株所致的感染有增加趋势。

（四）治疗

1. 抗生素治疗用药原则　①早用药：对于临床上怀疑败血症的新生儿，不必等待血培养以及非特异检查结果即应先使用抗生素，辅助检查对指导停用抗生素有帮助；②静脉、联合给药：病原菌未明确前可结合当地菌种流行病学特点和耐药菌株情况选择两种抗生素联合使用；病原菌明确后可根据药敏试验选择用药；药敏不敏感但临床有效者可暂不换药；③疗程足：血培养阴性者，经抗生素治疗后病情好转时应继续治疗5~7天；血培养阳性者，疗程至少需10~14天；有并发症者应治疗3周以上；④注意药物毒副作用：1周以内的新生儿，尤其是早产儿肝肾功能不成熟，给药次数宜减少，每12~24小时给药1次，1周后每8~12小时给药1次。氨基糖苷类抗生素产生耐药相对较少，在国外仍然作为一线抗生素，但因可能产生耳毒性，有条件做血药浓度监测并有药敏试验支持的情况下可在新生儿期使用。

2. 处理严重并发症 ①休克时输生理盐水或新鲜血浆，首次10ml/kg，必要时可多次使用，力争在60分钟内达到液体复苏的目标；多巴胺或多巴酚丁胺以维持血压；②清除感染灶；③纠正酸中毒和低氧血症；④减轻脑水肿。

3. 支持疗法 注意保温，供给足够能量和液体，维持血糖和血电解质在正常水平。

4. 免疫疗法 ①静注免疫球蛋白，每日300~500mg/kg，3~5日；②重症患儿可行换血，换血量100~150ml/kg；③中性粒细胞明显减少者可输粒细胞1×10^9/kg；④血小板减低者输血小板1~2U/5kg或5~10ml/kg。

二、破伤风

（一）概述

新生儿破伤风（neonatal tetanus）系由破伤风杆菌由脐部侵入引起的一种急性严重感染，常在生后7天左右发病；临床上以全身骨骼肌强直性痉挛、牙关紧闭为特征，故有"脐风""七日风""锁口风"之称。新中国成立之前每年约100万新生儿死于破伤风，新中国成立之后由于无菌接生法的推广，其发病率大大下降，但在边远农村、山区及私人接生者仍不罕见。

（二）诊断

1. 临床表现潜伏期大多4~8天（2~14天）。出生后出现症状及首次抽搐的时间越短，预后越差。一般以哭吵不安起病，患儿想吃，但口张不大，吸吮困难。随后牙关紧闭，眉举额皱，口角上牵，出现"苦笑"面容，双拳紧握，上肢过度屈曲，下肢伸直，呈角弓反张状。强直性痉挛阵阵发作，间歇期肌肉收缩仍继续存在，轻微刺激（声、光、轻触、饮水、轻刺等）常诱发痉挛发作。呼吸肌与喉肌痉挛引起呼吸困难、青紫、窒息；咽肌痉挛使唾液充满口腔；膀胱及直肠括约肌痉挛可导致尿潴留和便秘。

患儿神志清醒，早期多不发热，以后体温升高可因为全身肌肉反复强直痉挛引起，亦可因肺炎等继发感染所致。经及时处理能度过痉挛期者，其发作逐渐减少、减轻，数周后痊愈。否则越发越频繁，缺氧窒息或继发感染死亡。

2. 实验室和辅助检查外周血常规及CRP除外有无合并感染，如果感染需做腰穿除外化脓性脑膜炎；后期根据患儿的抽搐情况选择做脑电图及影像学检查以便鉴别诊断及判断预后。

3. 鉴别诊断与其他惊厥性疾病鉴别，该病抽搐时意识清楚。

4. 诊断流程图或诊断思路根据消毒不严接生史，出生后4~8天发病，牙关紧闭，"苦笑"面容，刺激患儿即诱发痉挛发作，一般容易诊断，早期尚无典型表现时，可用压舌板检查患儿咽部，若越用力下压，压舌板反被咬得越紧，压舌板试验阳性可确诊。

（三）病因和发病机制

1. 病因

（1）病原菌特点：破伤风梭菌（Clostridiumtetani）为革兰染色阳性、梭形、厌氧菌，长2~5μm，宽0.3~0.5μm，无荚膜、有周身鞭毛，能运动。本菌广泛分布于自然界，在土壤、尘埃、人畜粪便中都有存在。其芽孢圆形、位于菌体的一端，形似鼓槌状，抵抗力极强。在无阳光照射的土壤中可几十年不死，能耐煮沸60分钟、干热150℃1小时，5%苯酚10~15小时，需高压消毒，用碘酒等含碘的消毒剂或其他消毒剂环氧乙烷才能将其杀灭。

（2）感染方式：用未消毒的剪刀、线绳来断脐、结扎脐带；接生者的手或包盖脐残端的棉花纱布未严格消毒时，破伤风杆菌即可由此侵入。新生儿破伤风偶可发生于预防接种消毒不严之后。

2. 发病机制 坏死的脐残端及其上覆盖物使该处氧化还原电势降低，有利破伤风梭菌芽孢发芽生长，并产生破伤风痉挛毒素（分子量 67000~70000 的蛋白质，130μg 可使成人致命，65℃ 5 分钟即可灭活）。此毒素经淋巴液中淋巴细胞入血附在球蛋白到达中枢神经系统；也可由肌神经接合处吸收通过外周神经的内膜和外膜间隙或运动神经轴上行至脊髓和脑干。此毒素一旦与中枢神经组织中的神经节苷脂结合，抗毒素也不能中和。毒素与灰质中突触小体膜的神经节苷脂结合后，使它不能释放抑制性神经介质（甘氨酸、氨基丁酸），以致运动神经系统对传入刺激的反射强化，导致屈肌与伸肌同时强烈地持续收缩。活动越频繁的肌群，越先受累，故咀嚼肌痉挛使牙关紧闭，面肌痉挛而呈苦笑面容，腹背肌痉挛因后者较强，故呈角弓反张。此毒素亦可兴奋交感神经，导致心动过速、高血压、多汗等表现。

（四）治疗

1. 治疗原则 本病重在预防，严格执行无菌接生。如果有不洁接生史，生后 24 小时内立即肌内注射马血清破伤风抗毒素（TAT）1500IU 或人体破伤风免疫球蛋白（tetanusimmunoglobulin，TIG）75-250IU 即可。控制痉挛，预防感染，保证营养是治疗中的三大要点，疾病初期的控制痉挛尤为重要。

2. 并发症治疗

（1）护理营养：保持室内安静，禁止一切不必要的刺激，必需的操作如测体温、翻身等尽量集中同时进行。及时清除痰液，保持呼吸道通畅及口腔、皮肤清洁，病初应暂时禁食，静脉营养，痉挛减轻后再胃管喂养。每次喂奶要先抽尽残余奶，残余奶过多可暂停一次，以免发生呕吐窒息。

（2）控制痉挛：是治疗本病的成败关键。

1）地西泮：首选，因其松弛肌肉及抗惊厥作用均强而迅速，副作用少，安全范围大，初次止惊时可按每次 0.3~0.75mg/kg 缓慢静注，5 分钟内即可达有效浓度，但其半衰期有时仅 30 分钟，不适合做维持治疗，可静脉持续点滴但效果不如口服。痉挛好转后再由胃管给药，可每次 0.5~1mg/kg，每 3~6 小时一次，痉挛控制不好可加大剂量，口服地西泮的半衰期长达 10 余小时至 3 天，根据痉挛情况调整剂量及用药间隔时间。肌注途径最好不用，因其溶剂易扩散，地西泮沉淀于肌注部位不易吸收。疗效不如口服或直肠给药。

2）苯巴比妥：是治疗新生儿其他惊厥的首选药，因其止惊效果好，维持时间长，副作用较少。苯巴比妥的半衰期长达 20~200 小时，负荷量 10~30mg/kg，而维持量不应大于 5mg/kg·d，以免蓄积中毒。但以此维持量用于本病，常不能很好控制痉挛，用大剂量次数过多，如无血浓度检测又易出现蓄积中毒，因此，控制本病不如采用地西泮，临床用于临时止惊。

3）水合氯醛：止惊作用快，不易引起蓄积中毒，比较安全，价廉易得。常用 10% 溶液每次 0.5ml/kg，仅用于临时止惊，可灌肠或由胃管注入。

4）副醛：止惊效果快而安全，但主要由肺排出刺激呼吸道黏膜，有肺炎时不宜采用。多为临时使用一次，每次可 0.1~0.2ml/kg（稀释成 5% 溶液）静注或 0.2~0.3ml/kg 肌注或灌肠。

5）硫喷妥钠：以上药物用后仍痉挛不止时可选用。每次 10~20mg/kg（配成 2.5% 溶液）肌注或缓慢静注，边推边观察，静止即停止再推。静注时不要搬动患儿头部，以免引起喉痉挛。一旦发生，立即静注或肌注阿托品 0.1mg。

6）帕菲龙（pavulon，pancuronium）：系神经肌肉阻滞剂。对重症患儿在使用人工呼吸机的情况下可以采用。可用 0.05~1mg/kg，每 2~3 小时 1 次。

以上药物最常用的是地西泮，一般每 4~6 小时 1 次，重症时用药间隔可缩短至 3 小时，好转后再逐渐延长间隔时间。早期宜静脉缓推，如果痉挛无缓解可静脉点滴，痉挛减轻后再胃管给药。副醛、水合氯醛则常为临时加用 1 次，痉挛无法控制时，再用硫喷妥钠等。剂量必须个别化，根据患儿痉挛及肌张力情况，随时调整用药剂量及间隔时间，避免蓄积中毒。

（3）抗毒素：只能中和尚未与神经节苷脂结合的毒素。TAT1 万 ~2 万 IU 肌注，现精制（TAT）可静脉注射。TIG 不会产生血清病等过敏反应，其血浓度较高，半衰期长达 30 天，故更理想，价格相对贵。

新生儿肌注 500IU 即可。

（4）抗菌药：①青霉素：能杀灭破伤风杆菌，可用 10 万 ~20 万 /kg，每日 2 次；②甲硝唑：首剂 15mg/kg，维持量 7.5mg/kg，每 12 小时 1 次。疗程 7~10 天。

（5）其他治疗：用氧化消毒剂（3% 过氧化氢或 1∶4000 高锰酸钾溶液）清洗脐部，再涂以碘酒以消灭残余破伤风杆菌。有缺氧及青紫时给氧，仍有反复缺氧难以缓解，予以气管插管及呼吸机治疗。有脑水肿可应用甘露醇、呋塞米等脱水剂。

3. 预后发病越早预后越差，发病较晚在 7 天以后者，如果度过惊厥、感染，营养关，预后较好。

三、TORCH 感染

TORCH 是一类专指可以导致孕期感染并具有致畸作用的特殊病原体，1971 年由 Nahmias 所提出。T 指弓形虫（toxoplasma），R 指风疹病毒（rubella virus），C 指巨细胞病毒（cytomegalovirus，CMV），H 指单纯疱疹病毒（herpes simplex virus，HSV），O 指其他（others），包括柯萨奇病毒（Coxsackie virus，Cox V）、乙肝病毒等、微小病毒 B_{19}（human parvovirus B_{19}，HPV-B_{19}）、人免疫缺陷病毒（human immuno deficiency virus，HIV）、梅毒螺旋体（Treponema pallidum）等，近年还不断有一些病原体被加入其他（others）中。TORCH 感染对胎儿发育的影响广泛，可引起反复流产和累及到多个脏器如脑、心、骨骼、肝脾脏等甚至引起胎儿畸形，因感染病原体的种类不同而有不同表现。经典的 TORCH 感染在围产医学中称为 TORCH 综合征，是一组以胎儿中枢神经系统受损为主、多器官受累的临床综合征，包括小头畸形、脑积水、脑内钙化、耳聋、白内障、视网膜脉络膜炎、先天性心脏病、肝脾肿大、骨髓抑制、胎儿宫内发育迟缓等。

（一）新生儿巨细胞病毒感染

人类巨细胞病毒（human cytomegalovirus，HCMV）是疱疹病毒属的 DNA 病毒，在自然界中广泛存在。我国系 CMV 感染高发区，孕妇 CMV-IgG 阳性率高达 90% 以上，是引起胎儿感染和新生儿畸形的主要原因。根据患儿受到感染时间的不同，可将巨细胞病毒感染划分为不同阶段，包括先天性感染、围生期感染和生后晚期感染。先天性感染指孕妇原发或复发 CMV 感染后，病毒通过胎盘侵袭胎儿引起宫内感染，多在出生 14 天内（含 14 天）发病；新生儿出生时经产道吞入或吸入含有 CMV 的分泌物，或出生后不久接触母亲含有 CMV 的唾液、尿液、乳汁以及输血等所引起的感染为围生期感染，多在出生后 3~12 周内发病；生后晚期感染：唾液、乳汁等分泌物中存在的 CMV，通过密切接触使婴幼儿感染为生后晚期感染，多在出生 12 周后发病。

1. 临床表现

（1）先天性 CMV 感染：分为无症状性感染和症状性感染。CMV 感染主要表现为早产、宫内发育迟缓、黄疸、肝脾肿大及肝功能损害、血小板减少、溶血性贫血、皮肤瘀斑、小头畸形、颅内钙化、惊厥、脉络膜视网膜炎等，部分还可以出现心肌炎、关节炎、肾炎、间质性肺炎和脑膜脑炎等。其中以病理性黄疸为先天性 CMV 感染患儿的主要首发症状和最常见临床变现。严重者多在生后数天或数周内死亡；约 40%~58% 的患儿产生永久性的后遗症，如生长迟缓、智力障碍、运动障碍、癫痫、视力减退（视神经萎缩）、听力障碍（神经性耳聋）等。部分无症状性先天性 CMV 感染患儿数年后出现后遗症表现包括听力障碍、智力发育迟缓。

（2）围产期感染：出生时多无感染症状，新生儿期主要表现为肝炎和间质性肺炎，足月儿常呈自限性经过，预后一般良好；早产儿还可出现单核细胞增多症、血液系统损害（血小板减少性紫癜）及心肌炎等，死亡率较高。

2. 实验室检查

（1）血清学检查：应用 ELISA 法检测新生儿血清 CMV-IgG 和 IgM 有助于 CMV 的诊断。IgM 抗体不能通过胎盘屏障，若新生儿出生时脐血或生后 2 周内血清 CMV-IgM 抗体阳性可诊断先天性 CMV 感染。IgG 类抗体能够通过胎盘，新生儿体内特异性 IgG 的一次检出不能区分先天性或获得性感染，故急性期和恢复期双份血清 IgG 滴度超过 4 倍升高才提示近期 CMV 感染。

（2）HCMV 核酸检测：在各种组织或细胞标本中可检测出 HCMV-DNA 或 mRNA 片段。常用检测方法有核酸杂交和 PCR 技术。具有灵敏度高、特异性强、快速、简便、可以定量等优点。一旦检测出 HCMV-mRNA 或高载量 HCMV-DNA 提示有活动性感染。

（3）巨细胞病毒抗原检测：利用单克隆抗体与特异性抗原结合的原理，用免疫组化手段检测受检标准中的 CMV 抗原。目前最常用的抗原为 pp56，该抗原为病毒活动性感染早期标志物。该方法特异度可达到 100%。

（4）病毒分离或巨细胞包涵体的检测：病毒分离的传统方法是从血液、尿液、唾液、脐血等受检标本中培养出病毒即可确诊，被认为是 CMV 实验室诊断的金标准，但需要时间长，不适合临床早期诊断。巨细胞包涵体是活动性感染的指标。

（5）影像学检查：胎儿超声图像、新生儿超声、CT 或 MRI 等影像学检测可发现宫内发育迟缓、小头畸形、脑室扩大、颅内钙化及肝脾肿大等表现，对 CMV 感染的诊断有重要意义。

3. 诊断 新生儿期出现不明原因黄疸、肝脾大、严重紫癜、贫血，同时伴有脑或眼损害均应考虑有 CMV 感染的可能。确诊需要实验室依据。存在下列之一者，即可确诊 CMV 感染：① CMV 分离阳性；②检测出 CMV 抗原；③检测出 CMV-mRNA；④ CMVIgM 阳性和（或）双份血清 CMV-IgG 滴度超过 4 倍升高。

4. 治疗 对于无症状性先天性 CMV 感染患儿的处理意见尚不统一，对有症状先天性 CMV 感染患儿，可考虑使用抗病毒药物。更昔洛韦可抑制受染细胞中 CMV-DNA 的合成，是目前治疗 CMV 感染的首选药物。一般选用静脉给药。治疗方案：7.5mg/kg，每 12 小时 1 次，静脉滴注，连续治疗 6~12 周；也可 7.5mg/kg，每 12 小时 1 次，静脉滴注，连续治疗 2 周后维持 10mg/kg，隔日 1 次，连用 2~3 个月。不良反应包括中性粒细胞、血小板和血红蛋白的下降；肝功能损害和皮疹等。肾损害者应减量应用。还可以应用丙种球蛋白提高机体免疫力。此外，缬更昔洛韦、膦甲酸、西多福韦等抗病毒药也陆续用于治疗 HCMV。

（二）先天性弓形虫感染

弓形虫病（toxoplasmosis）是由刚地弓形虫（Toxoplosma gondii）引起的一种人畜共患传染病。成人弓形虫感染率较高，但多为隐形感染。先天性弓形虫病通过母体经胎盘传播。先天性感染病情轻重与感染时的孕期有关。妊娠早期感染症状较重，常引起流产、早产和死胎。妊娠中期和晚期感染，新生儿可为隐形感染，也可在出生时或生后数周出现先天感染的症状。

1. 临床表现围生儿弓形虫感染可表现为隐性感染和显性感染。

（1）显性感染：先天性弓形虫感染以中枢神经系统受累和眼部症状最为常见。中枢神经系受损可引起脑积水、脑钙化、脑膜脑炎和各种脑畸形等；眼部病变最常见表现为脉络膜视网膜炎，其次为眼肌麻痹、虹膜睫状体炎、白内障、视神经萎缩，偶尔整个眼球被侵犯，以致眼球变小、畸形及失明。脑积水、脑钙化灶和脉络膜视网膜炎被称之为"先天性弓形虫感染三联症"。全身表现包括早产、宫内发育迟缓、发热、黄疸、贫血、发绀、呕吐、水肿、皮疹、紫癜、体腔积液、肝脾肿大、肺炎、心肌炎、肾炎和淋巴结肿大等。

（2）隐性感染：部分病人出生时可无症状，但在神经系统或脉络膜视网膜有弓形虫包囊寄生，出生后数周、数月、数年或至成人才出现神经系统或脉络膜视网膜炎症状。

2. 实验室检查

（1）弓形虫相关检测

1）血清抗体检测：血清弓形虫特异性 IgG、IgM 测定为弓形虫感染常用实验室诊断方法，包括间接免疫荧光试验和间接乳胶凝集试验、酶联免疫吸附试验和可溶性抗原 - 荧光抗体技术等，检测方法简便。敏感性和特异性较高，IgG、IgM 双阳性，IgM 阳性或 IgG 有 4 倍以上增高者均提示近期感染。

2）弓形虫 DNA 检测：应用探针技术或 PCR 技术检测弓形虫特异性 DNA。

3）病原学检查：即用患儿血液、胸腹水、脑脊液或其他病变组织直接涂片或沉淀涂片，找到原虫（滋养体和假包囊）即确立诊断。也可以用易感动物接种或细胞培养分离病原体。但方法复杂，阳性率不高。

（2）其他辅助检查影像学检查：头颅 CT、MRI 可发现皮质钙化，脑积水和各种畸形等。X 先检查可见肺部病变，B 超检查可见肝脾肿大。眼底检查可发现后极部局限性坏死性和视网膜脉络膜炎等改变。脑脊液检查可发现蛋白增高，脑脊液细胞数增高，以淋巴细胞增高为主。

3. 诊断诊断　需结合孕母感染史、临床表现和实验室检查。其中血清弓形虫特异性抗体测定、DNA 检测和病原学检查是确诊先天性弓形虫感染的重要依据。此外，影像学检查、脑脊液分析及眼底检查在发现器官病变时具有重要意义。

4. 治疗　确诊为先天性弓形虫感染患儿，无论有无症状，均应给予治疗。首选为乙胺嘧啶和磺胺嘧啶联合用药。磺胺嘧啶能竞争二氢叶酸合成酶使二氢叶酸合成减少，乙胺嘧啶是二氢叶酸还原酶抑制剂，两药均使虫体核酸合成障碍而抑制其生长，联用具有协同作用。具体用法；磺胺嘧啶 100mg/（kg·d），分 4 次口服。乙胺嘧啶第 1 天 1mg/（kg·d），分 2 次口服；第 2 天起剂量减半，每日 1 次。强调两药联用疗程最短 4~6 周，用 3~4 个疗程，每疗程间隔 1 月。乙胺嘧啶有骨髓抑制作用，用药期间应定期观察血象，并补充叶酸 5mg，每日 3 次口服，可减轻对骨髓的抑制作用。若发生眼弓形虫病，应加用克林霉素，因其易渗入眼组织中，局部组织浓度较高。具体用法：10~25mg（kg·d），分 3~4 次口服，疗程 4~6 周，可间隔 2 周后再重复 1 个疗程。也有用阿奇霉素治疗先天性弓形虫病取得较好效果的报道。

（三）新生儿衣原体感染

新生儿衣原体感染（chlamydial infection）是由沙眼衣原体（chlamydia trachomatis，CT）引起，多引起包涵体结膜炎和肺炎。衣原体属分为沙眼衣原体、鹦鹉热衣原体（C.psittaci）、肺炎衣原体（C.pneumonia，CP）和家畜衣原体（C.pecorum）4 种。CT 与新生儿感染尤为密切，新生儿出生时通过受感染母亲的产道获得感染，部分可通过胎盘或胎膜感染。

1. 临床表现　早期宫内感染可导致胎儿宫内发育迟缓、早产甚至死胎，出生时感染主要引起结膜炎和肺炎，此外还可以引起鼻咽炎，中耳炎及女婴阴道炎等，但多隐匿而不易察觉。

（1）CT 结膜炎：一般生后 5~14 天发病，胎膜早破患儿可更早出现结膜炎。一般眼部先出现浆液性渗出物，很快变为脓性，眼睑水肿明显，结膜充血显著并有些增厚，病变以下睑结膜更重。新生儿缺乏淋巴样组织，故无沙眼典型的滤泡增生。但有时可有假膜形成，造成片状瘢痕（沙眼为线状瘢痕）。CT一般不侵犯角膜，如不治疗，一般充血逐渐减轻，分泌物渐渐减少，持续数周而愈。偶可转为慢性，病程可超过 1 年，1~2 月后有滤泡形成，也可有角膜血管翳，但失明罕见。

（2）CT 肺炎：由产时定植于鼻咽部的 CT 以后下行感染而发生 CT 肺炎。可先有上呼吸道感染的表现，一般不发热或仅有低热，患儿精神尚可，无明显感染中毒表现，后逐渐出现气促、呼吸暂停和阵发性不连贯咳嗽，肺部可闻及到细湿啰音及少量喘鸣音。

2. 实验室检查

（1）CT 相关检查

1）病原体检查：①显微镜直接检查：采取拭子、眼下穹窿与下睑结膜刮片，应用吉姆萨染色或碘液染色后作显微镜检查，可见胞浆内包涵体；②病原体分离：现多用 McCoy 细胞培养，发现典型的细胞液中包涵体者为阳性。细胞培养为诊断沙眼衣原体感染金标准。

2）抗原及核酸检查：应用直接荧光抗体法或酶免疫试验检测 CT 抗原，也可用 PCR 技术检测 CT 的 DNA，敏感性和特异性均较高。

3）血清学检查：CT 感染时，机体多数不产生 IgM，母亲传给胎儿的特异性 IgG 抗体可通过胎盘，故需感染期和恢复期双份血清抗体滴度升高 4 倍以上才有诊断价值。

（2）其他辅助检查

1）胸部 X 线检查：可见双侧广泛间质和（或）肺泡浸润，胸部 X 线改变较临床表现为重，常持续数周至数月恢复正常。

2）周围白细胞计数：一般正常，70%~75% 患儿嗜酸性粒细胞计数增多＞300×10⁶/L。

3. 诊断 根据典型结膜炎和肺炎临床表现，结合胸片和实验室检查，可明确诊断。但应注意与病毒（呼吸道合胞病毒、巨细胞病毒、腺病毒和流感病毒等）和细菌（如金黄色葡萄球菌、大肠杆菌、克雷伯杆菌、肺炎球菌及链球菌等）引起的肺炎进行鉴别。

4. 治疗 CT 结膜炎或肺炎均首选红霉素治疗。每日 20~50mg/（kg·d）分 3 次口服，共用 14 天。CT 结膜炎局部可用红霉素眼膏、0.1% 利福平或 10% 磺胺醋酰钠眼药水滴眼，每日 1~2 次。阿奇霉素比红霉素吸收好，半衰期长。剂量为 10mg/（kg·d）每周连服 3 日，停 4 天，共 2 周。

（四）先天性梅毒

先天性梅毒（congenital syphilis）又称胎传梅毒。孕母感染梅毒后，梅毒螺旋体后经胎盘进入胎儿血循环中引起感染。受累胎儿约有 50% 发生流产、早产、死胎或在新生儿期死亡，存活者发病年龄不一。发病可出现于新生儿期、婴儿期和儿童期。2 岁以内者为早期梅毒，2 岁以上者为晚期梅毒。

1. 临床表现

根据胎儿传染程度不同，临床表现呈多样化，从无症状感染到致死性并发症，可累及一个或多个脏器，出现时间也早晚不定。大多数新生儿刚出生后症状和体征不明显，于 2~3 周后逐渐出现。先天性梅毒常见以下症状。

（1）一般表现：多为早产儿或小于胎龄儿，营养障碍、消瘦，皮肤黏膜松弛，貌似老人。可有发热、贫血、体重不增、烦躁、易激惹。

（2）肝脾大及淋巴结肿大：几乎所有患儿存在肝大，1/3 伴有梅毒性肝炎，可还需数月至半年之久。部分患儿存在脾肿大。滑车上淋巴结肿大具有诊断价值。

（3）皮肤黏膜损害：常见为梅毒性鼻炎，表现为鼻塞，张口呼吸，可有脓血样分泌物，鼻前庭皮肤湿疹样溃疡。如损及鼻软骨及鼻骨，致日后鼻根下陷成马鞍鼻。侵犯喉部发生喉炎。皮肤损害常于生后 2~3 周左右出现，皮疹为散发或多发性，呈圆形、卵圆形或彩虹状，紫红或铜红色浸润性斑块，外围有丘疹，带有鳞屑。分布比外观更具特征性，多见于口周、臀部、手掌、足跖，重者分布全身。掌跖部损害多表现为大疱或大片脱屑，称为梅毒性天疱疮（pemphigus syphiliticus）。口周病损呈放射状裂纹，可持续多年，愈合后遗留放射状瘢痕，有一定诊断价值。

（4）骨损害：受累者占 20%~95%，多发生于生后数周，多数无临床体征，肢体剧烈疼痛可导致假性瘫痪。X 线以长骨改变明显，表现为骨、软骨炎、骨膜炎。上肢最易受累，且以单侧为主。

（5）其他：累及血液系统可出现贫血、白细胞数减少或增多和血小板减少等，也可以出现非免疫性溶血性贫血。中枢神经系统症状罕见，多出现在生后 3 个月以后。表现类似急性化脓性脑膜炎（发热、呕吐、前囟饱满、颈强直、惊厥等），但脑脊液蛋白增加，淋巴细胞增加，但糖正常可与化脑鉴别。少见的还有先天性肾病、梅毒性肾炎、青光眼、脉络膜视网膜炎等。

2. 实验室检查

（1）病原学检查：取胎盘、脐带或皮肤黏膜病损的渗出物或刮取物涂片，在暗视野显微镜下查找螺旋体。亦可采用免疫荧光技术检查梅毒螺旋体。

（2）血清学试验

1）非特异性血清学试验：梅毒螺旋体感染 48 小时后，机体可产生特异性抗体和非特异性抗心脂反应素。反应素的性质与抗体相似，可以和心磷脂发生抗原抗体反应。常用性病研究实验室（venereal disease research laboratory, VDRL）试验和快速血浆反应素（rapid plasma reagin, RPR）试验。用心肌类脂作抗原，与病儿血清中抗心脂反应素结合后发生凝集，生成絮状物为阳性反应。该法快速、简便、敏感性极高，但由于其他疾病也可能出现阳性反应，故仅作为梅毒的筛查试验。

2）特异性血清学试验：用梅毒螺旋体或其成分作抗原的试验方法，包括螺旋体荧光抗体吸附（fluoreacein treponema antibody-antibody absorption, FTA-ABS）试验，梅毒螺旋体血凝试验（T. pallidum particle agglutination test，TPHA）和血清特异性 IgM。敏感性特异性高，阳性提示活动性梅毒存在，为梅毒的确诊试验。

3）分子生物学技术：应用 PCR 选择性扩增梅毒螺旋体 DNA 序列或蛋白印迹试验分析，敏感性及特异性极高，是国际公认确诊试验中的金标准。

3. 诊断 主要根据母亲病史、临床表现和实验室检查进行诊断。实验室检查在先天性梅毒诊断中具有重要意义，其中 RPR 和 VDRL 为快速筛查试验，梅毒螺旋体病原学检查，或 FTA-ABS 和 TPHA 特异性强，常用于确诊。

1）有症状先天性梅毒：新生儿和母亲梅毒血清学检查或特异性抗体阳性，且新生儿具有下列 2 项及以上早期梅毒临床特征者可诊断。这些特征是：①皮疹及脱皮（尤其指端掌趾脱皮）；②低体重、肝脾肿大和病理性黄疸；③梅毒性假麻痹；④贫血、血小板减少和水肿。

2）无症状先天性梅毒：多见于母亲孕期筛查出梅毒且接受驱梅治疗或妊娠晚期感染梅毒所生的新生儿。出现下列情况应考虑可能新生儿存在无症状先天性梅毒。①母亲有梅毒病史或不洁性生活时，梅毒血清学试验阳性；②新生儿无临床表现，但 RPR 和（或）VDRL 阳性。由于 RPR 检测的反应素和 TPHA 检测的特异性梅毒抗体均为 IgG，可通过感染后母亲胎盘而来，故新生儿时期 RPR 和 TPHA 阳性不能确诊梅毒。对于这些病例，应在生后进行血清学动态监测，如无梅毒感染，则 RPR 滴度逐渐降低并于 6 个月内转阴；如滴度未下降甚至升高，则可诊断先天性梅毒。

4. 治疗 首选青霉素。为避免因大量螺旋体被杀灭而释放出异种蛋白质所致的不良反应，应从小剂量开始。每次 5 万 U/kg，静脉滴注，每 12 小时 1 次；7 天后改为每 8 小时 1 次，剂量同前，疗程 10~14 天。也可选用普鲁卡因青霉素，每日 5 万 U/kg，肌内注射，共 10~14 天。对青霉素过敏者，可用红霉素每日 15mg/kg，连用 2 周，口服或注射均可。已证实头孢曲松钠可很好通过血 - 脑屏障，可减少治疗的失败率和（或）神经梅毒的可能性。全身症状反应严重者，可加用丙种球蛋白。疗程结束后，应在 2、4、6、9、12 个月追踪观察血清学试验，直至 VDRL 滴度持续下降最终阴性。神经梅毒 6 个月后再复查脑脊液。根据临床复发现象可重复治疗。

 本节小结

新生儿败血症是脓毒症中明确细菌和真菌感染者，临床表现非常不典型，可表现全身和各个系统，早发败血症（生后 < 72 小时）在刚出生甚至可以没有临床表现，临床只能以危险因素为诊断线索先经验性用抗生素，诊断以血培养阳性为确诊败血症依据，如有临床表现和非特异性检查 ≥ 2 条阳性可临床诊断脓毒症。早发败血症的病原菌以大肠埃希菌和 B 组链球菌（GBS）为主。治疗除了合理用抗生素以外，还应处理严重并发症及其支持疗法。

新生儿破伤风是由于不洁接生导致破伤风杆菌在脐部大量繁殖，产生破伤风痉挛毒素与神经节苷脂结合，引起全身骨骼肌强直性痉挛、苦笑面容、牙关紧闭等特征性表现，常常出生后 4~8 天发病，早期尚无典型表现时，压舌板试验阳性可确诊，发病越早预后越差。严格执行无菌接生是最好预防，疾病初期的控制痉挛尤为重要，预防控制感染，保证营养是治疗成功的保障。

TORCH 是一类专指可以导致孕期感染并具有致畸作用的特殊病原体，包括弓形虫、风疹病毒、巨细胞病毒、单纯疱疹病毒及其他常见病原菌（如乙肝病毒、人免疫缺陷病毒及梅毒螺旋体等）。TORCH 感染对胎儿发育的影响广泛，可引起反复流产和累及到多个脏器如脑、心、骨骼、肝脾脏等甚至引起胎儿畸形，因感染病原体的种类不同而有不同表现。检测方法包括血清学检查、病原菌核酸检测、培养及抗原检测等。

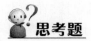**思考题**

1. 目前我国最常见的新生儿败血症的致病菌是哪两类？
2. 新生儿败血症的致病菌的感染途径有哪些？
3. 新生儿产前感染的败血症,常常由哪两种细菌引起？
4. 新生儿败血症最容易并发的疾病是什么？为什么？
5. 新生儿败血症的抗生素使用原则是什么？
6. 破伤风特征性临床表现及预防。
7. 破伤风如何防止？
8. TORCH是指哪些常见病原菌？

参考文献

1. 叶鸿瑁,虞人杰.新生儿复苏教程.6版.北京:人民卫生出版社,2013.
2. 邵晓梅,叶鸿瑁,邱小汕.实用新生儿学.4版.北京:人民卫生出版社,2011.
3. 孙琨,沈颖.小儿内科学.5版.北京:人民卫生出版社,2014.
4. 邵肖梅,叶鸿瑁,丘小汕.实用新生儿学.4版.北京:人民卫生出版社,2011.
5. 王卫平,毛萌,李廷玉.儿科学.8版.北京:人民卫生出版社,2013.

（余加林 包 蕾 韦 红）

第八节 低血糖和高血糖

学习目标
掌握:新生儿低血糖症、高血糖症的定义。
熟悉:新生儿低血糖症、高血糖症的治疗。
了解:新生儿低血糖症、高血糖症发病机制。

一、新生儿低血糖症

(一)概述

新生儿低血糖症(hypoglycemia)是指新生儿血糖值低于正常新生儿的最低血糖值。多见于早产儿和小于胎龄儿。目前认为低于2.2mmol/L诊断为低血糖症,而低于2.6mmol/L为临床需要处理的界限值。低血糖症在新生儿期内痊愈为暂时性,持续时间长于新生儿期为持续性。低血糖可使脑细胞失去基本能量来源,脑代谢和生理活动无法进行,如不及时纠正会造成永久性脑损伤。

(二)诊断

1. **临床表现** 新生儿低血糖常缺乏临床症状,无症状性低血糖较症状性低血糖多10~20倍,一般出现在生后数小时至1周内,多发生于生后24~72小时内。临床症状也缺乏特异性,主要表现为反应差、呼吸暂停、嗜睡、喂养困难、青紫、颤抖、眼球不正常转动、惊厥等,有的出现多汗、苍白、体温不升等。

2. **实验室和辅助检查** 血糖测定是确诊和早期发现本症的主要手段。生后1小时内应监测血糖。对高危儿(如SGA儿)于生后第3、6、12、24小时监测血糖,直至血糖稳定。纸片法可用于高危儿的筛查,但确诊需要依据化学法测定(如葡萄糖氧化酶)血清葡萄糖值。由于在室温下红细胞的糖酵解增加, 血糖每小时可下降 0.83~1.11mmol/L (15~20mg/dl), 故取标本后因及时测定。持续性低血糖, 在查找病因时做相应的检查, 酌情选测胰岛素、高血糖素、生长激素、皮质醇等。高胰岛素血症时, 可做胰腺超声和 CT 检查, 如怀疑遗传代谢性疾病时, 应做氨基酸、有机酸等检查。

（三）病因和发病机制

1. 肝糖原储存不足　胎儿肝糖原的储备主要发生在胎龄最后 4~8 周并取决于宫内营养, 因此早产儿、小于胎龄儿和双胎中体重较轻者肝糖原的储备少, 如不及时进糖水或者奶, 易发生低血糖症。此外孕母发生过妊娠高血压疾病或胎盘功能不全者, 以及存在宫内窘迫, 新生儿低血糖症的发生率更高。

2. 糖原消耗过多　在应激状态或严重疾病时如窒息、RDS、硬肿症和败血症等, 代谢增快, 葡萄糖消耗率增加, 加之进奶差, 易发生血糖低下。此外, 低体温儿的产热能力不能满足体温调节的需要, 故处于寒冷或低体温状态下的新生儿低血糖症发生率也高。

3. 高胰岛素血症　暂时性高胰岛素血症常见于母亲患糖尿病的婴儿, 因孕母血糖高, 胎儿血糖随之升高使胎儿胰岛细胞代偿性增生, 胰岛素增加, 生后来自母亲的糖原中断, 故容易发生低血糖。严重溶血病的胎儿由于红细胞破坏, 红细胞内谷胱甘肽游离在血浆中, 对抗胰岛素作用, 也可使胎儿胰岛细胞代偿性增生, 发生高胰岛素血症。突然停止长期高张葡萄糖的静脉输注, 胰岛素水平仍较高, 容易发生低血糖。持续性高胰岛素血症包括胰岛细胞腺瘤、胰岛细胞增殖症和 Beckwith 综合征等。

4. 内分泌和代谢性疾病　先天性肾上腺皮质增生症、胰高血糖素缺乏以及新生儿半乳糖血症、糖原贮积症、枫糖尿病等。

（四）治疗

新生儿血糖的监测及低血糖的早期治疗对防止神经系统损伤有重要作用, 因此不管有无症状, 低血糖者均应及时治疗:

对可能发生低血糖者应从生后 1 小时开始喂奶(或鼻饲), 可喂母乳或婴儿配方奶, 24 小时内每 2 小时喂 1 次。如血糖低于需要处理的界限值 2.6mmol/L, 患儿无症状, 应静脉滴注葡萄糖液 6~8mg/ (kg·min), 每小时 1 次监测微量血糖, 直至血糖正常后逐渐减少至停止输注葡萄糖。如血糖低于界限值, 患儿有症状, 应立即静脉注入 10% 葡萄糖液 2ml/kg, 速度为 1ml/min。随后继续滴入 10% 葡萄糖液 6~8mg/ (kg·min)。如经上述处理, 低血糖不缓解, 则逐渐增加数组葡萄糖量至 10~12mg/ (kg·min)。外周静脉输注葡萄糖的最大浓度为 12.5%, 如超过此浓度, 应中心静脉置管, 通过中心静脉导管输液。治疗期间监测血糖, 如症状消失, 血糖正常 12~24 小时逐渐减少至停止输注葡萄糖, 并及时喂奶。如用上述方法仍不能维持正常血糖水平, 可加用氢化可的松 5~10mg/ (kg·d)静脉滴注, 至症状消失、血糖恢复后 24~48 小时停止, 激素疗法可持续数日至 1 周。

1. 持续性低血糖可加用胰高血糖素。同时进一步检查除外高胰岛素血症, 必要时应用二氮嗪和生长抑素, 使血糖稳定在正常值以上。

2. 调节饮食。如半乳糖血症患儿应完全停止乳类食品, 代以不含乳类食品; 亮氨酸过敏婴儿, 应限制蛋白质; 糖原贮积症患儿应昼夜喂奶; 对先天性果糖不耐受症患儿应限制蔗糖及水果汁等摄入。

（五）预防

1. 避免可导致低血糖的高危因素(如宫内窘迫等), 积极治疗原发病, 定期监测高危儿血糖。

2. 尽早胃肠道喂养。

3. 不能经胃肠道喂养者可给 10% 葡萄糖输注, 足月适于胎龄儿按 3~5mg/ (kg·min), 早产适于胎龄儿按 4~6mg/ (kg·min), 小于胎龄儿按 6~8mg/ (kg·min)输注, 可达到近似内源性肝糖原的产生率。

二、新生儿高血糖症

（一）概述

新生儿全血血糖 > 7mmol/L, 或血清葡萄糖 > 8.4mmol/L 作为新生儿高血糖症诊断标准。由于新生儿肾糖阈值低, 当血糖 > 6.7mmol/L 时常出现尿糖。

（二）诊断

1. 临床表现　轻者可无临床症状。血糖增高显著或持续时间长的患儿可发生高渗血症、高渗性利尿，表现为脱水、烦渴、多尿，体重减轻等。患儿呈特有面貌，眼闭合不严，伴惊恐状。严重者可导致颅内出血。

2. 实验室和辅助检查

（1）血糖：全血血糖＞7mmol/L，或血清葡萄糖＞8.4mmol/L。

（2）尿糖：血糖增高时，常出现糖尿。医源性高血糖时糖尿多为暂时性和轻度。

（3）尿酮体：除真性糖尿病外，医源性高血糖或暂时性糖尿病尿酮体常为阴性或弱阳性。伴发酮症酸中毒者较少见。

（三）病因和发病机制

1. 血糖调节功能不成熟　糖耐受力低的新生儿，尤其早产儿、SGA 儿，缺乏成人所具有的 Staub-Traugott 效应（即重复输入葡萄糖后血糖水平递降和葡萄糖的消失率加快），与胰岛 β 细胞功能不完善、对输入葡萄糖反应不灵敏和胰岛素的活性较差有关，因而葡萄糖清除率较低。胎龄、体重、生后日龄越小，此特点越明显。

2. 应激性高血糖　在应激状态下，如处于窒息、感染或寒冷的新生儿，由于胰岛功能不完善、胰岛素分泌减少或受体器官对胰岛素的敏感性下降，儿茶酚胺分泌增加，血中高血糖素、皮质醇类物质水平增高，易发生高血糖。

3. 医源性高血糖　胎龄越小，体重越低，对糖的耐受越差，因此补液时输入葡萄糖量过多、速度过快，早产儿越容易发生高血糖。此外氨茶碱、肾上腺素及长期应用糖皮质激素等药物也可导致高血糖。

4. 新生儿糖尿病　包括新生儿假性糖尿病和真性糖尿病，真性糖尿病新生儿罕见。假性糖尿病可能与胰岛 β 细胞暂时性功能低下有关。约 1/3 患儿家族中有糖尿病病人。多见于小于胎龄儿，治愈后不复发，不同于真性糖尿病。

（四）治疗

1. 医源性高血糖症应根据病情暂时停用或减少葡萄糖入量，严格控制输液速度，并监测血糖、尿糖。

2. 重症高血糖症伴有明显脱水表现应及时补充电解质溶液，纠正脱水和血浆电解质紊乱。

3. 高血糖持续不见好转时可试用胰岛素，方法如下：开始按每小时 0.01U/kg，逐渐增至 0.05~0.1U/kg，血糖正常后可停用。胰岛素滴注期间，应每 30 分钟监测血糖水平，谨防出现低血糖。每 6 小时监测血钾水平。

4. 持续高血糖，尿酮体阳性，应作血气监测即时纠正酮症酸中毒。

5. 治疗原发病，去除病因，如控制感染、纠正缺氧、停用激素、恢复体温、抗休克等。

（五）预防

去除引起高血糖的病因及控制葡萄糖的输注速度。

1. 对母亲分娩前短时间内和新生儿在产房复苏时使用过葡萄糖者，入病房后先查血糖（用试纸法或微量血糖法），然后决定所需输注葡萄糖速度。

2. 在新生儿重症感染、窒息及低体温等应激情况下，应慎用 25% 高渗葡萄糖静脉推注，稀释药物用 5% 葡萄糖为宜。

3. 对早产儿、极低出生体重儿，输注葡萄糖速度在早期勿大于 5~6mg/(kg·min)，根据血糖值，调整葡萄糖输注速度和浓度。进行肠道外营养的新生儿，补充能量不能单独依靠提高葡萄糖浓度，应加用氨基酸溶液和脂肪乳以达全静脉营养的目的。

本节小结

新生儿低血糖常缺乏临床症状，但损伤神经系统，血糖测定是确诊和早期发现本症的主要手段。新生儿血糖的监测及低血糖的早期治疗对防止神经系统损伤有重要作用，因此不管有无症状，低血糖者均应及时治疗如有低血糖，需及时处理。新生儿全血血糖＞7mmol/L，或血清葡萄糖＞8.4mmol/L作为新生儿高血糖症诊断标准。高血糖处理关键主要是去除引起高血糖的病因及控制葡萄糖的输注速度。

思考题

1. 顽固的低血糖如何治疗？
2. 持续的高血糖如何治疗？

参考文献

1. 邵晓梅，叶鸿瑁，邱小汕. 实用新生儿学. 4版. 北京：人民卫生出版社，2011.
2. 孙琨，沈颖. 小儿内科学. 5版. 北京：人民卫生出版社，2014.
3. 王卫平. 儿科学. 8版. 北京：人民卫生出版社，2013.

（芦　起）

第九节　新生儿低钙血症

学习目标
掌握：新生儿低钙血症的诊断标准。
熟悉：新生儿低钙血症的临床表现及治疗。
了解：新生儿低钙血症的发病机制。

一、概述

新生儿血总钙低于1.8mmol/L或游离钙低于0.9mmol/L时称为低钙血症（hypocalcemia）。是新生儿其惊厥的常见原因之一。主要与暂时性的生理性甲状旁腺功能低下有关。

二、诊断

（一）临床表现

症状轻重不同。多于生后5~10天出现。主要是神经、肌肉的兴奋性增高，表现易惊、手足抽搐、震颤、惊厥等。手足抽搐、喉头痉挛少见。严重者可有呼吸暂停，喉头痉挛。发作间期一般情况良好，但肌张力稍高，腱反射增强，踝阵挛可阳性。早产儿可在生后较早出现血钙降低，其降低程度一般与胎龄成反比，但常缺乏体征，与早产儿易伴血浆蛋白低下和酸中毒、血游离钙与总钙水平比值相对较高有关。

（二）实验室和辅助检查

1. 血钙　血总钙低于1.8mmol/L或游离钙低于0.9mmol/L。
2. 血磷　生后早期发病者血磷正常或血磷升高＞2.6mmol/L；晚期发病者血钙低，血磷高。

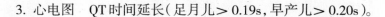

3. 心电图 QT时间延长(足月儿> 0.19s,早产儿> 0.20s)。

三、病因和发病机制

1. 早发性新生儿低钙血症 指生后72小时内出现的低血钙。因妊娠后期钙经胎盘输入胎儿的量增加,胎儿血钙不低,并且抑制甲状旁腺功能,分娩后,来源于母体的钙供应停止,血中甲状旁腺素(PTH)降低,导致骨质中的钙不能动员入血,容易出现低血钙。且早产儿 $25-(OH)_2-D_3$ 向 $1,25-(OH)_2-D_3$ 转化能力低下,尿磷排出减少及肾 cAMP 对 PTH 反应低下,故早产儿更易发生早发性低血钙。窒息、颅内出血、胎粪吸入综合征(MAS)、RDS 等各种新生儿缺氧疾病因组织缺氧、磷释放增加,使血钙水平相应低下。糖尿病母亲婴儿从母体经胎盘转运来的钙量增加,其甲状旁腺受抑制更加明显。出生后早期血中降钙素高与早期低血钙也有关。

2. 晚发性新生儿低钙血症 指生后72小时以上发生的低血钙,多在牛乳喂养足月儿发生。主要因牛乳含磷高,且牛乳中钙/磷比例不合适(人乳钙/磷比例为 2.25/1,牛乳为 1.35/1),影响钙的吸收,相对高的钙磷酸盐摄入和新生儿相对低的肾小球廓清功能,导致高磷酸盐血症,使血钙降低。

3. 先天性甲状旁腺功能低下所致低钙血症的主要原因

(1)母甲状旁腺功能亢进:多见于母亲患有甲状旁腺肿瘤。母亲甲状旁腺素持续增高,血钙增高,引起胎儿高血钙和胎儿甲状旁腺的抑制。症状顽固而持久,血磷一般在 2.6mmol/L 或更高。应用钙剂可使抽搐缓解。在某些病例疗程常持续数周之久,可伴发低镁血症。婴儿母亲的病史往往是隐匿的,可无临床症状,或仅由于婴儿的顽固低血钙抽搐而发现母亲的甲状旁腺肿瘤。

(2)暂时性先天性特发性甲状旁腺功能不全:是良性自限性疾病,母亲甲状旁腺功能正常,除用钙剂治疗外,还需用适量的维生素 D 治疗数月。

(3)永久性甲状旁腺功能不全:较少见,由于甲状旁腺的单独缺失所引起,多数散发性,为 X 连锁性隐性遗传。常合并胸腺缺如、免疫缺损、小颌畸形和主动脉弓异常,称 DiGeorge 综合征。表现为持续的甲状旁腺功能低下和高磷酸盐血症。

4. 其他 母妊娠时维生素 D 摄入不足以及用碳酸氢钠治疗新生儿代谢性酸中毒,或换血时用枸橼酸钠作抗凝剂,均可使游离钙降低。

四、治疗

1. 补充钙剂对无症状高危儿的低钙血症应给予支持疗法,每日可给元素钙 24~35mg/(kg·d)静脉缓慢滴注。一般可用每毫升含元素钙 9mg 的 10% 葡萄糖酸钙静脉滴注。滴注速度应由输液泵来控制,能口服则可口服给予。出现惊厥或其他明显神经肌肉兴奋症状时,可用 10% 葡萄糖酸钙每次 1~2ml/kg,以 5% 葡萄糖液稀释 1 倍缓慢静注(1ml/min),必要时可间隔 6~8 小时重复给药,最大剂量为元素钙 60mg/(kg·d)。由于血钙浓度上升过快可抑制窦房结引起心动过缓,甚至心脏停搏,因此静脉推注钙的过程中,注意心率保持在 80 次以上。同时注意避免药液外溢至血管外引起组织坏死。惊厥停止后改为口服钙维持,可用乳酸钙或葡萄糖酸钙,剂量为元素钙 20~40mg/(kg·d)。

2. 补充镁剂若使用钙剂后,惊厥仍不能控制者,应检测血镁,若血镁低于 0.6mmol/L(1.4mg/dl),可肌内注射 25% 硫酸镁,每次 0.4ml/kg。

3. 甲状旁腺功能不全的治疗需长期口服钙剂治疗,同时用维生素 D(10000~25000IU/d),或二氢速变固醇(dihydrotachysterol)0.05~0.1mg/d。

4. 调节饮食强调母乳喂养或用钙磷比例适当的配方奶。

五、预后

低钙血症在发作时直接威胁婴儿生命,当喉痉挛及呼吸暂停出现时应急救。单纯低钙血症预后好,很少出现中枢神经系统器质性损害。而伴有其他疾病如窒息及其并发症者,预后决定于并发疾病。

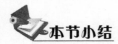**本节小结**

新生儿低钙血症是新生儿惊厥的常见原因之一,多在生后 5~10 天出现。在发作时直接威胁婴儿生命,出现低钙血症时应给予治疗。若使用钙剂后,惊厥仍不能控制者,应检测血镁。

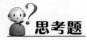**思考题**

新生儿低钙血症的临床表现。

参考文献

1. 邵晓梅,叶鸿瑁,邱小汕.实用新生儿学.4 版.北京:人民卫生出版社,2011.
2. 孙琨,沈颖.小儿内科学.5 版.北京:人民卫生出版社,2014.
3. 王卫平.儿科学.8 版.北京:人民卫生出版社,2013.

（芦 起）

第十节　糖尿病母亲婴儿

> **学习目标**
> 熟悉:糖尿病母亲婴儿的临床特点以及防治。
> 了解:糖尿病母亲婴儿的病理生理。

一、概述

近年胰岛素依赖性糖尿病和妊娠糖尿病发病率较前增高,糖尿病母亲婴儿(infants of diabetic mothers,IDMS)易发生许多临床问题,发生严重产伤的危险性增加 2 倍,剖宫产率多 3 倍,需要进入 NICU 监护的比例增加 4 倍,需要特别护理和治疗。

二、临床特点

1. 对生长的影响　胰岛素能促进胎儿生长,IDMS 多为大于胎龄儿,其中巨大儿发生率高达 40%,胎儿肥胖,满月脸。大约 10% 的糖尿病母亲新生儿为小于胎龄儿,与糖尿病母亲发生血管硬化,胎儿宫内生长迟缓有关。

2. 产科并发症　因胎儿巨大,分娩过程中易发生产程延长,窒息,内脏出血,肩困难娩出及臂丛神经损伤,剖宫产发生率高。

3. 低血糖症　糖尿病母亲婴儿中 20%~40% 发生低血糖。在生后数小时最易发生。可能与高胰岛素血症有关,导致低血糖发生。因此对 IDMS 进行连续的血糖监测直至正常是非常必要的。

4. 电解质紊乱　可出现低钙血症和低镁血症,主要与甲状旁腺功能低下有关,容易发生低钙血症。糖尿病母亲肾小管镁吸收较差,易发生低镁血症,导致胎儿低镁。

5. 心肺影响　99% 的非糖尿病母亲新生儿在 37 周时肺已成熟。而在 IDMS 中,即使孕 38.5 周后仍有发生呼吸窘迫综合征(RDS)的可能。糖尿病母亲婴儿有 10%~20% 发生肥厚型心肌病,以室间隔肥厚为主,患儿出生后可发生心力衰竭。肥厚型心肌病的发病原因目前尚不清楚,可能与母亲的代谢控制水平相关。

6. 红细胞增多症　因高胰岛素血症、高血糖症、慢性宫内缺氧，导致骨髓外造血增加，易发生红细胞增多症，表现为高黏滞综合征、嗜睡、呼吸暂停、发绀、抽搐等。

7. 高胆红素血症　IDMS中发生高胆红素血症的比率高于对照组。有很多原因，其中早产和红细胞增多症是主要原因。

8. 先天性畸形　先天性畸形发生率4%~11%，主要为先天性心脏病和中枢神经系统异常，非特异性，与染色体无关。

三、病理与病理生理

高血糖如何影响胚胎发育目前还不十分清楚。糖尿病母亲血糖高，葡萄糖通过胎盘进入胎儿，刺激胎儿胰岛β细胞增生，胰岛素分泌增加，导致高胰岛素血症。高胰岛素血症和高血糖影响胎儿各脏器的内分泌代谢及生长发育，从而给新生儿带来多方面的影响。

四、防治

1. 加强产前监护和处理　母亲孕期出现糖尿病，必须及时治疗，严格控制血糖，产前做好宫内发育状况的监护，如做剖宫产可抽出羊水做L/S比例检测。

2. 出生时处理　要防止产伤，有窒息者应积极清理呼吸道，给氧等复苏措施。

3. 监护　应在监护病房观察，监测心率、呼吸、血氧饱和度、血气分析、血糖、电解质、血细胞比容等，以尽早发现并处理低血糖、NRDS、红细胞增多症、代谢紊乱等并发症。

五、护理

尽早喂养，生后状态较好者可立即吸吮母乳，生后1小时立即加喂养10%葡萄糖5ml/kg，并每2~3小时加喂糖水1次。母乳不足或不能口服糖水者，应尽早静脉滴注葡萄糖液，情况稳定，逐渐减量。应加强保温，维持中性环境温度。

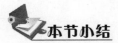 **本节小结**

糖尿病母亲婴儿易发生许多临床问题，属于高危儿，应加强监护和处理，尽早喂养。

 思考题

糖尿病母亲婴儿如何护理？

参考文献

1. 邵晓梅,叶鸿瑁,邱小汕.实用新生儿学.4版.北京:人民卫生出版社,2011.
2. 孙琨,沈颖.小儿内科学.5版.北京:人民卫生出版社,2014.
3. 王卫平.儿科学.8版.北京:人民卫生出版社,2013.

（芦　起）

第十一节　新生儿脐部疾病

脐部疾病主要表现为脐周组织异常和(或)脐窝异常分泌物。

一、脐炎（omphalitis）

脐部脓性分泌物或蜂窝织炎，表现为脐部红、肿、渗出。过去多为金黄色葡萄球菌和链球菌等 G⁺ 菌感染，现在也可见 G⁻ 菌和混合感染。若发生蜂窝织炎，可能几小时内恶化，发展为坏死性筋膜炎，表现为腹胀、心动过速、紫癜及败血症症状，死亡率高达 80%。脐部皮肤坏疽、坏死性筋膜炎需紧急手术清创。

二、脐疝（umbilical hernia）

脐环未闭所致，常见于婴儿早期，大多数自行闭合，但脐环 > 1.5cm 或 2 岁以上未闭合，需手术修补。当患儿哭啼、咳嗽等导致腹压增高，脐部突出加剧。嵌顿、坏死、肠梗阻、皮肤糜烂和肠穿孔是急诊手术的指征，新生儿、幼儿罕见，成年病人脐疝嵌顿风险显著上升。

三、脐部肉芽肿（umbilical granulomas）

肉芽组织包含成纤维细胞及毛细血管，表现为脐蒂脱落后，脐底部持续存在的粉红色、易碎结构，大小 1mm 至 1cm，分泌大量液体刺激周围皮肤。脐肉芽肿必须与脐息肉相鉴别，后者为卵黄管遗留的肠道或胃的黏膜。通常，硝酸银治疗小的脐肉芽肿效果良好。大型脐肉芽肿或硝酸银治疗无效者需手术切除。

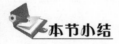

本节小结

脐窝异常分泌物，应注意脐炎、脐部肉芽肿及脐部畸形的鉴别。

思考题

患儿，男，20 天 11 小时，发现脐窝浆液性渗出 1 周。应注意哪些疾病的鉴别诊断？

参考文献

1. 邵晓梅, 叶鸿瑁, 邱小汕. 实用新生儿学. 4 版. 北京：人民卫生出版社, 2011.
2. 王卫平. 儿科学. 8 版. 北京：人民卫生出版社, 2013.
3. 孙锟, 沈颖. 小儿内科学. 5 版. 北京：人民卫生出版社, 2014.

（华子瑜）

第十二节　新生儿产伤性疾病

产伤（birth injury）指分娩过程中因机械性因素对胎儿或新生儿造成的损伤。

一、头颅血肿（cephalhematoma）

（一）病因

在分娩过程中受产道骨性突出部位压迫或因产钳、胎头吸引器助产等外力，导致颅骨骨膜下血管破裂、血液积留在骨膜下所致，有时与产瘤、帽状腱膜下出血或颅骨骨折并存。

（二）临床表现

顶部血肿多见，多在生后数小时至数天逐渐增大，不超过骨缝，边界清楚；局部头皮颜色如常，有

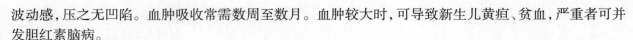

波动感,压之无凹陷。血肿吸收常需数周至数月。血肿较大时,可导致新生儿黄疸、贫血,严重者可并发胆红素脑病。

(三)鉴别诊断

1. 产瘤(caput succedaneum)　局限性头皮水肿,超过骨缝,边界不清楚,压之凹陷,无波动感,生后 2~3 天吸收消失。

2. 帽状腱膜下出血(subaponeurotic hemorrhage)　超过骨缝,边界不清,有波动感,压之无凹陷,进行性增大,有时局部头皮发红,常合并黄疸、贫血,甚至休克。

(四)治疗

血肿小者不需要治疗;血肿较大,引起中度以上高胆红素血症,若生后 2 周,血肿仍未吸收或伴感染表现,应在严格无菌操作下抽吸血肿,加压包扎 2~3 天,必要时局部清创处理。同时,给予止血药物治疗。

二、锁骨骨折(clavicle fracture)

新生儿产伤性骨折多数因分娩过程中局部严重受压及牵拉所致,锁骨骨折最常见,发生率2.1%。

(一)病因及发病机制

胎儿迅速下降时,前肩胛底部挤向产妇骨盆耻骨联合处,锁骨极度弯曲,发生骨折。头盆不称使胎肩娩出困难时,双肩向内挤压导致锁骨骨折。锁骨骨折多发生在锁骨中央(约 15%~20%)或中外 1/3 段(约 80%),呈横行骨折,部分为青枝骨折。

(二)临床表现

患侧上臂活动减少,或移动患侧上肢时,哭吵明显,触诊锁骨,局部肿胀使锁骨扣及不清楚,有时有骨擦感(注意手法轻柔,切记强力按压锁骨,加剧骨折移位,甚至导致锁骨下血管、神经损伤)。患侧拥抱反射减弱或消失,若握持反射减弱应警惕臂丛神经损伤。

锁骨 X 片(通常选择正位和前弓位)明确骨折及移位情况。青枝骨折易漏诊,至骨折愈合、局部骨痂隆起(1~2 周)时才发现。

(三)治疗

避免上举患肢(即患肢制动,无需绷带等固定),2 周左右自然愈合,预后好。

三、臂丛神经损伤(branchial plexus palsy,BPP)

BPP 是新生儿周围性神经损伤最常见的一种,足月儿 BPP 发生率 0.5~4.4/1000,永久损伤发生率3%~25%。如果生后 2 周内无好转,很难完全康复。

(一)病因及发病机制

胎肩不易娩出而用力牵拉头颈部、上肢或躯干造成臂丛神经压迫或撕裂。BPP 发生的危险因素:孕母糖尿病、臂先露、第二产程超过 60 分钟、产钳/胎吸助产、宫内斜颈、肩难产、上一胎 BPP。

(二)临床表现

典型表现是患肢内收、内旋、下垂,不能外旋、外展,拥抱反射不能引出;应注意患儿眼睛,警惕Horner 综合征(瞳孔缩小、眼睑下垂、少汗、无汗);如果发生呼吸窘迫则提示膈神经麻痹。

进行全面仔细的检查,警惕相关损伤:锁骨骨折、肱骨骨折、斜颈、头颅血肿、面神经麻痹、膈神经麻痹。

(三)辅助检查

MRI 是检测新生儿 BBP 的最佳方法。X 片明确有无膈肌麻痹、锁骨骨折、肱骨骨折、肩关节脱位等。感觉神经传导检测识别撕脱伤;肌电图检测受累神经所支配的肌肉。

(四)治疗

治疗的最终目标是使与 BBP 相关的骨性畸形和关节挛缩发生率降至最低。出生头 2 周,使上肢固定于前胸(外展、外旋、前臂肘关节屈曲位),腕关节牵引固定,维持其功能位、避免继发骨折。多数患儿3~6个月可恢复,部分遗留后遗症。婴儿期即开始康复、理疗有利于实现最佳预后。许多学者提倡全臂丛受累的患儿早期手术:神经松解术和神经瘤切除合并神经移植重建术。

（五）预防

控制高危因素,提高产科监测和助产技术;巨大儿,建议剖宫产。

四、面神经麻痹（facial nerve palsy）

先天性面神经麻痹占全部儿童面瘫的8%,新生儿面瘫发生率为0.8~2.1/1000,88%有难产史,其中67%~91%与产钳相关。

（一）病因及发病机制

先天性面瘫的病因一是源于创伤,其次是由于脑神经或面神经畸形所致。危险因素有产钳助产、产重超过3500g和初产。

（二）临床表现

外伤造成的面瘫通常是单侧的,面部运动不对称,患侧额纹消失、眼睑关闭不全、鼻唇沟变浅,哭吵时口角向健侧歪斜,喂养困难。常伴有瘀斑、面部肿胀、鼓室积血。

（三）辅助检查

MRI对神经和周围软组织显示较好;轴向和冠状位颞骨CT扫描可检测颞骨骨折或面神经管内骨状交合刺。面神经功能的电生理检测确定损伤范围,协助制定手术方案;脑干听觉诱发电位进行听力评估。如果患儿有中枢性面瘫样表现,应检测除外染色体22q11缺失(歪嘴哭综合征)。

（四）治疗

90%以上的创伤性面神经麻痹可自发性恢复,重者无法恢复正常的面神经功能,治疗目标是尽量减少面部不对称、改善功能。

1. 最重要的治疗是保护角膜。患儿醒着时,向其眼内滴入人工泪液体;睡觉时,使用药膏。定期检查,除外角膜擦伤、泪溢和睑内翻。

2. 由于口部肌肉运动障碍,语音困难随年龄增长日益突出,考虑语音治疗。

3. 不提倡手术,但是,估计预后较差的考虑手术探查,包括出生时单侧完全性麻痹;鼓室积血,颞骨骨折;生后5周内,面神经支配的肌肉运动无改善。当前提倡神经外膜修复。

本节小结

产伤指分娩过程中因机械性因素对胎儿或新生儿造成的损伤,需要积极预防,及时诊治,尽可能避免医患纠纷。

思考题

头颅血肿有哪些临床特点?

参考文献

1. 邵晓梅,叶鸿瑁,邱小汕.实用新生儿学.4版.北京:人民卫生出版社,2011.
2. 王卫平.儿科学.8版.北京:人民卫生出版社,2013.

（华子瑜）

第四章 病毒感染性疾病

第一节 麻 疹

学习目标

掌握:麻疹的早期诊断要点及典型麻疹的临床过程;麻疹的常见并发症及治疗原则。

了解:麻疹病毒的特征、流行病学及麻疹的变迁。

一、概述

麻疹(measles)是由麻疹病毒引起的急性出疹性呼吸道传染病,临床上具有发热、结膜炎、流涕、咳嗽、麻疹黏膜斑和全身斑丘疹,疹退后糠麸样脱屑并留有色素沉着等特征。该病传染性极强,我国在广泛应用麻疹减毒活疫苗后,其典型周期性流行已得以控制,发病率和病死率大幅下降。

二、诊断

(一)临床表现

1. 典型麻疹潜伏期6~18天,一般10~14天,接受过被动免疫者可延长至21~28天。

(1)前驱期:指从发热到出疹,持续3~4天,有发热(热型不定,多数为逐渐升高)、结膜炎(充血、流泪、畏光)、上呼吸道炎(喷嚏、流涕、干咳)和麻疹黏膜斑(又称柯氏斑,Koplik spots)。后者是麻疹的特征性体征,也是早期诊断的重要依据,为针尖大小的白色斑点(0.5~1mm),于出疹前1~2天出现,初见于双侧下磨牙相对的颊黏膜上,伴有黏膜充血和粗糙,常快速增多,可延及大部分颊黏膜甚至下唇黏膜,部分可融合(图4-1),在出疹后1~2天内消失。还可有其他表现,如全身不适、食欲减退、精神不振等。

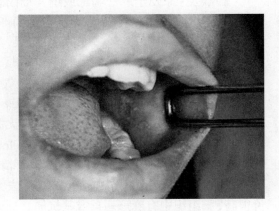

图4-1 麻疹黏膜斑

(2)出疹期:在发热第3~4天开始出现皮疹,持续3~5天。皮疹先见于耳后、发际,渐及额面部和颈部,再自上而下延及躯干和四肢,最后至掌跖面;初为红色斑丘疹,大小不等,略高出皮面,压之褪色,初发时稀疏,色较淡,以后逐渐融合成片,转为暗红色,疹间皮肤正常(图4-2)。出疹时全身及呼吸道症状加重,体温升高伴嗜睡,咳嗽加剧伴气促,肺部可闻及少量啰音,颈部等浅表淋巴结和脾脏轻度肿大。

(3)恢复期:出疹3~5天后,皮疹按出疹顺序消退,疹退处有麦麸样脱屑并留有褐色色素沉着。体

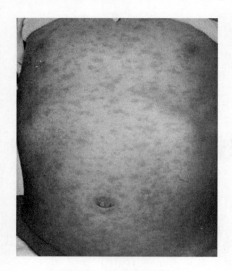

图 4-2　红色斑丘疹

温下降，全身情况好转，呼吸道症状很快消失，这种色素沉着斑在疾病后期有诊断价值。无并发症的麻疹整个病程为 10~14 天。

2. 其他类型麻疹

（1）轻型麻疹：见于有部分免疫力的病人，在潜伏期曾注射丙种球蛋白或年龄在 6 个月以下。主要特点为潜伏期延长；前驱期短且症状轻微，发热大多在 39℃ 以下，眼结膜及呼吸道症状轻；麻疹黏膜斑可无或持续时间短；皮疹稀疏、细小、消失快，可见脱屑，可不遗留色素沉着斑；无并发症。

（2）重型麻疹：见于病毒毒力过强和病人身体虚弱者。中毒症状重，起病即高热，或体温不升。皮疹常密集融合成片，或疹出不透，或出而骤退，或皮疹呈出血性伴黏膜和消化道出血。常有肺炎、呼吸窘迫、神经系统症状或心血管功能不全。病死率高。

（3）无皮疹型麻疹：见于免疫能力较强或应用免疫抑制剂者。病程中从无皮疹，可有麻疹黏膜斑，常以鼻咽部分泌物找到多核巨细胞或特异性抗体为诊断依据。

（4）异型麻疹：见于接受过灭活疫苗或个别减毒活疫苗但缺乏 F 蛋白抗体者。前驱期短，常无麻疹黏膜斑。出疹期全身症状较重，出疹顺序为先四肢末端，后躯干和面部，皮疹范围差异相当大；皮疹呈多形性；常伴腹痛和肌痛；易并发肺炎、肝炎等。本型少见，诊断较困难，恢复期麻疹血凝抑制抗体效价常显著升高。

3. 并发症

（1）肺炎：是最常见并发症，也是引起麻疹死亡的主要原因，占麻疹死亡病例约 90% 以上，多见于 5 岁以下小儿。原发性肺炎为麻疹病毒所致，在病程早期发生，随热退和皮疹出齐而消散，但在细胞免疫缺陷者可呈致死性。继发性肺炎病原体常见肺炎链球菌、流感嗜血杆菌、金黄色葡萄球菌或腺病毒等，可以是一种病原体引起，也可能是多种病原体混合感染，多发生于出疹期。除具有麻疹的临床表现外，体温更高或皮疹已消退而体温持续不退，或咳嗽加重，有气急、鼻扇、面色青紫。麻疹并发肺炎常较一般肺炎严重，胸腔并发症多（脓胸、脓气胸），病死率也高。

（2）喉炎：原发于麻疹病毒或继发细菌感染，在麻疹过程中的轻度喉炎，为麻疹的自身症状，预后良好。继发性喉炎的致病菌以金黄色葡萄球菌、溶血性链球菌多见。因小儿喉腔狭小，黏膜血管丰富，结缔组织松弛，周围被环状软骨组织所限，发生喉炎时，声门下组织水肿，喉黏膜肿胀和分泌物增多，极易造成喉梗阻。临床表现为犬吠样咳嗽，声音嘶哑，吸气性呼吸困难。吸气时胸骨上窝、锁骨上窝、肋间隙均凹陷，严重者有面色苍白、发绀、气促、烦躁，甚至因窒息死亡。

（3）麻疹脑炎：麻疹脑炎的并发率 0.1%~0.2%，多见于 3~4 岁以下小儿。常发生于出疹后 2~6 天，也可见前驱期或恢复期，病情与麻疹轻重无关，与其他病毒性脑炎相似，但病死率较高，后遗症较多。

（4）亚急性硬化性全脑炎（subacute sclerosing panencephalitis, SSPE）：为致死性慢性进行性脑退行性病变，发病率约 1/100 万，发病机制尚不清楚。主要见于幼时患过麻疹的年长儿童。先见智力和情绪改变，不久发生阵挛性肌肉抽搐，最终呈去大脑强直状态而死亡。病程持续 1~3 年。血清病毒抗体效价很高，脑组织中有麻疹病毒或其抗原。

（5）营养障碍：病前营养状况较差、病程中高热持久、胃肠功能紊乱及营养供给不足者可出现营养障碍如营养不良性水肿、维生素 A 缺乏性干眼症等，表现有角膜干燥、角膜浑浊、角膜软化或溃疡等，重者造成视力障碍，甚至角膜穿孔、失明。

（6）结核病恶化：患麻疹时机体免疫功能受到暂时性抑制，致使体内原来隐伏的结核病灶重新活动和恶化，可发展为粟粒性肺结核或结核性脑膜炎。如麻疹后患儿精神、食欲不恢复，且日见消瘦，持续低热，应考虑结核感染的复发或播散可能，应做胸部 X 线检查，必要时做脑脊液检查予以确诊。

（二）实验室和辅助检查

1. 多核巨细胞检查于出疹前 2 天至出疹后 1 天取病人鼻、咽、眼分泌物涂片，瑞氏染色后直接镜检多核巨细胞。

2. 病原学检查

（1）病毒分离：发热期取血、尿或鼻咽分泌物分离病毒。

（2）病毒抗原检查：用免疫荧光法检测鼻咽分泌物或尿脱落细胞中病毒抗原。

（3）特异性抗体检查：特异性 IgM 可诊断急性期感染。双份血清血凝抑制抗体和补体结合抗体滴度≥4 倍增高亦有近期感染诊断意义。

（三）鉴别诊断

发热和出疹是儿科常见表现，应根据流行病学、临床症状、发热与皮疹的关系，皮疹特征等，结合有关病原学检查与其他出疹性疾病鉴别。与风疹、幼儿急疹和猩红热的鉴别要点见表 4-1。还需与以下疾病鉴别。

（1）川崎病：球结膜充血，但卡他症状不明显，有一过性颈部淋巴结肿大≥1.5cm，指趾端硬性水肿和脱皮，外周血白细胞总数和中性粒细胞数及血小板计数增高。

（2）肠道病毒感染：夏季多见，前驱期较短，皮疹在较短时间内出齐但不如麻疹密集，皮疹为多形性。

（3）传染性单核细胞增多症：咽扁桃体和颈部淋巴结肿大显著，常伴肝脾大；外周血淋巴细胞数和异型淋巴细胞明显增多。

（4）药物疹：有相关药物使用史，皮疹多样，伴瘙痒明显。

表 4-1　麻疹与风疹、幼儿急疹、风疹和猩红热的鉴别诊断

鉴别要点	麻疹	风疹	幼儿急疹	猩红热
好发年龄	5 岁以下	5~9 岁	6~18 个月	2~10 岁
前驱期	3 天（2~4 天）	约 1 天或无	通常无	约 1 天
前驱表现	发热较高，卡他症状严重，特征性柯氏斑	低热或不发热，卡他症状轻微	无症状或轻微症状	常见高热，咽痛明显
发热与出疹关系	发热 3~4 天出疹，疹出热更高	低热 1~2 天出疹	高热 3~5 天后热退出疹	高热 1 天出疹
出疹顺序	耳后发际 - 面部 - 自上而下 2~5 天出齐达掌跖部	先面部，24 小时内遍布全身，掌跖部常无	先躯干，迅速波及颈面部和近端肢体	先颈胸部，1~2 天遍布全身
皮疹特点	红色斑丘疹，易融合成片，疹间皮肤正常，疹退后麦麸样脱屑和色素沉着	较小浅红色斑丘疹，可融合，常伴耳后和枕部淋巴结肿；疹退后可有细小皮屑，无色素沉着	红色斑丘疹，很少融合，疹退后无脱屑和色素沉着	充血皮肤上有鲜红斑点疹，伴口周苍白圈和杨梅舌，疹退后大片脱皮，无色素沉着
外周血象	白细胞减少，出疹期淋巴细胞减少	白细胞多减少，出疹期淋巴细胞较多	白细胞减少，淋巴细胞增多	白细胞总数和中性粒细胞明显增多

参考文献：朱启镕，方峰．小儿传染病学．3 版．北京：人民卫生出版社，2011.

（四）诊断

典型麻疹可根据流行病学，各期典型表现如前驱期麻疹黏膜斑，出疹期发热与出疹的关系、出疹顺序与皮疹形态，恢复期疹退脱屑和色素沉着等确立临床诊断。但对流行初期或不典型病例，仍需要采用血清特异性 IgM 测定进行病原诊断，必要时辅以其他病原学检查。在年龄较大的儿童和成人麻疹病例，诊断往往被延误。

三、病原与流行病学

（一）病原

麻疹病毒（measles virus）属副粘病毒科麻疹病毒属，基因组为单股负链 RNA，含包膜蛋白 M、F 和 H，以及核衣壳蛋白 N、P 和 L。H 蛋白能与细胞受体结合；F 蛋白与病毒细胞融合有关；M 蛋白与病毒释出相关。H 抗原易发生变异，其高度变异可形成新的流行毒株。已发现 8 个不同基因组共 15 个基因型，但只有一个血清型。麻疹病毒体外生存力弱，对热（56℃ 30 分钟）、酸（pH < 4.5）、紫外线和一般消毒剂均敏感，在流通的空气中或阳光下半小时即失去活力，但能耐寒及耐干燥。

（二）流行病学

1. 传染源　病人是唯一传染源，从眼结膜及鼻咽分泌物、血和尿中排病毒，在出疹前 5 天至后 4 天传染性最强，如有并发症传染性可延长至出疹后 10 天。

2. 传播途径　主要通过呼吸道飞沫吸入或经污染周围环境接触传播给其他易感者。

3. 人群易感性　在应用麻疹疫苗前，麻疹呈周期性流行，易感者初次感染麻疹病毒后几乎全部患病，90% 以上病人为 9 岁以下儿童。近年来发病年龄有向两极发展趋势，8 月龄以下和 15 岁以上年龄组发病比率明显增加。病后获终身免疫。

4. 流行状况和特征　1956 年至 1965 年间，我国麻疹年发病率平均 766/10 万，死亡率最高达 39.7/10 万。广泛使用麻疹疫苗后，麻疹发病率急剧下降，自 1987 年后一直控制在 10/10 万左右，流行形式主要为散在发病。

四、发病机制与病理

1. 病毒致病机制　病毒经鼻咽部侵入，在局部上皮细胞内增殖，而后播散到局部淋巴组织，在感染后第 2~3 天形成初次病毒血症，然后在局部和远处器官的单核一吞噬细胞系统内增殖，大量病毒再次入血形成第二次病毒血症（感染后第 5~7 天），随后病毒到达皮肤和内脏。至感染第 15~17 天，病毒血症逐渐消失，器官内病毒快速减少至消除。麻疹病毒直接损伤皮肤黏膜血管内皮细胞；特异性细胞毒性 T 细胞杀伤病毒感染的靶细胞（上皮和内皮细胞、单核细胞和巨噬细胞），导致血管扩张和血浆渗漏；抗原抗体复合物形成，活化补体，造成血管内皮细胞损伤等参与麻疹的致病机制。

特异性 IgM 在发热后 2~3 天出现，30~60 天消失；特异性 IgG 同时或稍晚出现，25~30 天达高峰，并长期维持；呼吸道黏膜可有分泌型 IgA（sIgA），特异性细胞免疫在抗病毒机制中起主要作用。在麻疹疾病期，病人出疹后出现淋巴细胞增殖反应低下、NK 细胞活性下降等细胞免疫抑制现象，持续 6~7 周。其机制与 IL-12 表达下降致 Thl 反应低下、Th2 反应增强等机制有关。

2. 病理改变　广泛分布的多核巨细胞是其病理特征。皮疹处见典型上皮合胞体巨大细胞，含细胞核内和细胞质内包涵体，并见角化不全、角化不良，海绵层细胞间水肿和细胞内水肿；真皮和黏膜下层毛细血管内皮细胞充血、水肿、增生、单核细胞浸润并有浆液渗出而形成麻疹皮疹。由于皮疹处红细胞裂解，疹退后形成棕色色素沉着。麻疹黏膜斑的病理改变与皮疹相似。肺部呈间质性肺炎改变。

五、治疗

尚无麻疹特效抗病毒药物，主要为对症治疗、加强护理、防治并发症。

1. 护理　包括给予足够水分和易消化富含营养的食物，居室保持适宜温、湿度和空气新鲜，口、眼和皮肤经常清洗。要进行卫生宣教，有些地区流传的忌口、忌洗、忌风的不良习惯应予纠正。

2. 对症治疗　高热时可温水灌肠或给予小量退热剂降温，切忌退热过猛引起虚脱。咳嗽剧烈时给予镇咳祛痰剂或雾化吸入。WHO 推荐给予麻疹患儿高剂量维生素 A20 万 ~40 万单位,每日口服 1 次,连服 2 剂可减少并发症的发生,有利于疾病的恢复。

3. 中医治疗　中医认为麻疹属于"温热病"范围,前驱期治疗以辛凉透表为主;出疹期以清热解毒透疹为主;恢复期则养阴清余热、调理脾胃。

4. 治疗并发症　根据各种并发症的发生,及时给予积极有效的治疗。抗生素无预防并发症作用,故不宜滥用。

六、预防

1. 控制传染源和切断传播途径　早发现、早隔离(至出疹后 5 天,并发肺炎者延至 10 天)、早治疗。易感者不去人群密集场所。病人逗留过的房间用紫外线消毒或通风半小时,衣物阳光下暴晒或用肥皂水清洗。

2. 主动免疫是预防麻疹的重要措施　对易感者应普遍接种麻疹减毒活疫苗。按照我国政府规定的儿童计划免疫程序,将 8 个月儿童定为初免对象,皮下注射麻疹减毒活疫苗 0.2~0.25ml。1 岁后加强,7 足岁时复种。在麻疹流行地区,可在接触麻疹后头 2 天内,对易感者进行应急接种,使机体在潜伏早期产生特异抗体,以防止发病或减轻症状。

3. 被动免疫　对体弱有病和婴幼儿未接受过麻疹疫苗接种者,在接触麻疹后 5 天内肌注入丙种球蛋白 0.25ml/kg(免疫抑制者 0.5ml/kg)可预防患病;接触 5 天后注射只能减轻症状。被动免疫维持 3~8 周。

七、预后

轻型和无皮疹型以及大多数典型麻疹患儿恢复顺利,预后良好。原有营养不良或基础疾病的患儿和重型麻疹常病情较重,易发生严重并发症如重症肺炎或脑炎或结核病恶化等,若治疗不当或延迟,则预后不良,病死率高;或遗留肺功能不良或神经系统后遗症等。

本节小结

麻疹是病毒性出疹性疾病的代表,是由麻疹病毒引起的急性呼吸道传染病,麻疹病人是唯一的传染源,麻疹病人的隔离期即隔离到出疹后的第 5 天,如果并发肺炎,就要隔离到出疹后的第 10 天;典型麻疹的临床表现可分为三期:前驱期、出疹期、恢复期,每一期都有特殊的体征,前驱期为麻疹黏膜斑,它是在发热后 2~3 天开始出现,在出疹后 1~2 天消失,它对麻疹有早期诊断意义;出疹期的特殊体征是自上而下的红色斑丘疹;恢复期的特殊体征是皮疹消退后留下的棕色色素沉着斑,对麻疹有回顾性诊断价值。麻疹最常见的并发症是肺炎,其次是喉炎;诊断麻疹主要依靠临床表现,结合流行病学资料进一步支持诊断,而实验室检查主要用于非典型麻疹的诊断,麻疹还需与其他出疹性疾病鉴别,如风疹、幼儿急疹、川崎病、药疹等。

思考题

1. 近年麻疹流行病学出现什么变化?
2. 麻疹黏膜斑有什么特征及临床诊断价值?
3. 麻疹的诊断依据是什么?
4. 麻疹容易合并哪些并发症,为什么?

参考文献

1. 江载芳,申昆玲,沈颖,等.实用儿科学.8版.北京:人民卫生出版社,2015.
2. 王卫平.儿科学.8版.北京:人民卫生出版社,2013.
3. 方峰,俞蕙.小儿传染病学.4版.北京:人民卫生出版社,2014.

（黄延风）

第二节　水　痘

学习目标
掌握:水痘的临床表现和皮疹特点、诊断及鉴别诊断。
熟悉:流行病学特征、水痘的常见并发症、治疗。
了解:水痘病原、水痘与带状疱疹的关系、水痘发病机制、病理变化、预防。

一、概述

水痘(varicella,chickenpox)是由水痘-带状疱疹病毒(varicella-zoster virus,VZV)原发感染引起的一种传染性很强的出疹性疾病,其临床特点为皮肤和黏膜相继出现和同时存在斑疹、丘疹、疱疹、结痂等各类皮疹,多见于儿童。而带状疱疹(herpes zosler)是由于潜伏感染的VZV被激活所致,以群集小水疱沿神经走向单侧分布,伴有严重的神经痛为特征,多见于成人。两者临床经过一般都是良性、自限性的。VZV感染在免疫受损个体病情较严重,甚至可危及生命。

二、病原

病原为水痘-带状疱疹病毒(vanricella-zoster virus,VZV),VZV属于疱疹病毒科α疱疹病毒亚科水痘病毒属,是嗜神经及皮肤的疱疹病毒,只累及人类,是一种双链DNA病毒。

病毒颗粒呈二十面体立体对称结构,直径为150~200nm,裸露的衣壳直径为90~95nm。衣壳的中心有双链DNA,其长度大约为125kb。病毒的基因组有长独特区(105kb)和短独特区(5.2kb);病毒的基因组编码70多种蛋白质,包括5组糖蛋白,即gpⅠ-Ⅴ。此病毒只有带囊膜者才有感染性,其囊膜对去垢剂、乙醚和空气干燥敏感。VZV通过细胞与细胞之间的直接接触感染。使用多种人类和猿猴来源的连续或不连续细胞培养系统,易于分离出此病毒。VZV感染后8~10小时,在受感染细胞邻近的细胞内即可证实有此病毒出现。该病毒在体外抵抗力弱,对热、酸和各种有机溶剂(乙醇)敏感,不能在痂皮中存活。

VZV只有一个血清型,但与单纯疱疹病毒(herpes simplex virus,HSV)抗原有部分交叉免疫。病毒在体内主要存在于病人的呼吸道、血液、疱疹液中。VZV具有潜伏-活化特性,原发感染(水痘感染)后可潜伏在三叉神经节或脊髓背根神经节内,被激活后引起再发感染,即带状疱疹。

三、流行病学

(一)传染源(source of infection)

病人是唯一传染源。水痘病人和带状疱疹病人均为传染源,以水痘病人为主。传染期:从出疹前1~2天(24~48小时)到疱疹全部结痂为止,均有很强的传染性。人类是VZV唯一的贮存宿主。

(二)传播途径(route of transmission)

通过空气飞沫经呼吸道传播为主,也可通过直接接触传播而感染(接触病人疱疹液)。孕期前

20 周内感染水痘可将病毒经胎盘传染胎儿导致先天性水痘综合征,母亲产前 5 天到产后 48 小时期间患水痘可导致新生儿围产期水痘。

（三）易感人群（susceptible population）

人群普遍易感,主要见于儿童,2~6 岁为高峰期。水痘的传染性极强,易感者密切接触后 95% 以上发病。男女及不同种族人群对 VZV 感染同等敏感。患水痘后可产生持久的、一般是终身的免疫力。新生儿、成人和免疫损伤病人的水痘病情较重,其并发症和病死率相对较高。

（四）流行特征（epidemic characteristics）

水痘四季都可发病,一年四季散发,但冬春季节多见。在温带地区,水痘的发病高峰在冬季后期和早春。因我国大多数育龄妇女早年患过水痘,故孕妇水痘发病率低,先天性水痘较罕见。

四、发病机制及病理

（一）发病机制（pathogenesis）

VZV 经鼻咽部黏膜侵入人体,在局部淋巴结内复制后侵入血液,感染后 5 天出现第一次病毒血症。病毒到达肝、脾和其他脏器内复制、增殖后再次入血,形成第二次病毒血症,此时病毒侵入主要靶器官皮肤(感染后平均 14 天),也可侵犯其他脏器如肺、神经系统等,免疫低下或缺陷者更易出现器官受损,提示病毒直接细胞毒作用可能是其主要致病机制,同时还有免疫性损伤机制参与。抗 VZV-IgM 抗体在水痘出疹期产生,持续约 2 个月;抗 VZV-IgG 抗体在水痘病后 4~8 周达高峰,持续约 6 月后逐渐下降并长期维持。细胞免疫在抗病毒机制中起主要作用,发挥特异性细胞毒性 T 细胞、NK 细胞的免疫功能和抗体依赖性细胞毒抗病毒作用。

（二）病理（pathology）

多核巨细胞和核内包涵体形成是特征性病理表现。

1. 皮肤

斑丘疹:早期皮损处毛细血管内皮肿胀,血管充血形成斑丘疹。

水疱疹:表皮棘状细胞层上皮气球样变,细胞溶解,细胞间水肿,与角质层分离形成水疱疹。水疱疹内含大量病毒。

云雾状疱疹:当多形核白细胞侵入时疱液由清亮转为云雾状。这是由多形核白细胞的渗出以及变性的细胞和纤维蛋白造成的。

结痂:疱疹液逐渐被吸收,形成结痂,最后痂皮脱落,一般不留下痕迹。有时水痘疹破裂,留下浅表溃疡,很快愈合。

2. 肺部　常见间质性肺炎改变,多核巨细胞、核内包涵体形成及肺出血。

3. 脑部　主要表现为白质区血管周围脱髓鞘病变,血管周围套袖样改变及脑水肿、充血和点状出血等。

4. 黏膜　黏膜病变与皮损类似。

五、临床表现

水痘的潜伏期为 10~21 天,平均为 14 天。

（一）典型水痘

临床表现轻重不一,轻者可无发热、皮疹稀少、症状轻微。典型病例临床表现如下:

1. 前驱期　典型病例,特别是年龄较大的儿童,有前驱期。此期约为 24~48 小时,其表现包括发热、不适、食欲减退、头痛,偶有轻度腹痛。有的可无明显前驱期。

2. 出疹期　前驱期之后即出现皮疹,皮疹成批出现于头面部、躯干及四肢,呈向心性分布(图 4-3),但并无确切的出疹顺序。最初的皮疹为红色斑疹或丘疹,6~8 小时内发展为充满透明液体的水疱疹,绕以红晕。24~48 小时内疱内液体变浑浊,转为云雾状,且疱疹出现脐凹现象(中央凹陷),然后干燥结痂(图 4-4),痂皮脱落后一般不留瘢痕。当最初的皮疹结痂时,在头面部、躯干和四肢出现新的皮疹。各期皮疹同时存在,是水痘的特征性表现。皮疹伴瘙痒,可累及口腔、鼻、眼、生殖道黏膜处。许多儿童病例眼睑和结膜上出现水疱疹,但角膜受累和严重的眼部疾病罕见。年龄小的儿童出现的皮疹数量较少。继发于家庭接触的和年龄较大儿童出现皮疹较多,持续时间较长。对于发病时有其他皮肤疾病,如湿疹或近期的日光烧伤者,出现皮疹可更广泛。在一些儿童,皮损部位出现色素减低或增强的现象持续存在数日或数周,但瘢痕形成不常见,除非皮肤损害部有继发感染。在出疹期最初 2~4 天内可伴有轻度至中度发热(体温多在 39℃ 以下),全身浅表淋巴结肿大,精神差,厌食等。有的可无发热。

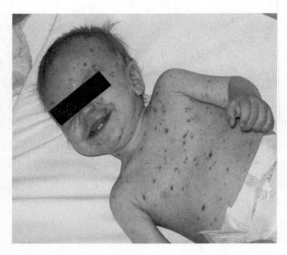

图 4-3 水痘皮疹呈向心性分布

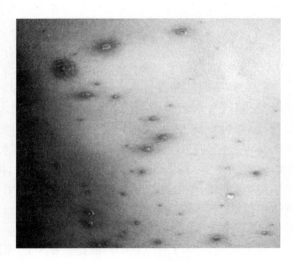

图 4-4 水痘疱疹

典型水痘皮疹特点:①分批分期出现;②向心性分布:头面部和躯干多,而四肢少;③斑疹、丘疹、疱疹、结痂同时存在(病程高峰期);④黏膜同时受累。口腔、鼻、眼、生殖道黏膜等处可见皮疹,易破溃形成溃疡。

(二)重症水痘

这是原发性 VZV 感染的一种严重类型,此型伴有内脏器官受累、凝血障碍、严重出血和持续发生皮肤水疱损害,此型病情重,死亡率高。表现为进行性弥漫性水疱疹,伴持续发热,皮疹为有脐状凹陷的大疱疹或出血性疱疹(图 4-5、图 4-6)。在无其他疾病的青年或成年人、免疫受损的儿童、妊娠妇女和新生儿都可能出现严重腹痛和出血性疱疹。在有先天性细胞免疫缺陷和有恶性肿瘤,特别是在潜伏期内接受化疗的病人,以及淋巴细胞绝对计数在 500 细胞 /mm³ 以下者,发生重型水痘的危险最大。器官移植后的儿童也较易患此型水痘。较大规模的调查表明,接受抗肿瘤治疗的儿童患水痘而未接受抗病毒治疗者病死率达 7%,死亡多发生于作出水痘肺炎诊断后的 3 天以内。接受长期、小剂量肾上腺皮质激素制剂的儿童一般不出现重型水痘,但接受大剂量这类制剂的儿童以及接受吸入性皮质类固醇治疗者,也确实可出现重型水痘,在 HIV 感染的儿童,可出现不平常的皮疹,如过度角化型的皮疹,也可有连续不断地出现新皮疹,时间长达数周至数月。

临床特点:病情危重(中毒症状重;皮疹密集,为大疱型或为出血性皮疹);并发症多(水痘肺炎、脑炎、心肌炎、血小板减少而致出血);病死率高(严重出血、弥散性血管内凝血、脏器功能衰竭)。

(三)新生儿水痘(neonatal varicella)

妊娠妇女在围产期出现水痘感染,可能导致新生儿水痘(图 4-7)发生。妊娠妇女在分娩前或分娩后一周患水痘时,其新生儿常患水痘,而且病情可能严重。若孕妇孕期患水痘至分娩的间期 ≥ 1 周,新生儿可从母体获得较充足的特异性抗体得以减轻感染,多于生后 4 天内发病,常不严重。若孕妇孕期

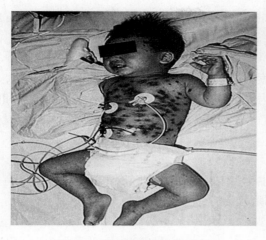

图4-5　大疱疹伴出血性水痘

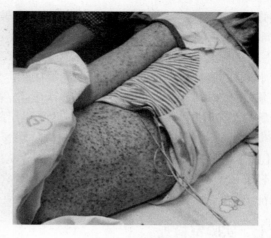

图4-6　出血性水痘

患水痘至分娩的间期 < 1 周，其新生儿多于 5~10 天发生严重出血性水痘，伴发热并常累及肺和肝脏，病死率高达30%。新生儿可能是在宫内感染 VZV 的，虽然出现症状是在出生后。易感孕妇所生新生儿生后也可通过水平传播感染 VZV 而发病，可并发肺炎、肝炎或脑炎。出生后水痘发生的时间越晚，发生并发症的机会愈少。

（四）先天性水痘综合征（congenital varicella syndrome）

是由于胎儿在孕早期暴露于 VZV 所致，孕妇在妊娠20周前患水痘，2% 胎儿可发生 VZV 胚胎病，统称为先天性水痘综合征。此综合征主要影响皮肤、肢体、眼和脑。典型的皮肤损害是叶痕（cicatrix），呈锯齿形的瘢痕形成，受累肢体短小而且发育不良。也可在既无皮肤改变，也无肢体改变者出现眼部异常（白内障、小眼畸形及脉络膜视网膜

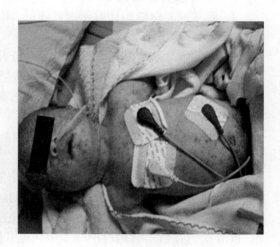

图4-7　新生儿水痘

炎）或有中枢神经系统损害（大脑广泛发育不全，大脑皮质萎缩等）。偶有小头畸形并有脑内钙化。其他表现包括低出生体重、关节挛缩、先天性髋关节脱位、角膜浑浊、乙状结肠狭窄等。患儿至 7 月龄时，水痘病毒 IgG 抗体仍可阳性。

六、并发症

健康儿童感染 VZV 后的并发症发生率较低，多见于免疫受损的病人。VZV 感染可致多个器官和系统发生并发症，如血小板减少、紫癜、血尿、胃肠出血、肺炎、肾炎、心肌炎、关节炎、脑炎和小脑共济失调等，虽然其发生率不高，但也可引起严重后果。

（一）细菌感染

继发细菌感染以金黄色葡萄球菌和 A 组 β 溶血性链球菌感染最常见。可表现为脓疱疮、蜂窝织炎、筋膜炎、脓肿、淋巴结炎、猩红热或脓毒症。并发症发生率为 2%~3%。其中以皮肤继发细菌感染最常见。与水痘相关的住院率在儿童为 1∶750~1∶1000。

（二）脑炎和小脑共济失调

5 岁以下儿童的中枢神经系统并发症发生率最高，一般在发病 1 周内发生，也可发生在潜伏期或皮疹消退后。脑炎的发生率大约为 1/50000，临床表现与一般病毒性脑炎相似，可表现为意识改变、惊厥、颈项强直等。小脑共济失调的发生率约为 1/4000，临床表现为步态失调、眼球震颤和言语不清。如

发生弥漫性或出血性脑炎,则病情严重,病死率较高。也可发生横贯性脊髓炎、脑神经瘫痪、Reye 综合征、周围神经炎等,但较少见。

（三）肺炎

水痘肺炎是一个严重的并发症,特别在新生儿和免疫缺陷的高危人群。在有免疫力的儿童,也可发生暴发性水痘肺炎。常于出疹后 1~6 天发生,表现为发热、咳嗽、呼吸困难、发绀、咯血、胸痛和肺部啰音等。如患白血病、淋巴瘤等病人在接受化疗药,特别是大剂量肾上腺皮质类固醇制剂者,可发生严重肺炎。高危儿若并发肺炎,则病死率明显增加。

（四）其他并发症

轻度水痘肝炎、心肌炎较为常见。血小板减少发生率为 1%~2%,常为轻度。其他并发症还有肾病综合征、溶血 - 尿毒综合征、关节炎、胰腺炎、睾丸炎和角膜炎等,但较罕见。

七、实验室检查

（一）一般实验室检查

1. 血常规　白细胞计数正常或降低,淋巴细胞增多。如白细胞计数升高或中性粒细胞升高则表明可能有继发细菌感染。

2. 肝功能　血清转氨酶可轻度或中度升高。

3. 脑脊液检查　合并中枢神经系统感染者脑脊液符合一般病毒性脑炎的改变。脑脊液中蛋白轻度增加,糖和氯化物正常,白细胞数轻度增高,分类以单核细胞为主。

（二）影像学检查

水痘肺炎的典型 X 线改变为肺门周围散在结节状或粟粒状影和含气过多。

（三）病原学检查

1. 病毒分离　将出疹 3~4 天内的疱疹液或脱皮疱疹拭子接种细胞,7~14 天可出现典型细胞病变,若结合免疫荧光检测,检测时间可缩短至 48~72 小时。

2. 病毒抗原和核酸检测　采用直接免疫荧光法可在 15~20 分钟检出疱疹液或皮损标本中 VZV 抗原;PCR 法可在数小时内检出样本中病毒基因片段,较病毒分离更加敏感而快速。

3. 特异性抗体测定　用 ELISA 法检测血清特异性抗 VZV-IgM 抗体阳性或双份血清特异性抗 VZV-IgG 抗体阳转或滴度 ≥ 4 倍增高提示近期感染。脑脊液或胎血特异性抗 VZV-IgM 抗体阳性有助于诊断 VZV 脑炎和先天性水痘。

（四）疱疹刮片（herpes scraping）

刮取新鲜疱疹基底组织或疱疹液,瑞氏染色可见多核巨细胞;苏木素 - 伊红染色可见细胞核内包涵体。

八、诊断和鉴别诊断

（一）诊断

诊断普通水痘根据水痘接触史和典型水痘皮疹特征,可做出临床诊断。先天性水痘和新生儿水痘可根据母亲妊娠期水痘病史和典型水痘皮疹特征协助诊断。非典型病例的确诊须借助于病原学检查。

（二）鉴别诊断

主要需要与可引起疱疹性皮疹的疾病相鉴别,鉴别诊断应考虑由其他病原体,如单纯疱疹病毒（HSV）、肠道病毒或金黄色葡萄球菌等引起的疱疹性皮肤损害,以及丘疹性荨麻疹,药物反应等鉴别。

1. 全身性 HSV 感染主要依靠病原学诊断方法予以鉴别。

2. 手足口病由柯萨奇病毒 A 组 16 型（coxsackievirus A16, CA16）和肠道病毒 71 型（enterovirus 71,

EV71)引起最常见。常感染 5 岁以下儿童,春夏季多见,四肢远端和手足心、口腔及臀等部位出现丘疱疹,皮疹少而且无结痂,口腔黏膜可有溃疡。病程短,1 周左右痊愈。鉴别要点:皮疹的分布不同(四肢远端多)、皮疹的特点不同(其疱疹较水痘为小,不结痂,皮疹无瘙痒感)、流行病学资料、血清学检查等。

3. 金黄色葡萄球菌脓疱病皮疹为化脓性疱疹,皮损少,多在口周或外周,疱液革兰染色可检出阳性球菌或培养可检出细菌,抗生素治疗有效。

4. 丘疹性荨麻疹为过敏性皮肤病,皮疹为红色丘疹或丘疱疹,大小形状不一,瘙痒明显,分布部位以四肢远端多见,而黏膜无受损,无发热等全身症状,可反复发作。为昆虫叮咬所致。

5. 药疹有药物使用史,皮疹常为多形性(可为红色斑丘疹、猩红热样皮疹、荨麻疹样或疱疹样皮疹),使用激素治疗效果好。

九、治疗

(一)一般治疗

支持治疗应包括保持水入量;对发热者用对乙酰氨基酚(扑热息痛),不主张用水杨酸类药如阿司匹林(目的是为防止可能发生 Reye 综合征),可作物理降温;遵守一般卫生措施(如保持皮肤清洁以及修剪指甲,避免搔破皮疹而继发细菌感染)。皮疹瘙痒时可局部应用炉甘石洗剂或口服抗组胺药。针对并发症进行相应对症治疗。水痘需禁用糖皮质激素和慎用水杨酸类药物。继发细菌感染可用抗生素。

(二)抗病毒治疗

可缩短水痘的病程。耐药现象比较罕见,可见于长期应用阿昔洛韦的 HIV 感染者。水杨酸类药物膦甲酸钠是唯一用于阿昔洛韦耐药 VZV 感染的抗病毒药物。

1. 阿昔洛韦(acyclovir, ACV)为目前首选抗 VZV 药物,也是唯一获准用于儿童的有口服液体剂型的药物。症状出现 72 小时内开始治疗可缩短病毒传染期。对有免疫力的儿童水痘感染不推荐使用阿昔洛韦(acyclovir)抗病毒治疗。美国儿科学会对无并发症的水痘儿童病例也不推荐常规使用阿昔洛韦疗法。

(1)口服:ACV 口服适用于 > 1 岁无并发症的水痘病人,以及伴有患有慢性皮肤病或肺部疾病、雾化吸入激素、长期水杨酸制剂治疗或因密切接触可能感染的儿童。剂量为每次 20mg/kg,最大剂量每次 800mg,每天 4 次,连用 5 天。应尽早开始治疗,起病 24 小时内使用可达到最佳疗效。

(2)静脉用药:重症水痘、有并发症的水痘、新生儿水痘、免疫受损的病例需静脉用药。剂量为 30mg/(kg·d),分 3 次间隔 8 小时给药,静脉滴注(不少于 1 小时),肾功能不良者应减至 1/2~1/3 量。疗程 7~10 天,直至连续 48 小时未见新出皮疹为止。在免疫受抑制的患儿或新生儿,应当尽早开始作胃肠道外给药治疗,疗程为 7 天或无新皮疹出现达 48 小时为止。在已经发病的病人,水痘免疫球蛋白(varicella zoster immune globulin, VZIG)无价值。

(3)局部用药:皮疹局部可涂擦 ACV 霜剂或软膏。有研究者认为,通过静脉滴注阿昔洛韦及外用 3% 阿昔洛韦软膏,可有效阻止 VZV 内脏传播,阻止 VZV 感染到真皮层,可明显缩短病程,安全有效。

2. 膦甲酸钠(foscarnet, PFA)仅适用于 ACV 耐药的 VZV 感染者,推荐剂量为 40mg/kg,每 8 小时一次,静脉滴注(不小于 1 小时),连用 3 周。其主要副作用为肾毒性。

十、预后和预防

(一)预后

本病为良性自限性疾病,预后一般良好,痂皮脱落后大都无瘢痕。新生儿及免疫缺陷者常可发展为重症或并发脑炎等严重并发症,甚至可导致死。

（二）预防

1. **一般预防** 应隔离病人直至全部皮疹结痂干燥为止。接触者需医学观察21天。易感的免疫抑制儿童和孕妇应避免接触水痘病人，甚至水痘减毒活疫苗接种者。

2. **疫苗接种** 所有对水痘易感的儿童和成人都应进行水痘减毒活疫苗的接种。国产水痘疫苗接种后全身和局部反应轻微，具有良好的有效性和安全性，可用做VZV主动免疫预防。

水痘减毒活疫苗（VZV Oka株）接种能预防各型水痘，防止发生严重水痘，分别于12~15个月和4~6岁年龄段接种两次。免疫功能低下者应避免接种水痘疫苗。在接种疫苗前5周内或接种后3周内输血浆或免疫球蛋白可降低疫苗效力。接种疫苗后6周内应避免使用水杨酸类药物以避免诱发Reye综合征。

对轻度HIV感染（按CDC诊断分类标准属于Nl或A1）的儿童接种水痘减毒活疫苗2次，CD4阳性T细胞略有降低，以后恢复。对病程无影响，能在60%的接受接种者引起抗体产生。故对轻度HIV感染儿童，水痘减毒活疫苗是安全有效的。

3. **被动免疫** VZV免疫球蛋白（varicella zoster immune globulin，VZIC）可用于高危易感人群（无水痘病史的免疫抑制者、生前5天内或生后2天内母亲患水痘的新生儿）的接触后预防。应尽早应用，目前美国食品和药物管理局将使用限期延长至暴露后10天内。保护期为3周，若3周后再次暴露，应再追加一剂。新生儿剂量为125U，其他年龄者每10kg体重125U（最大剂量625U），肌内注射。高危新生儿给予被动免疫后，约半数仍会发病，但病情通常较轻。

4. **药物预防** 免疫正常儿童在潜伏期口服阿昔洛韦（1/2治疗量，分4次口服，连用5天），可预防水痘发生。

5. 对于高危易感个体（免疫受损者、妊娠、接受免疫抑制治疗者等）暴露于水痘病人后的预防，可选用以下三种办法之一①VZIG；②阿昔洛韦，在暴露后8天或9天内开始，持续用药7天；③用水痘减毒活疫苗，须在暴露后3天内接种。

 本节小结

水痘是由水痘-带状疱疹病毒原发感染引起的一种传染性很强的出疹性疾病。水痘病人和带状疱疹病人均为传染源，通过空气飞沫经呼吸道传播为主，人群普遍易感，主要见于儿童，2~6岁为高峰期。其临床特点为皮肤和黏膜相继出现和同时存在斑疹、丘疹、疱疹、结痂等各类皮疹，可并发细菌感染、脑炎和小脑共济失调、肺炎等并发症。根据水痘接触史和典型水痘皮疹特征，可做出临床诊断。先天性水痘和新生儿水痘可根据母亲妊娠期水痘病史和典型水痘皮疹特征协助诊断。非典型病例的确诊须借助于病原学检查。治疗首选阿昔洛韦，临床经过一般都是良性、自限性的，新生儿及免疫缺陷者常可发展为重症或并发脑炎等严重并发症，甚至可导致死亡。接种水痘减毒活疫苗是主要的预防方法。

思考题

1. 水痘与带状疱疹是不是一回事？
2 简述水痘的流行病学特点。
3. 典型水痘皮疹特点是什么？
4. 简述水痘常见的并发症。
5. 水痘治疗应首选什么药物？应禁用什么药物？应慎用什么药物？

参考文献

1. 江载芳,申昆玲,沈颖,等.实用儿科学.8版.北京:人民卫生出版社,2015.
2. 王卫平.儿科学.8版.北京:人民卫生出版社,2013.
3. 方峰,俞蕙.小儿传染病学.4版.北京:人民卫生出版社,2014.

(刘泉波)

第三节 手足口病

> **学习目的**
> **掌握:**手足口病临床表现、诊断及鉴别诊断。
> **熟悉:**手足口病流行病学、病原学、治疗。
> **了解:**手足口病发病机制、病理。

一、概述

手足口病(hand,foot and mouth disease,HFMD)是由肠道病毒引起的传染性疾病,好发于儿童。尤以3岁以下年龄组发病率最高。主要通过消化道、呼吸道和密切接触等途径传播。临床主要表现为发热、口腔和四肢末端的斑丘疹、疱疹,重者可出现脑膜炎、脑炎、脑脊髓炎、肺水肿和循环障碍等。致死原因主要为脑干脑炎及神经源性肺水肿。由于病毒的传染性很强,常常在托幼机构造成流行。

二、诊断

(一)临床表现

手足口病的临床表现复杂而多样,根据临床病情的轻重程度,分为普通病例和重症病例。

1. **普通病例** 急性起病,大多有发热,可伴有咳嗽、流涕、食欲缺乏等症状。口腔内可见散发性的疱疹或溃疡,多位于舌、颊黏膜和硬腭等处,引起口腔疼痛,导致患儿拒食、流涎。手、足和臀部出现斑丘疹和疱疹,偶见于躯干,呈离心性分布。皮疹消退后不留瘢痕或色素沉着,多在1周内痊愈,预后良好。

2. **重症病例** 少数病例病情进展迅速,在发病1~5天左右出现脑膜炎、脑炎、脑脊髓炎、肺水肿、循环障碍等,极少数病例病情危重,可致死亡,存活病例可留有后遗症。

(1)神经系统表现:多出现在病程1~5天内,患儿可持续高热,出现中枢神经系统损害表现,如精神萎靡、嗜睡或激惹、易惊、头痛、恶心、呕吐、食欲缺乏、谵妄甚至昏迷;肢体抖动、肌阵挛、眼球震颤、共济失调、眼球运动障碍;肌无力或急性弛缓性瘫痪、惊厥等。颈项强直在大于1~2岁的儿童中较为明显,腱反射减弱或消失,Kernig征和Brudzinski征阳性。

(2)呼吸系统表现:呼吸增快并浅粗、呼吸困难或呼吸节律改变,口唇发绀,咳嗽加重,咳白色、粉红色或血性泡沫样痰液,肺部可闻及湿啰音或痰鸣音。

(3)循环系统表现:心率增快或减慢,面色灰白、皮肤花纹、四肢发凉、出冷汗,指(趾)端发绀;持续血压降低,毛细血管充盈时间延长。

(二)实验室检查

1. **血常规** 白细胞计数多正常或降低,病情危重者白细胞计数可明显升高。

2. **血生化** 检查部分病例可有轻度谷丙转氨酶(ALT)、谷草转氨酶(AST)、肌酸激酶同工酶(CK-MB)升高,病情危重者可有肌钙蛋白(cTnI)和血糖升高。

3. 血气分析 呼吸系统受累时可有动脉血氧分压降低、血氧饱和度下降,二氧化碳分压升高和酸中毒。

4. 脑脊液检查 神经系统受累时可表现为外观清亮,压力增高,细胞计数增多(以单核细胞为主),蛋白正常或轻度增高,糖和氯化物正常。

5. 病原学检查 鼻咽拭子、气道分泌物、疱疹液或粪便标本中 CoxA16、EV71 等肠道病毒特异性核酸阳性或分离到肠道病毒可以确诊。

6. 血清学检查 急性期与恢复期血清 CoxA16、EV71 等肠道病毒中和抗体有 4 倍以上的升高亦可确诊。

7. 胸部 X 线检查 可表现为双肺纹理增多,网格状、斑片状阴影,部分病例以单侧为著。

8. 磁共振检查 神经系统受累者可见以脑干、脊髓灰质损害为主的异常改变。

（三）鉴别诊断

鉴别诊断包括:

1. 其他引起儿童发热、出疹性的疾病见表4-1。

2. 其他病毒所致脑炎或脑膜炎 由其他病毒,如单纯疱疹病毒、巨细胞病毒、EB 病毒、呼吸道病毒等引起的脑炎或脑膜炎,临床表现与手足口病合并中枢神经系统损害的重症病例表现相似,对皮疹不典型者,应根据流行病学史尽快留取标本进行肠道病毒病原学检查,结合病原学或血清学检查作出诊断。

3. 肺炎 重症手足口病可发生神经源性肺水肿,应与肺炎鉴别。肺炎主要表现为发热、咳嗽、呼吸急促等呼吸道症状,一般无皮疹,大多无粉红色或血性泡沫痰。

4. 暴发性心肌炎 以循环障碍为主要表现的重症手足口病病例需与暴发性心肌炎鉴别。后者多有严重的心律失常、心源性休克、阿 - 斯综合征等表现,一般无皮疹。可依据病原学和血清学检测进行鉴别。

（四）诊断思路

根据流行病学资料、急性起病,发热(部分病例可无发热)伴手、足、口、臀部皮疹可以作出诊断。少数重症病例皮疹不典型,临床诊断困难,需结合病原学或血清学检查作出诊断。近年来大量临床研究提示,具有以下表现者(尤其 3 岁以下的患儿),有可能在短期内发展为危重病例,应密切观察病情变化,进行必要的辅助检查,有针对性地做好救治工作:①持续高热不退;②精神差、呕吐、易惊、肢体抖动、无力;③呼吸、心率增快;④出冷汗、末梢循环不良;⑤高血压;⑥外周血白细胞计数、血小板计数明显增高;⑦高血糖。

三、病原学和流行病学

（一）病原学

引起手足口病的病毒主要为肠道病毒,我国以柯萨奇病毒 A 组 16 型(Coxsackie virus,CoxA16)和肠道病毒 71 型(entero virus,EV71)多见。肠道病毒属 RNA 病毒类的微小 RNA 病毒科,病毒颗粒小,呈 20 面体立体对称球形,直径约 24~30nm 适合在温热的环境中生存,不易被胃酸和胆汁灭活。该类病毒对外界有较强的抵抗力,在 4℃可存活 1 年。因病毒结构中无脂质,故对乙醚、来苏尔、三氯甲烷等消毒剂不敏感,但病毒不耐强碱,对紫外线及干燥敏感。高锰酸钾、漂白粉、甲醛、碘酒等能使其灭活。

（二）流行病学

人类是已知的人肠道病毒的唯一宿主。手足口病病人和隐性感染者均为传染源,主要通过粪 - 口途径传播,亦可经接触病人呼吸道分泌物、疱疹液及污染的物品而感染,疾病流行季节医源性传播也不容忽视。是否可经水或食物传播目前尚不清楚。人群对肠道病毒普遍易感,但成人大多通过隐性感染获得相应的抗体,因此临床上以儿童病人为主,尤其容易在托幼机构的儿童之间流行。感染后可获得免疫力,但持续时间尚不明确。发病前数天,感染者咽部分泌物与粪便中就可检出病毒,粪便中排出病毒的时间可长达 3~5 周。

四、发病机制及病理

手足口病(特别是 EV71 感染)的发病机制目前还不完全清楚。肠道病毒由消化道或呼吸道侵入机体后,在局部黏膜或淋巴组织中增殖,由此进入血液循环导致病毒血症,并随血流播散至脑膜、脑、脊髓、心脏、皮肤、黏膜等靶组织继续复制,引发炎症性病变并出现相应的临床表现。大多数病人由于宿主的防御机制,感染可被控制而停止发展,成为无症状感染或临床表现为轻症;仅极少数病人,病毒在靶器官广泛复制,成为重症感染。对各种靶器官的趋向性部分决定于感染病毒的血清型。

近年来有关 EV71 引起中枢神经系统的研究显示,EV71 病毒可能通过周围神经轴突运输和通过血脑屏障这两条途径侵入中枢神经系统,特别是周围运动神经元的逆向轴浆运输可能是 EV71 侵入中枢神经系统的主要途径。EV71 可通过病毒直接损伤、免疫损伤、诱导神经元凋亡等途径损伤神经系统。神经源性肺水肿是患儿死亡的主要原因,可能是 EV71 感染中枢神经系统,尤其是脑干为最易感部位,引起交感神经过度兴奋,导致儿茶酚胺类交感神经递质大量释放所致。

五、治疗

1. 普通病例　目前尚无特效抗病毒药物和特异性治疗手段,主要是对症治疗。注意隔离,避免交叉感染。适当休息,清淡饮食,作好口腔和皮肤护理。

2. 重症病例

(1)神经系统受累的治疗

1)控制颅内高压:限制入量,积极给予甘露醇降颅压治疗,每次 0.5~1.0g/kg,每 4~8 小时 1 次,20~30 分钟快速静脉注射。根据病情调整给药间隔时间及剂量。必要时加用呋塞米。

2)酌情应用糖皮质激素治疗:甲泼尼龙 1~2mg/(kg·d);氢化可的松 3~5mg/(kg·d);地塞米松 0.2~0.5mg/(kg·d),病情稳定后,尽早减量或停用。

3)酌情静脉注射免疫球蛋白:下列情形可选用:①精神萎靡、肢体抖动频繁;②急性肢体麻痹;③安静状态下呼吸频率超过 30~40 次/分(按年龄);④出冷汗、四肢发凉、皮肤花纹,心率增快>140~150 次/分(按年龄)。可按照 1.0g/(kg·d)(连续应用 2 天)应用。

4)对症治疗:降温、镇静、止惊。密切监护,严密观察病情变化。

(2)呼吸、循环衰竭的治疗

1)保持呼吸道通畅,吸氧。

2)监测呼吸、心率、血压和血氧饱和度。

3)液体疗法:休克病例在应用血管活性药物同时,予生理盐水 10~20ml/kg 进行液体复苏,30 分钟内输入,此后可酌情补液,避免短期内大量扩容。仍不能纠正者给予胶体液输注。有条件的医疗机构可采用中心静脉压(CVP)、有创动脉血压(ABP)、脉搏指数连续心输出量监测(PICCO)指导补液。

4)血管活性药物使用:①心率、呼吸增快,出冷汗、皮肤花纹、四肢发凉,血压升高等心肺功能衰竭前期表现时,选用扩张血管药物米力农,常用米力农注射液:负荷量 50~75μg/kg,维持量 0.25~0.75μg/(kg·min),一般使用不超过 72 小时。血压高者将血压控制在该年龄段严重高血压值以下、正常血压以上,可用酚妥拉明 1~20μg/(kg·min),或硝普钠 0.5~5μg/(kg·min),一般由小剂量开始逐渐增加剂量,逐渐调整至合适剂量。②心动过速(个别患儿心动过缓),呼吸急促,口唇发绀,咳粉红色泡沫痰或血性液体,持续血压降低或休克等心肺功能衰竭期表现,可使用正性肌力及升压药物。可给予多巴胺 [5~15μg/(kg·min)]、多巴酚丁胺 [2~20μg/(kg·min)]、肾上腺素 [0.05~2μg/(kg·min)]、去甲肾上腺素 [0.05~2μg/(kg·min)] 等。药物应从低剂量开始,以能维持接近正常血压的最小剂量为佳。以上药物无效者,可试用左西孟旦 [起始以 12~24μg/kg 负荷剂量静注,而后以 0.1μg/(kg·min)维持]、血管加压素（每4小时静脉缓慢注射20μg/kg，用药时间视血流动力学改善情况而定）等。

5）保护重要脏器的功能，维持内环境稳定。

6）呼吸功能障碍的治疗：机械通气指征为：①呼吸急促、减慢或节律改变；②气道分泌物呈淡红色或血性；③短期内肺部出现湿性啰音；④胸部X线检查提示肺部渗出性病变；⑤脉搏容积血氧饱和度（SpO_2）或动脉血氧分压（PaO_2）明显下降；⑥频繁抽搐伴深度昏迷；⑦面色苍白、发绀；血压下降。

（3）恢复期治疗：①促进各脏器功能恢复；②功能康复治疗；③中西医结合治疗。

六、预防

目前已研制出预防EV71感染的疫苗，但目前尚未上市应用。患儿应隔离至发病后2周。本病流行期间不宜带儿童到人群聚集的公共场所，注意保持环境卫生，勤洗手，居室要经常通风，勤晒衣被。

 本节小结

手足口病（hand, foot and mouth disease, HFMD）是由肠道病毒引起的传染性疾病，病原体主要为CoxA16）和EV71。5岁以下儿童为高峰年龄组。主要通过消化道、呼吸道和密切接触等途径传播，常常在托幼机构造成流行，患儿应隔离至病后2周。临床主要表现为发热、口腔和四肢末端的斑丘疹、疱疹，重者可出现脑膜炎、脑炎、脑脊髓炎、肺水肿和循环障碍等。致死原因主要为脑干脑炎及神经源性肺水肿。重症病例早期表现：①持续高热不退；②精神差、呕吐、易惊、肢体抖动、无力；③呼吸、心率增快；④出冷汗、末梢循环不良；⑤高血压；⑥外周血白细胞计数、血小板计数明显增高；⑦高血糖。对症治疗为主，重症病例可应用IVIG、糖皮质激素及血管活性药物，必要时人工机械呼吸。

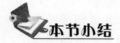 **思考题**

1. 简述手足口病的分型及临床表现。
2. 详述手足口病危重型的早期表现。
3. 试述手足口病重症病例的治疗要点。

参考文献

1. 江载芳，申昆玲，沈颖，等．实用儿科学．8版．北京：人民卫生出版社，2015．
2. 王卫平．儿科学．8版．北京：人民卫生出版社，2013．
3. 方峰，俞蕙．小儿传染病学．4版．北京：人民卫生出版社，2014．
4. 王琼肖，许红梅．肠道病毒71型重症手足口病发病机制研究进展．儿科药学杂志，2015，09：55-58．

（许红梅　赵瑞秋）

第四节　流行性腮腺炎

学习目标

掌握：流行性腮腺炎的临床表现、诊断及常见并发症。

熟悉：流行性腮腺炎的流行病学、鉴别诊断、治疗原则。

了解：流行性腮腺炎病毒的病原学特征、发病机制、病理改变、预防方法。

一、概述

流行性腮腺炎（mumps, epidemic parotitis）是由腮腺炎病毒引起的一种常见的急性呼吸道传染病。常见于学龄儿童和青少年。这个病毒对腺体和神经组织有高度的亲和力，可侵犯各种腺体和神经系统。流行性腮腺炎主要临床特征为唾液腺的非化脓性肿痛，其中以腮腺肿痛最常见，并可伴有脑膜脑炎、胰腺炎、睾丸炎等。我国 20 世纪 90 年代开始在儿童中接种腮腺炎减毒活疫苗（mumps vaccine, live），2007 年我国将流行性腮腺炎列入国家免疫规划（national immunization programme, NIP）控制疾病。我国大陆 2008—2010 年流行性腮腺炎的年平均报告发病率为 22.8/10 万。

二、病原

其病原体为流行性腮腺炎病毒，该病毒为 RNA 病毒，属副黏病毒科，只有一个血清型，A~L 共 12 个基因型。我国流行的基因型主要是 F 基因型。病毒颗粒为不规则球面体，直径约有 90~300nm。此病毒具有 V 抗原（病毒抗原）和 S 抗原（可溶性抗原），感染后 1 周在病人体内可出现抗 S 抗原抗体，2 周内达高峰，以后渐下降，可持续存在 6~12 个月，此抗体不具有免疫保护作用。V 抗体出现晚，病后 2~3 周才可测得，4~5 周达高峰，2 年后仍可测出，此抗体对患儿具有免疫保护作用。基因组为单股负链 RNA，编码 7 种蛋白：NP、P、L、F、HN、M 和 SH。其中 P 和 L 蛋白形成病毒 RNA 聚合酶；HN 和 F 蛋白诱生保护性抗体，M 蛋白与病毒包装有关。流行性腮腺炎病毒与人副流感病毒和新城疫病毒（newcastle disease virus）有部分抗原交叉。

本病毒在乙醇、甲醇、1% 来苏尔液中经数分钟即可被杀灭，病毒经紫外线照射可迅速死亡。流行性腮腺炎病毒在冷冻的条件下可生存较久，-65℃ 可生存几个月至几年，4℃ 可保持活力几天，在 37℃ 只能生存 24 小时。此病毒还可在鸡胚羊膜腔和各种组织（人和猴）培养中增殖，在一定条件下能与豚、鸡、羊等的红细胞发生凝集反应。病毒主要存在于病儿的唾液、脑脊液、血液和尿液中。

三、流行病学

（一）传染源（source of infection）

流行性腮腺炎的传染源是流行性腮腺炎病人以及隐性感染者。病人的传染期：病人腮腺肿胀前 7 天至肿胀出现后 9 天均有传染性。据国外报告，在正常人群中隐性感染率达 30%~40%。这一部分人在流行病学上起重要作用。

（二）传播途径（route of transmission）

主要是通过呼吸道传播，腮腺炎病毒经病人的唾液飞沫到达易感者的呼吸道而感染。

（三）易感人群（susceptible population）

人类是腮腺炎病毒的唯一宿主，人类对腮腺炎病毒有普遍的易感性，一次感染之后，包括隐性感染在内，均可获得终身免疫。本病主要见于年长儿，好发年龄为 5~14 岁。婴儿因有母体被动抗体保护（维持 9 个月），很少发病。

（四）流行特征（epidemic characteristics）

流行性腮腺炎全年均可发病，流行高峰在冬、春季，其他季节也有散发病例。我国各地区均有此病发病。在集体机构中可发生暴发流行。

四、发病机制及病理

（一）发病机制（pathogenesis）

病毒侵入后先在上呼吸道黏膜上皮细胞内增殖，播散至局部淋巴结，随后发生病毒血症，将病毒传播至腺样组织或其他部位。唾液腺感染最为突出，其他包括内耳、胰腺、心脏、神经系统（脑膜和脑）、关节、肾、肝、性腺和甲状腺。病毒感染单核细胞，通过脉络丛侵入中枢神经系统，在脉络丛和室管膜细胞内增殖,感染细胞脱落进入脑脊液,进而引起脑膜脑炎。胰腺炎症导致大量淀粉酶返流入血。特异性IgM抗体在病后第2天出现,持续约3个月。特异性IgG抗体在病后第1周末出现,3周后达高峰,维持终身。唾液中出现特异性分泌性IgA抗体。腮腺炎病毒还可诱导特异性细胞免疫反应。感染后一般获得终身免疫,个别抗体水平较低者可能再次患腮腺炎,后者也可能系免疫缺陷或为某些肠道病毒所致。

流行性腮腺炎是一个全身感染性疾病,但由于腮腺炎病毒对唾液腺和神经组织的亲和力较强,因此唾液腺和中枢神经系统容易受累,所以它主要表现为唾液腺炎,其次是脑膜脑炎。

(二)病理(pathology)

受侵犯的腺体出现非化脓性炎症病变,腺体增大,周围组织充血、水肿,其被膜可见点状出血,腺体细胞发生浑浊、肿胀或坏死,腺体间质有浆液纤维素性渗出物和淋巴、单核及少许中性粒细胞浸润。腮腺导管水肿,管腔中有脱落的上皮细胞堆积、阻碍唾液的正常排出,使腺体分泌发生困难并潴留在腺体内,使唾液中的淀粉酶经淋巴入血,引起血中的淀粉酶升高。并发睾丸炎时曲精细管上皮充血、出血、水肿及可产生渗出物。并发胰腺炎时除充血、水肿外,还见轻度退化及脂肪性坏死性变化。脑炎时,脑室周围单核细胞浸润,脑部病变主要在白质,以水肿及胶质细胞增生为主,可有神经细胞变性、神经源水肿,脊髓也可有类似病变。

五、临床表现

潜伏期:流行性腮腺炎的潜伏期为12~25天,一般为16~18天。约30%~40%为隐性感染。

(一)典型表现

典型病例临床上以腮腺炎为主要表现。

1. 前驱期　前驱期很短,数小时至1~2天。常有发热、食欲缺乏、全身无力、头痛、呕吐等。发热程度不等,也有体温正常者。病儿可诉"耳痛",咀嚼时加剧。

2. 腮腺肿胀期　腮腺肿大先于一侧,然后另一侧也肿大,也有仅一侧肿大的病例。肿大的特点是以耳垂为中心,向周围扩大,边缘不清、触之有弹性感及触痛,表面皮肤不发红(图4-8)。肿胀范围上缘可达额骨弓,后缘达胸锁乳突肌,下缘延伸到颌下达颈部。腮腺肿大约3~5天达高峰,继而渐缩小,一般一周左右消退,偶有延至2周者。有时颌下腺和舌下腺均可肿大,以前者肿大为多见。腮腺导管口可见红肿。患儿感到腮腺局部胀痛和感觉过敏,张口和咀嚼时更明显。在腮腺肿大的同时体温仍高,但体温增高的程度及持续时间的长短与腮腺肿大程度无关。发热持续时间不一,短者1~2天,少数可达2周。发热以中等度多见,低热与高热均少见,约20%体温始终正常。

颌下腺肿胀(图4-9)表现为在下颌角的内侧可以扪及固定的椭圆形腺体,质地柔韧,有轻压痛。腺

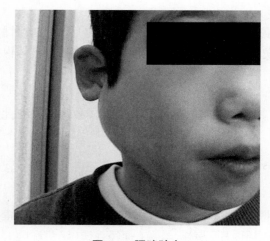

图4-8　腮腺肿大

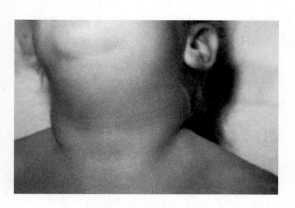

图4-9　颌下腺肿大

体周围组织可有水肿，如果颌下腺肿大明显，压迫附近的淋巴管，可引起较大范围的软组织肿胀（下颌部、颈部、上胸部肿胀）。舌下腺肿胀表现为在病人口底或颏下出现包块，有轻压痛，可引起舌体肿胀，颈部肿大。

腮腺肿大的部位：以耳垂为中心向前、向后、向下弥漫性肿大。

腮腺肿大的形状：呈梨形或马鞍形肿大（凹陷部位贴近耳垂）。

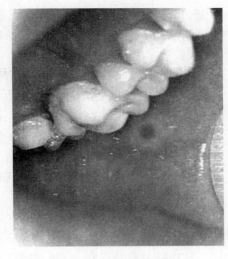

腮腺肿大的特征：其边缘不清，表面发热不红，触之有弹性，有疼痛或触痛（张口及咀嚼食物时疼痛加重）。

腮腺肿大时间：在病程 3~5 天达高峰，1 周左右消失。

腮腺导管口：有红肿、突起。腮腺导管口位于上颌第二磨牙（臼齿）相对应的颊黏膜上（图 4-10）。

图 4-10 腮腺导管开口

（二）非典型表现

在 5 岁以下小儿，腮腺炎病毒可能仅引起上呼吸道感染症状和发热，而无腮腺和其他唾液腺肿大；或者仅见其他唾液腺如颌下腺肿大。

六、并发症

并发症可在腮腺炎出现前、同时或后发生，也可发生在无腮腺炎时。流行性腮腺炎本身并非重症，但并发症较多，有些可引起严重后果。

1. 神经系统并发症　国内报道神经系统并发症是流行性腮腺炎最为常见的并发症，临床表现为脑炎、脑膜脑炎和脑脊髓炎等。小脑病变为主者出现共济失调；以豆状核病变为主者，出现扭转性痉挛；尚可见脑神经损伤、脑积水等。总的预后良好，一般无后遗症，但也偶见死亡病例及留有后遗症者，病死率约 2‰，少数遗留耳聋和脑积水等。脑膜脑炎可在腮腺肿胀前、肿胀同时以及肿胀后出现。病毒性脑炎的临床表现一般较轻，主要表现为发热、头痛、呕吐、嗜睡、脑膜刺激征阳性或者病理征阳性，少数病例可有严重意识障碍、惊厥。脑脊液检查为轻度异常，符合一般病毒性脑炎的脑脊液改变。脑脊液检查细胞数略增高，多为数十至数百，偶见超过 $1000 \times 10^6/L$ 者，分类以淋巴细胞占多数，糖及氯化物正常，蛋白轻度增高，临床偶有超过 lg/L 者。

2. 生殖器官并发症　流行性腮腺炎病毒也可侵犯生殖腺，表现为睾丸炎或卵巢炎，前者较后者多见。腮腺炎病毒引起的睾丸炎（图 4-11）常见于青春期男孩，10 岁以上男病人约 20%~35% 发生睾丸炎和（或）附睾炎，多为单侧，多发生于腮腺肿胀后 3~13 日，单侧较多，仅 2%~3% 见于双侧。临床表现有高热、寒战、头痛、恶心、呕吐、局部疼痛或下腹痛，阴囊肿胀、皮肤发红，睾丸肿痛和变硬，随体温下降肿痛消失，而坚硬可持续较久。病程大概 10 日左右。一般不影响生育，双侧受累可致不育症。约 7% 青春期后女病人可并发卵巢炎，临床可有下腹疼痛和触痛，一般不影响生育。卵巢炎的发生率较睾丸炎少，临床症状也轻，仅有腰部酸痛，下腹部有压痛、月经失调等。可致约 30%~50% 睾丸或卵巢发生不同程度萎缩，双侧萎缩者可导致不育症。

3. 急性胰腺炎　常见轻度或亚临床型胰腺受累，严重胰腺炎罕见。多发生于腮腺肿胀后 3~7 天。主要表现为体温骤然上升，伴有反复频繁的呕吐、上腹剧烈的疼痛、腹泻、腹胀或便秘。上腹部压痛明显，局部肌

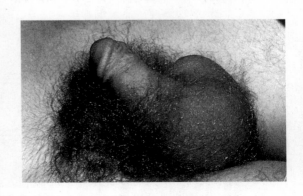

图 4-11 睾丸炎

紧张，B超有时显示胰腺肿大。血、尿淀粉酶增高，但90%单纯腮腺炎病例淀粉酶也可轻或中度增高。血清脂肪酶测定，有助于胰腺炎的诊断。近年有测定淀粉酶同工酶，可区分腮腺（P型）及唾液腺（S型）淀粉酶。

4. 感音性耳聋 听力减退甚至耳聋也是腮腺炎的并发症及后遗症，国内外均有这方面的报道。这种改变不仅见于并发脑炎的病人，也可见于单纯性流行性腮腺炎的患儿。据观察，耳聋多为一侧发生，年长儿发生率高，大多于发病后10日以内出现。若并发脑炎，耳聋的发生率则更高约23.8%。由于听神经水肿所致耳聋，经降低水肿、改善局部微循环，大约6个月内可恢复，而由听神经变性引起耳聋，往往成为终身的损害。

5. 其他并发症 可见肾炎、心肌炎、心包炎、肝炎、甲状腺炎、乳腺炎、泪腺炎、关节炎、间质性肺炎和神经炎等并发症。

腮腺炎并发肾炎约1.14%，可在腮腺肿胀同时或患腮腺炎1周以内发生。除腮腺炎的表现外尚可有腰疼、尿频、尿少、血尿、眼睑及下肢水肿、高血压等表现。尿常规检查可见不同程度的蛋白尿和血尿。肾功能大多数正常，或暂时减低。随腮腺炎的好转，肾炎的症状也减轻，一般3周内恢复。有时可从尿中检查出病毒，提示由病毒直接损害肾脏的可能性。

约2%~4%腮腺炎的患儿可并发心肌炎、心包炎，临床症状轻，心电图可见各种类型的心律失常及ST-T改变。多数在数日内恢复正常，少数重症者可出现心功能不全，也有报道引起阿-斯综合征者。

并发肝炎约1.25%。还有少数并发关节炎，常累及大关节，多在3个月内症状消失。此外，血小板减少约2.6%。还有乳腺炎、泪腺炎、胸骨前软组织水肿、面神经麻痹、消化道出血及流行性出血热等。

七、实验室检查

（一）一般实验室检查

1. 血常规 外周血白细胞大多正常或稍增高，分类可见淋巴细胞相对增多。

2. 血清、尿液淀粉酶测 定约90%的病人血和尿淀粉酶轻至中度增高，其升高程度与腮腺肿大程度呈正比。但需与胰腺炎鉴别，因有胰腺炎时，血清、尿液中淀粉酶也可以升高。

3. 血清脂肪酶 血清脂肪酶升高对诊断胰腺炎有帮助。

（二）病原学检查

1. 特异性抗体检测 酶免疫方法检测血清腮腺炎病毒特异性IgM和IgG抗体在临床中较为常用和方便。特异性IgM抗体阳性提示近期感染。IgG抗体从阴转阳或恢复期比急性期抗体滴度升高4倍以上具有诊断价值。

2. 病毒核酸检测 比血清免疫学抗体检测更能提供早期诊断依据。核酸检测可用唾液、脑脊液、血、尿或其他感染的组织。

3. 病毒培养 病毒培养可用唾液、脑脊液、血、尿或其他感染的组织。

八、诊断和鉴别诊断

（一）诊断

根据流行性腮腺炎接触史和典型腮腺炎表现，临床诊断并不困难，若缺乏腮腺炎典型表现或接种过疫苗者需借助病原学诊断。

诊断依据有：

1. 流行病学资料 发病年龄、发病季节、有流行性腮腺炎病人的接触史；以前是否患过流行性腮腺炎。

2. 临床表现 病人有双侧或单侧腮腺肿大，或颌下腺肿大。

3. 实验室检查 若缺乏腮腺炎典型表现或接种过疫苗者需借助病原学诊断。

（二）鉴别诊断

1. 其他病毒所致腮腺炎　现已知柯萨奇病毒、流感病毒、副流感病毒、腺病毒、HIV 等均可引起腮腺炎。初步鉴别可参考流行病史及临床伴随症状，最终的鉴别方法是进行病原学及血清学的检查。

2. 化脓性腮腺炎　多为单侧腮腺肿大，常多次复发，局部表面皮肤红肿，压痛明显，边界较清楚；挤压腺体可见腮腺导管口有脓液流出。外周血白细胞及中性粒细胞增高。各年龄期儿童均可发生，至青春期可自然消失。用催涎剂（如咀嚼橡皮糖）使唾液流畅，抗生素治疗有效。

3. 其他原因引起的腮腺肿大

（1）在慢性消耗性疾病、营养不良时，腮腺可肿大。多为双侧性，轻度肿大，无压痛，皮肤无热感，存在时间持久，无全身症状。

（2）当唾液管有结石阻塞时，腮腺可肿大，也可有压痛，但无急性感染症状，反复发作，腮腺突然肿大，迅速消退，且常为同一侧是其特点。

4. 局部淋巴　结炎急性淋巴结炎多为单侧病例，位于颌下或颏下、耳前，肿块不以耳垂为中心，开始淋巴结肿大较硬，边缘清楚，压痛明显，多有咽部炎症存在。腮腺导管口无红肿。临床鉴别困难时 B 超检查可以鉴别是肿大的腮腺还是肿大的淋巴结。

5. 其他中枢神经系统感染　如脑炎、脑膜炎、脊髓炎、脑神经损害等出现于腮腺肿大前或肿胀后一段时间或无腮腺肿大的病例，需与其他病原体尤其是其他病毒性中枢神经系统感染鉴别。常需根据血清学检查确定诊断。

九、治疗

流行性腮腺炎为自限性疾病，治疗原则主要是对症和支持治疗。

（一）一般对症治疗

急性期注意休息，补充水分和营养，给予流质和软食，避免酸性饮食；高热者给以退热剂或物理降温；腮腺肿痛严重时，可适当给予镇痛剂。

（二）局部治疗

用青黛散调醋局部涂敷可减轻肿胀和疼痛；或局部用紫金锭或如意金黄散加减，用醋调后外敷也可。也可给予局部温敷，或透热、红外线等理疗。

（三）中药治疗

中药是常用的药物，内服可用普济消毒饮加减，也可口服单味药用板蓝根制剂。

（四）抗病毒治疗

利巴韦林、干扰素等，是否有加速消肿、缩短疗程的效果尚有不同意见。

（五）并发症治疗

睾丸炎时，局部给予冷湿敷以减轻疼痛，可用睾丸托（丁字带）将睾丸托起，将阴囊吊起。严重病例可给予短疗程的肾上腺皮质激素，短期静脉使用氢化可的松 5mg/（kg·d）或口服泼尼松 1~2mg/（kg·d），一般疗程 7 天左右。脑膜炎或脑炎时，应予相应降低颅内压、止惊等处理。胰腺炎时，应禁食，静脉补液维持能量供给和水电解质平衡，应用抗生素和维生素 B、维生素 C，严重者可胃肠减压。

十、预后和预防

（一）预后

一般预后良好，大多能完全恢复。并发脑膜脑炎者，一般预后良好，偶有重症因呼吸、循环衰竭致死者。并发心肌炎、胰腺炎者，偶有重症死亡。少数病例可发生一侧永久性感音性耳聋。

（二）预防

1. 一般预防应隔离病人至腮腺肿胀完全消退为止。对接触者应逐日检查，见有可疑症状，应隔离观察。集体儿童机构应检疫 3 周。孕早期易感孕妇应避免接触病人，以免造成胎儿感染。

2. 主动免疫腮腺炎减毒活疫苗已证实安全有效,目前常采用麻疹、风疹、腮腺炎三联疫苗,接种后抗体阳转率可达 95% 以上。免疫后中和抗体至少可维持 9.5 年。推荐 1 岁以上小儿、青春期和成年无自然感染史者普遍接种。疫苗一般无发热或其他反应,但孕妇、免疫缺陷及对鸡蛋过敏的患儿宜忌用。

3. 被动免疫丙种球蛋白和腮腺炎高价免疫球蛋白均无预防效果,也不能减轻症状,减少并发症的发生,故不推荐用于易感者暴露后预防。

 本节小结

流行性腮腺炎是由腮腺炎病毒引起的常见急性呼吸道传染病,常见于学龄儿童和青少年。传染源是流行性腮腺炎病人以及隐性感染者,主要通过呼吸道传播,人类普遍易感,好发年龄为 5~14 岁。病毒对腺体和神经组织有高度的亲和力,可侵犯各种腺体和神经系统。其主要临床特征为唾液腺的非化脓性肿痛,其中以腮腺肿痛最常见,腮腺肿大的特征为边缘不清,表面发热不红,触之有弹性,有疼痛或触痛,并可伴有脑膜脑炎、胰腺炎、睾丸炎等并发症。根据流行性腮腺炎接触史和典型腮腺炎表现,临床诊断并不困难,若缺乏腮腺炎典型表现或接种过疫苗者需借助病原学诊断。流行性腮腺炎为自限性疾病,治疗原则主要是对症和支持治疗。一般预后良好,接种腮腺炎减毒活疫苗是最有效的预防方法。

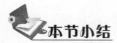 **思考题**

1. 简述流行性腮腺炎的流行病学特点。
2. 简述流行性腮腺炎的腮腺肿大部位、形状、特征。
3. 流行性腮腺炎有哪些常见的并发症?
4. 血清、尿液中淀粉酶增高可以确诊流行性腮腺炎并发胰腺炎吗?
5. 流行性腮腺炎需与哪些疾病鉴别?

参考文献

1. 江载芳,申昆玲,沈颖,诸福棠.实用儿科学.8 版.北京:人民卫生出版社,2015.
2. 王卫平.儿科学.8 版.北京:人民卫生出版社,2013.
3. 方峰,俞蕙.小儿传染病学.4 版.北京:人民卫生出版社,2014.

（刘泉波　张祯祯）

第五节　传染性单核细胞增多症

学习目的

掌握:传染性单核细胞增多症临床表现及并发症、实验室检查、诊断。

熟悉:传染性单核细胞增多症病原学、鉴别诊断、治疗。

了解:传染性单核细胞增多症发病机制、病理。

一、概述

传染性单核细胞增多症（infectious mononucleosis，IM）是由 EB 病毒（Epstein-Barr virus，EBV）所致的急性感染性疾病，主要侵犯儿童和青少年，临床上以发热、咽喉痛、肝脾和淋巴结肿大、外周血中淋巴细胞增多并出现异型淋巴细胞等为特征。由于其症状、体征的多样化和不典型病例较多，给诊断、治疗带来一定困难。

二、诊断

（一）临床表现

潜伏期 5~15 天。起病急缓不一，症状呈多样性，多数病人有乏力、头痛、畏寒、鼻塞、恶心、食欲减退、轻度腹泻等前驱症状。

症状轻重不一，年龄越小，症状越不典型。发病期典型表现有：

1. 发热　多有发热，体温 38~40℃，无固定热型，热程多为 1~2 周，少数可达 1~2 月。中毒症状多不严重。

2. 咽峡炎　80% 有咽峡炎。患儿有咽痛，咽部、扁桃体、腭垂充血、肿胀，可见出血点，50% 患儿扁桃体表面可见白色渗出物。可伴鼻塞、打鼾。咽部肿胀严重者可出现呼吸及吞咽困难。约 5% 的病人出现咽部继发性细菌感染。

3. 淋巴结肿大　90% 以上患儿全身淋巴结肿大，于病程第 1 周即可出现。以颈部最为常见。肘部滑车淋巴结肿大常提示有本病的可能。肿大淋巴结直径很少超过 3cm，中等硬度，无明显压痛和粘连。纵隔淋巴结肿大可致咳嗽和气急；肠系膜淋巴结肿大可引起腹痛。肿大淋巴结常在热退后数周才消退，亦可数月消退。

4. 肝大　肝大者约占 20%~62%，大多数在肋下 2cm 以内，可出现肝功能异常，并伴有急性肝炎的上消化道症状，2%~15% 有轻度黄疸。肝功能可于 2 周 ~2 月恢复正常。

5. 脾大　50%~70% 患儿有轻度脾肿大，偶可发生脾破裂故体检时不应重压。

6. 皮疹　部分病人在病程中出现皮疹，如丘疹、斑丘疹、荨麻疹、猩红热样皮疹、出血性皮疹等，多见于躯干。多于 4~6 日出现，持续 1 周左右消退。消退后不脱屑、无色素沉着。使用氨苄西林者，皮疹多见。

7. 其他　患儿可眼睑水肿、鼻塞、打鼾、腹痛等表现。

本病病程一般为 2~3 周，也可长至数月。偶有复发，但病程短，病情轻。婴幼儿感染常无典型表现，但血清 EBV 特异性抗体 IgM 可阳性。

（二）并发症

1. 神经系统　如吉兰-巴雷综合征、脑膜脑炎或周围神经炎等。

2. 血液系统　可发生自身免疫性溶血性贫血、再生障碍性贫血、血小板减少、粒细胞减少、EB 病毒相关性噬血细胞综合征。

3. 心脏　在急性期可发生心包炎、心肌炎。

4. 脾破裂　虽然少见，但极严重，轻微创伤即可诱发。

5. 其他　少见的并发症包括间质性肺炎、胃肠道出血、肾炎、肾病综合征、溶血-尿毒综合征、腮腺炎、中耳炎及睾丸炎等。

（三）实验室检查

1. 血常规　外周血象改变是本病的重要特征。早期白细胞总数可正常或偏低，以后逐渐升高＞10×10^9/L，高者可达（30~50）$\times 10^9$/L。白细胞分类早期中性粒细胞增多，以后淋巴细胞数可达 60% 以上，并出现异型淋巴细胞。异型淋巴细胞超过 10% 或其绝对值超过 1.0×10^9/L 时具有诊断意义。部分患儿可有血红蛋白降低和血小板计数减少。

2. 血清嗜异性凝集试验（heterophil agglutination test，HAT）　起病1周内患儿血清中出现嗜异性抗体，能凝集绵羊或马红细胞，阳性率达80%~90%。凝集效价在1：64以上，经豚鼠肾细胞吸收后仍呈阳性者具有诊断价值。此抗体体内可持续存在2~5个月。5岁以下小儿试验多为阴性。

3. EBV特异性抗体检测　间接免疫荧光法和酶联免疫法检测血清中VCA-IgM和EA-IgG。VCA-IgM阳性是新近EBV感染的标志，EA-IgG一过性升高是近期感染或EBV复制活跃的标志，均具有诊断价值。

4. EBV-DNA检测　采用实时定量聚合酶链反应（RT-PCR）方法能快速、敏感、特异的患儿血清中含有高浓度EBV-DNA，提示存在病毒血症。

5. 其他　部分患儿可出现心肌酶升高、肝功能异常、肾功能损害、T淋巴细胞亚群$CD4^+/CD8^+$比例降低或倒置。

（四）鉴别诊断

本病需与化脓性扁桃体炎、单核细胞增多综合征等相鉴别。

1. 化脓性扁桃体炎　多由链球菌引起，起病急，发热、咽峡炎表现，颌下淋巴结可轻度肿大，有压痛，伴感染中毒症状。外周血白细胞、中性粒细胞明显升高。青霉素治疗48小时后发热等临床表现改善。

2. 单核细胞增多症样综合征　巨细胞病毒、腺病毒、肺炎支原体、甲肝病毒、风疹病毒等感染所致的淋巴细胞和单核细胞增多相鉴别。其中巨细胞病毒所致者最常见。

（五）诊断思路

根据流行情况、典型临床表现（发热、咽峡炎、肝脾及淋巴结肿大）、外周血异型淋巴细胞 ≥ 10%、嗜异性凝集试验阳性、EB病毒特异性抗体（VCA-IgM、EA-IgG）和EBV-DNA检测阳性可作出临床诊断，特别是VCA-IgM阳性或急性期及恢复期双份血清VCA-IgG抗体效价呈4倍以上增高是诊断EBV急性感染最特异和最有价值的血清学试验，阳性可以确诊。

三、病原学和流行病学

（一）病原学

EBV是本病的病原体。1964年由Epstein和Barr首先从患恶性淋巴瘤（Burkitt lymphoma）非洲儿童的瘤组织中发现，1968年由Henle等报道为本病的病原体，并在此后众多的研究中得到证实。EBV属于疱疹病毒属，是一种嗜淋巴细胞的DNA病毒，具有潜伏及转化的特征。电镜下病毒呈球形，直径约150~180nm。EBV基因组呈线状，但在受染细胞内，病毒DNA存在两种形式：①线状DNA整合到宿主细胞染色体DNA中；②以环状的游离体游离于宿主细胞DNA之外。这两种形式的DNA，因不同的宿主细胞而可独立或并存。

EBV有5种抗原成分，均能产生各自相应的抗体：①衣壳抗原（viral capsid antigen，VCA）：可产生IgM和IgG抗体，VCA-IgM抗体早期出现，在1~2个月后消失，是新近EBV感染的标志；VCA-IgG出现稍迟于前者，可持续多年或终生，故不能区别新近感染与既往感染；②早期抗原（early antigen，EA）：是EBV进入增殖性周期初期形成的一种抗原，其中EA-D成分为EBV活跃增殖的标志；EA-IgG抗体于病后3~4周达高峰，持续3~6个月；③核心抗原（nuclear antigen，EBNA）：EBNA-IgG于病后3~4周出现，持续终生，是既往感染的标志；④淋巴细胞决定的膜抗原（lymphocyte determinant membrane antigen，LYDMA）：带有LYDMA的B细胞是细胞毒性T（Tc）细胞攻击的靶细胞，其抗体为补体结合抗体，出现和持续时间与EBNA-IgG相同，也是既往感染的标志；⑤膜抗原（membrane antigen，MA）：是中和性抗原，可产生相应中和抗体，其出现和持续时间与EBNA-IgG相同。

（二）流行病学

本病世界各地均有发生，多呈散发性，但也不时出现一定规模的流行。全年均有发病，以秋末至初春为多。病后可获得较稳固的免疫力，再次发病者极少。病人和隐性感染者是传染源。病毒大量存在于唾液腺及唾液中,可持续或间断排毒达数周、数月甚至数年之久。由于病毒主要在口腔分泌物中,因此口-口传播是重要的传播途径,飞沫传播虽有可能但并不重要,偶可经输血传播。虽然也在妇女生殖道内发现 EBV,但垂直传播问题尚有争议。本病主要见于儿童和青少年,性别差异不大。6 岁以下小儿得病后大多表现为隐性或轻型感染,15 岁以上感染者则呈典型症状。

四、发病机制和病理

(一)发病机制

EBV 进入口腔后,主要累及咽部上皮细胞、B 淋巴细胞、T 淋巴细胞及 NK 细胞,因这些细胞均具有 EBV 的受体 CD21。EBV 在咽部细胞中增殖,导致细胞破坏,引起扁桃体炎和咽炎症状,局部淋巴结受累肿大。病毒还可在腮腺和其他唾液腺上皮细胞中繁殖,并可长期或间歇性向唾液中排放,然后进入血液,通过病毒血症或受感染的 B 淋巴细胞进行播散,继而累及周身淋巴系统。受感染的 B 淋巴细胞表面抗原发生改变,引起 T 淋巴细胞的强烈免疫应答而转化为细胞毒性 T 细胞(主要是 CD8⁺T 细胞,TCL)。TCL 细胞在免疫病理损伤形成中起着非常重要的作用,它一方面杀伤感染 EBV 的 B 细胞,另一方面侵犯许多组织器官而产生一系列的临床表现。病人血中的大量异常淋巴细胞(又称为异型细胞)为这种具有杀伤能力的 T 细胞。此外,本病发病机制除主要是由于 B、T 淋巴细胞间的交互作用外,还有免疫复合物的沉积以及病毒对细胞的直接损害等因素。T 淋巴细胞活化后产生的细胞因子亦可能在传染性单核细胞增多症的发病中起一定作用,机制尚不清楚。婴幼儿时期典型病例很少,主要是因为不能对 EBV 产生充分的免疫应答。

(二)病理

淋巴细胞的良性增生是本病的基本病理特征。病理可见非化脓性淋巴结肿大,淋巴细胞及单核-吞噬细胞高度增生。肝、心、肾、肾上腺、肺、皮肤、中枢神经系统等重要器官系统均可有淋巴细胞、单核细胞及异型淋巴细胞浸润及局限性坏死病灶。脾脏充满异型淋巴细胞,水肿致脾脏质脆、易出血,甚至破裂。

五、治疗

1. 对症治疗 临床上无特效的治疗方法,对症治疗为主。

2. 抗病毒治疗 抗病毒治疗可用阿昔洛韦、更昔洛韦、伐昔洛韦及 α-干扰素等药物,但其确切疗效尚存争议。静脉注射丙种球蛋白可使临床症状改善,缩短病程,早期给药效果更好。

3. 其他 脾脏肿大者 2~3 周内应避免剧烈活动及腹部外力,以防脾脏破裂由于轻微的腹部创伤就有可能导致脾破裂;发生脾破裂时,应立即输血,并行手术治疗。抗菌药物对本病无效,仅在继发细菌感染时应用。重型病人短疗程应用肾上腺皮质激素可明显减轻症状。

六、预防

EBV 除可引起传染性单核细胞增多症以外,还与一些恶性疾病,包括鼻咽癌、霍奇金淋巴瘤等有关。因此近年来国内外正在研制 EB 病毒疫苗,除可用以预防本病外,尚考虑用于与 EBV 感染相关的儿童恶性淋巴瘤和鼻咽癌的免疫预防。

七、预后

本病系自限性疾病,预后大多良好,自然病程约 2~4 周。少数恢复缓慢,可达数周至数月。病死率约为 1%~2%,多由严重并发症所致。

本节小结

　　传染性单核细胞增多症是由 EB 病毒所致急性感染性疾病,淋巴细胞的良性增生是本病的基本病理特征。症状呈多样性,轻重不一,年龄越小,症状越不典型。典型临床表现为发热、咽峡炎、淋巴结肿大(尤其是颈部淋巴结)、肝脾肿大,伴眼睑水肿、鼻塞、打鼾,部分伴腹痛、皮疹。本病病程多为 2~3 周,也可长至数月。偶有复发。少数出现涉及多系统的并发症,尤其注意脾破裂及血液系统并发症。典型外周血象表现为 WBC > $10×10^9$/L,淋巴细胞分类 > 60%,异型淋巴细胞超过 10% 或其绝对值超过 $1.0×10^9$/L;血清中 VCA-IgM 阳性;部分血清嗜异性凝集试验阳性。需与化脓性扁桃体炎及单核细胞增多症样综合征相鉴别。无特异性治疗方法,以对症治疗为主。

思考题:

　　1. 简述传染性单核细胞增多症的临床表现。
　　2. 简述传染性单核细胞增多症的并发症。
　　3. 传染性单核细胞增多症的相关实验室检查有哪些?
　　4. 传染性单核细胞增多症的诊断思路及鉴别诊断。

参考文献

1. 江载芳,申昆玲,沈颖,等.实用儿科学.8 版.北京:人民卫生出版社,2015.

2. 王卫平.儿科学.8 版.北京:人民卫生出版社,2013.

3. 方峰,俞蕙.小儿传染病学.4 版.北京:人民卫生出版社,2014.

（许红梅　赵瑞秋）

第六节　脊髓灰质炎

学习目的
掌握:脊髓灰质炎临床表现、实验室检查、诊断、预防。
熟悉:脊髓灰质炎并发症、鉴别诊断、治疗、流行病学、病原学。
了解:脊髓灰质炎发病机制、病理。

一、概述

　　脊髓灰质炎(poliomyelitis)是由脊髓灰质炎病毒(poliovirus)引起的严重危害儿童健康的急性传染病,临床特征为分布不规则和轻重不等的迟缓性瘫痪。重者会因呼吸肌麻痹而死亡。目前尚无有效治疗。自 WHO 发起全球根除脊髓灰质炎行动以来,该病发病率降低了 99%。目前只在非洲和亚洲的少数国家仍有流行。2000 年 10 月世界卫生组织宣布包括我国在内的西太平洋区域为无脊髓灰质炎地区,但 2011 年 8 月新疆南疆地区发现输入性 I 型脊髓灰质炎病毒引起的局部传播疫情,共报告实验室确诊病例 21 例,我国及时采取强有力的应急措施,使疫情得到迅速的控制,2012 年 11 月 29 日,世界卫生组织(WHO)宣布我国恢复"无脊髓灰质炎状态"。据 WHO 报道,2012 年期间,全球有 5 个国家发生223 例感染病例;2013 年 8 个国家 416 例,2014 年 8 个国家 359 例,到 2015 年 10 月 2 日为止 2 个国家报告 44 例。

二、诊断

（一）临床表现

潜伏期通常为8~12天。临床表现差异很大，分为无症状型（又称隐性感染，占90%以上）、顿挫型（占4%~8%）、无瘫痪型和瘫痪型。其中瘫痪型典型表现可分为以下各期。

1. 前驱期　主要表现为发热、全身不适、食欲缺乏、多汗、咽痛、咳嗽、流涕等症状。亦可有恶心、呕吐、腹痛、腹泻等消化道症状。持续1~4天，如病情不再发展而痊愈，即为顿挫型。

2. 瘫痪前期　多数病人由前驱期进入本期，少数于前驱期症状消失数天后再次发热至本期，亦可无前驱期症状而从本期开始发病。患儿出现高热、头痛，颈背、四肢疼痛，活动或变换体位时加重。同时有多汗、皮肤发红、烦躁不安等兴奋状态和脑膜刺激征阳性等神经系统体征。小婴儿拒抱，较大患儿体检可见：①三脚架征（tripod sign）：患儿坐起时困难，需用两臂后撑在床上使身体形似三角形以支持体位，提示有脊柱强直；②吻膝试验（kiss-the-knee test）阳性：小儿坐起后不能自如地弯颈使下颌抵膝；③头下垂征（head drop sign）：将手置于患儿肩下并抬起躯干时，可发现头向后下垂。此时脑脊液已出现异常，呈现细胞蛋白分离现象。若3~5天后热退，症状消失则为无瘫痪型；如病情继续发展，浅反射和深腱反射逐渐减弱至消失，则可能发生瘫痪。

3. 瘫痪期　临床上无法将此期与瘫痪前期截然分开，一般于起病后的2~7天或第2次发热1~2天后出现不对称性肌群无力或弛缓性瘫痪，随发热而加重，热退后瘫痪不再进展。多无感觉障碍，大小便功能障碍少见。根据病变部位分为以下类型：

（1）脊髓型：最常见。多表现为不对称的单侧下肢弛缓性瘫痪，近端肌群比远端小肌群发病早，如累及颈背肌、膈肌、肋间肌时，可出现抬头及坐起困难、呼吸运动受限、矛盾呼吸等表现。腹肌、肠肌或膀胱肌瘫痪可引起肠麻痹、顽固性便秘、尿潴留或尿失禁。

（2）延髓型：病毒侵犯延髓呼吸中枢、循环中枢及脑神经的运动神经核，病情大多严重，可见脑神经麻痹及呼吸、循环受损的表现。常与脊髓型同时发生。

（3）脑型：较少见。呈弥漫性或局灶性脑炎，临床表现与其他病毒性脑炎无异。可有上运动神经元瘫痪。

（4）混合型：同时存在上述两种或两种以上类型的表现。

4. 恢复期　一般在瘫痪后1~2周，肢体远端的瘫痪肌群开始恢复，并逐渐上升至腰部。轻症者1~3个月恢复，重症者则需更长时间。

5. 后遗症期　因运动神经元严重受损而形成持久性瘫痪，1~2年内仍不能恢复则为后遗症。受累肌群萎缩，形成肢体或脊柱畸形。

（二）并发症

呼吸肌麻痹者可继发吸入性肺炎、肺不张；尿潴留易并发尿路感染；长期卧床可致压疮、肌萎缩、骨质脱钙、尿路结石和肾衰竭等。

（三）实验室检查

1. 血常规　外周血白细胞多正常，急性期血沉可增快。

2. 脑脊液　瘫痪前期及瘫痪早期可见细胞数增多（以淋巴细胞为主），蛋白增加不明显，呈细胞蛋白分离现象，对诊断有一定的参考价值。至瘫痪第3周，细胞数多已恢复正常，而蛋白质仍继续增高，4~6周后方可恢复正常。

3. 血清学检查　近期未服用过脊髓灰质炎疫苗的病人，发病1个月内用ELISA法检测病人血液及脑脊液中抗脊髓灰质炎病毒特异性IgM抗体，可帮助早期诊断；恢复期病人血清中特异性IgG抗体滴度较急性期有4倍以上增高，有诊断意义。

4. 病毒分离　粪便病毒分离是本病最重要的确诊性试验。对发病2周内、病后未再服过脊髓灰质炎减毒活疫苗的病人，间隔24~48小时收集双份粪便标本（重量≥5g），及时冷藏4℃以下送各级疾控中心脊髓灰质炎实验室检测。发病1周内，从患儿鼻咽部、血、脑脊液中也可分离出病毒。

（四）鉴别诊断

脊髓灰质炎出现典型瘫痪症状时，诊断并不困难。瘫痪出现前多不易确立诊断。血清学检查和大便病毒分离阳性可确诊。需与其他急性迟缓性麻痹（AFP）相鉴别。

1. 急性感染性多发性神经根神经炎（吉兰 - 巴雷综合征） 起病前1~2周常有呼吸道或消化道感染史，一般不发热，由远端开始的上行性、对称性、弛缓性肢体瘫痪，多有感觉障碍。面神经、舌咽神经可受累，病情严重者常有呼吸肌麻痹。脑脊液呈蛋白细胞分离现象。血清学检查和大便病毒分离可鉴别（表4-2）。

表 4-2　脊髓灰质炎（瘫痪型）与感染性多发性神经根神经炎的鉴别要点

	脊髓灰质炎	感染性多发性神经根神经炎
发病早期	多有发热	很少有发热
瘫痪肢体	不对称弛缓性瘫痪，且近端重于远端	对称性弛缓性瘫痪，且远端重于近端
感觉障碍	多无	多有
脑膜刺激征	有	多无
早期脑脊液变	呈细胞蛋白分离	呈蛋白细胞分离
遗留后遗症	多有	多无

2. 家族性周期性瘫痪 较少见，常有家族史及周期性发作史，突然起病，发展迅速，对称性四肢弛缓性瘫痪。发作时血钾降低，补钾后迅速恢复。

3. 周围神经炎 臀部注射时位置不当、维生素C缺乏、白喉后神经病变等引起的瘫痪可根据病史、感觉检查和有关临床特征鉴别。

4. 假性瘫痪 婴儿如有先天性髋关节脱位、骨折、骨髓炎、骨膜下血肿时可见假性瘫痪。应详细询问病史、体格检查，必要时经X线检查容易确诊。

5. 其他原因所致弛缓性瘫痪 应进行病原学检查来确诊。

（五）诊断思路

在流行区域、未服或未正规服脊髓灰质炎糖丸5岁以下儿童，在上呼吸道感染或胃肠炎后数天，再次发热1~2天后出现多汗、烦躁不安、感觉过敏、咽痛、颈背部疼痛、强直及瘫痪等表现，应疑诊此病，应进一步采集咽拭子或大便分离病毒、血/脑脊液检测特异性IgM以确诊。

三、病原学和流行病学

脊髓灰质炎病毒属于微小RNA病毒科的肠道病毒属，为20面体球形、无包膜的裸体颗粒。有3个血清型，型间较少交叉免疫。该病毒体外生存力强，耐寒、耐酸、耐乙醚、三氯甲烷等有机溶剂，零下20℃下能长期存活；高温、紫外线照射、含氯消毒剂、氧化剂等可将其灭活。

人是脊髓灰质炎病毒的唯一自然界宿主。粪 - 口感染为本病的主要传播方式。急性期病人和健康带病毒者的粪便是最重要的病毒来源，其中隐性感染者（占90%以上）和轻型无麻痹病人是最危险的传染源。感染之初病人的鼻咽分泌物也排出病毒，故亦可通过飞沫传播，但为时短暂。病程的潜伏期末和瘫痪前期传染性最大，热退后传染性减少。患儿粪便中脊髓灰质炎病毒存在时间可长达2个月，但以发病2周内排出最多。一般以40天作为本病的隔离期。人群普遍易感，感染后获得对同型病毒株的持久免疫力。

四、发病机制和病理

（一）发病机制

病毒经口进入人体，在咽部和回肠淋巴组织中增殖，同时向外排出病毒，如机体抵抗力强，产生相应的保护性抗体，患儿可无临床症状，形成隐性感染；少数病人病毒可侵入血液引起病毒血症，并侵犯呼吸道、消化道等组织引起前驱症状。此时如机体免疫系统能清除病毒，则形成顿挫型感染；否则病毒可继续扩散到全身淋巴组织中大量增殖，并再次入血形成第二次病毒血症。病毒进入中枢神经系统的确切机制还不清楚，主要侵犯脊髓前角运动神经元和脊髓、大脑及其他部位，包括小脑和皮质运动区都受到不同程度的侵犯，引起灰质细胞广泛坏死，发生瘫痪。

（二）病理

脊髓灰质炎病毒为嗜神经病毒，主要侵犯中枢神经系统的运动神经细胞，以脊髓前角运动神经元损害为主，尤以颈段和腰段受损最严重，脑干及其他部位受累次之。病毒对神经元的损害引起强烈的炎症反应，瘫痪的部位和严重程度取决于被侵犯神经元的分布。病灶特点为多发，散在且不对称。可见神经细胞胞质内染色体溶解，周围组织充血、水肿和血管周围炎症细胞浸润。早期病变呈可逆性，病变严重者则因神经细胞坏死、瘢痕形成而造成持久性瘫痪。偶见局灶性心肌炎、间质性肺炎以及肝、肾等其他器官病变。

五、治疗

目前尚无药物可控制瘫痪的发生和发展，主要是对症处理和支持治疗。

1. 前驱期和瘫痪前期　卧床休息，隔离 40 天。避免劳累、肌内注射及手术等刺激，肌肉痉挛疼痛可用热敷或口服镇痛剂。静脉滴注高渗葡萄糖及维生素 C，可减轻神经组织水肿。有条件的可静脉输注丙种球蛋白 400mg/（kg·d），连用 2~3 天，有减轻病情的作用。早期应用 α- 干扰素有抑制病毒复制和免疫调节的作用，100 万 U/d，肌内注射，14 天为 1 疗程。

2. 瘫痪期　瘫痪肢体置于功能位置，防止畸形。地巴唑 0.1~0.2mg/（kg·d）顿服，10 天为 1 疗程，有兴奋脊髓和扩张血管的作用；加兰他敏能促进神经传导，0.05~0.1mg/（kg·d），肌内注射，20~40 天为 1 疗程；维生素 B$_{12}$ 能促进神经细胞代谢，0.1mg/d，肌内注射。呼吸肌麻痹者及早使用呼吸机；吞咽困难者用鼻饲保证营养；继发感染者选用适宜的抗生素治疗。

3. 恢复期及后遗症期　尽早开始主动和被动锻炼，防止肌肉萎缩。也可采用针灸、按摩及理疗等，促进功能恢复，严重肢体畸形可手术矫正。

六、预防

1. 主动免疫　对所有小儿均应口服脊髓灰质炎减毒活疫苗糖丸进行主动免疫。基础免疫自出生后 2 月龄婴儿开始，连服 3 剂，每次间隔 1 个月，4 岁时加强免疫一次。还可根据需要对 < 5 岁的儿童实施基础免疫外的强化补充免疫接种。

2. 被动免疫　未服用疫苗而与病人有密切接触的 < 5 岁的小儿和先天性免疫缺陷的儿童应及早注射丙种球蛋白，每次 0.3~0.5ml/kg，每日 1 次，连用 2 日，可防止发病或减轻症状。

七、监测

通过建立有效的疾病报告和监测系统，做好对急性迟缓性麻痹（AFP）病例的主动监测。发现急性迟缓性麻痹的病人或疑似病人，要在 24 小时内向当地疾病控制中心进行报告，并及时隔离病人，自发病之日起至少隔离 40 天。对有密切接触史的易感者要进行医学观察 20 天。所有 AFP 病例均应按标准采集双份大便标本用于病毒分离，并尽可能进行血清学检测。

本节小结

脊髓灰质炎(poliomyelitis)是由脊髓灰质炎病毒(poliovirus)引起的严重危害儿童健康的急性传染病,临床特征为分布不规则和轻重不等的迟缓性瘫痪。重者会因呼吸肌麻痹而死亡。潜伏期通常为8~12天。临床表现差异很大,分为无症状型、顿挫型、无瘫痪型和瘫痪型。其中瘫痪型可分前驱期、瘫痪前期、瘫痪期、恢复期和后遗症期;并发症包括继发吸入性肺炎、肺不张、尿路感染、压疮、肌萎缩、骨质脱钙、尿路结石和肾衰竭等。主要实验室检查包括脑脊液呈细胞蛋白分离现象、血液及脑脊液中抗脊髓灰质炎病毒特异性IgM、恢复期病人血清中特异性IgG抗体滴度较急性期有4倍以上增高有诊断意义,粪便病毒分离是本病最重要的确诊性试验。本病需与吉兰·巴雷综合征、家族性周期性瘫痪、周围神经炎及假性瘫痪等相鉴别。

脊髓灰质炎病毒属于微小RNA病毒科的肠道病毒属,有3个血清型,型间较少交叉免疫。人是脊髓灰质炎病毒的唯一自然界宿主。粪-口感染为主要传播方式。主要侵犯脊髓前角运动神经元和脊髓、大脑及其他部位,包括小脑和皮质运动区都受到不同程度的侵犯,引起灰质细胞广泛坏死,发生瘫痪。

思考题

1. 试述脊髓灰质炎的分型。
2. 简述脊髓灰质炎瘫痪型的分期。
3. 试述脊髓灰质炎的鉴别诊断。
4. 简述脊髓灰质炎相关实验室检查。

参考文献

1. 江载芳,申昆玲,沈颖,等.实用儿科学.8版.北京:人民卫生出版社,2015.
2. 王卫平.儿科学.8版.北京:人民卫生出版社,2013.
3. 方峰,俞蕙.小儿传染病学.4版.北京:人民卫生出版社,2014.

(许红梅 赵瑞秋)

第五章 细菌感染性疾病

第一节 猩红热

一、概述

猩红热（scarlet fever）是由 A 组乙型溶血性链球菌引起的急性呼吸道传染病。临床上具有发热、咽峡炎、全身弥漫性猩红色皮疹及疹退后明显脱屑等特征，少数病人病后可由于变态反应导致风湿热及急性肾小球肾炎。

二、诊断

（一）临床表现

1. 典型猩红热潜伏期 1~7 天，通常为 2~4 天。

（1）前驱期：从发病到出疹前，一般不超过 24 小时。患儿起病多急骤，有恶寒、高热，体温高低不一，轻者 38~39℃之间，重者高达 39~40℃以上。同时伴有头痛、全身不适、恶心、呕吐、食欲缺乏等中毒症状。局部咽峡炎症状明显，表现为咽痛，吞咽时加剧。咽部明显充血、水肿，扁桃体充血肿胀，腺窝覆有点、片状黄白色脓性渗出物，易拭去，软腭可见点状或出血性黏膜疹。颌下及颈淋巴结肿大、压痛。

（2）出疹期：于发病后 1~2 天出疹。皮疹最早见于耳后、颈部及上胸部，1 日内迅速由上而下蔓及全身。典型的皮疹为在全身皮肤弥漫性充血发红的基础上，广泛分布有均匀、密集、针尖大小的猩红色丘疹，呈鸡皮样，抚摸有细沙样感觉，可融合成片，伴有痒感（图 5-1）。疹间无正常皮肤，以手按压则红色可暂时消退数秒钟，出现苍白的手印，称为"贫血性皮肤划痕"（图 5-2），为猩红热的特征之一。部分病人可见带黄白色脓点且不易破溃的皮疹，称为"粟粒疹"，严重者可见出血性皮疹。在颈部、腋窝、肘窝及腹股沟等皮肤皱褶处，皮疹密集，色深红，间或有出血点，呈横线状，称为"帕氏线"（pastia line）或"帕氏征"（图 5-3）。面部充血、潮红、无皮疹，口唇周围苍白，形成"环口苍白圈"（图 5-4）。皮疹多在 48 小时达高峰。此外，病初患儿舌部白苔样覆盖物，舌乳头红肿，称为"白草莓舌"（图 5-5）；2~3 天后白苔消退，舌面光滑呈绛红色，舌乳头凸起，称为"红草莓舌"（图 5-6）。

（3）恢复期：皮疹于 3~5 天后颜色转暗，逐渐消退，并按出疹先后顺序脱屑、脱皮。脱皮的程度和时

图 5-1 猩红热皮疹

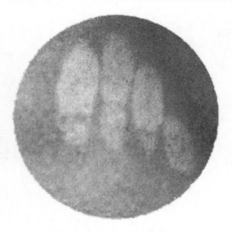

图 5-2 贫血性皮肤划痕

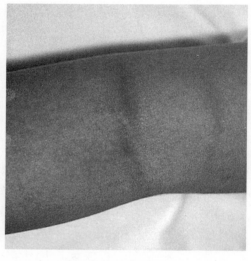

图 5-3 帕氏线

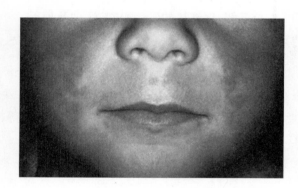

图 5-4 环口苍白圈

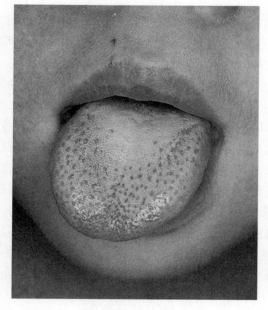

图 5-5 白草莓舌

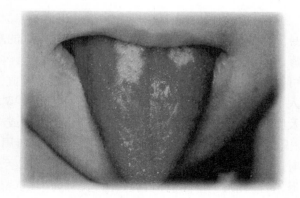

图 5-6 红草梅舌

间,依发疹的轻重而异,皮疹愈多愈密,则脱屑愈明显。轻症病人呈细屑状或片状脱屑,重者手掌、足底处可呈手指、足趾套状脱皮。全身中毒症状及局部炎症渐消退,此期持续约一周左右。

2. 其他临床类型

(1)轻型:短暂发热或无热,咽峡炎和皮疹等临床表现均较轻微且不典型,皮疹较少而色淡,不典型,且消退较快,无脱皮或呈细屑状脱皮。病程短,为近年临床多见。但仍有发生变态反应并发症的可能性。

(2)中毒型:为严重的红疹毒素所致。中毒症状明显,常伴有40℃以上高热,意识障碍,甚至惊厥及昏迷,皮疹可为出血性,延时较久,但咽峡炎不明显。可出现中毒性心肌炎、中毒性肝炎及中毒性休克等,临床病死率高。本型近年来少见。

(3)脓毒型:咽部严重的化脓性炎症、坏死及溃疡,常可波及邻近组织形成化脓性中耳炎、鼻窦炎、颈淋巴结炎及软组织炎、咽后壁脓肿,亦可侵入血液循环引起败血症及迁徙性化脓性病灶。目前已很少见。

(4)外科型或产科型:病菌自皮肤创伤处或产道侵入致病,可有局部化脓性病变。皮疹从创口首先出现且明显,由此再波及全身,症状轻微,常无咽峡炎,预后较好。

3. 并发症

(1)化脓性并发症:感染直接侵袭邻近组织或蔓延至管腔所致,年幼体弱儿多见,如中耳炎、乳突炎、淋巴结炎、扁桃腺周围脓肿、咽后壁脓肿及蜂窝织炎等,严重者细菌经血行播散可引起败血症及迁徙性病灶,如脑膜炎、心包炎及骨髓炎等,病情进展迅速可引起中毒性休克综合征(TSS),死亡率可达20%~30%。

(2)非化脓性并发症:少数年长患儿在感染后3周可出现风湿热,包括风湿性心肌炎、心内膜炎及心包炎,风湿性关节炎。从急性风湿热病人身上常分离出 M 型1、3、5、6、18 血清型。近年由于链球菌感染时多能获得早期、足够疗程的治疗,风湿热发病已明显减少。M 型 12 感染后 2~3 周有导致急性肾小球肾炎的可能。

（二）实验室和辅助检查

1. 外周血象　白细胞总数在($10~20$)×10^9/L 或更高,中性粒细胞百分比多在 80% 以上,严重病人可出现核左移及中毒颗粒。

2. 细菌学检查　咽扁桃腺、伤口等处分泌物或渗出物培养可分离到化脓链球菌。也可采用酶免疫法、光学免疫测定法和化学发光 DNA 探针等抗原测定技术进行快速诊断,有助于感染的早期诊断。

3. 血清学检查　检测血清中的多种抗体,包括抗溶血素 O 抗体、抗 DNAase、抗透明质酸酶及抗链激酶等,可提示链球菌属近期感染。

（三）鉴别诊断

(1)麻疹:病初有明显卡他症状及口腔麻疹黏膜斑,起病后 4 日出疹,为斑丘疹,分布广,皮疹之间皮肤正常,无杨梅舌。

(2)风疹:浅红色斑丘疹,常有耳后、枕后淋巴结肿大,咽部症状轻,皮疹消退后不留色素沉着及脱屑。

(3)金黄色葡萄球菌感染:也可发生猩红热样皮疹、杨梅舌等,但皮疹持续时间短暂,疹退后全身中毒症状不减轻,且常有局部或迁徙性病灶,病情进展快,预后差。鉴别需根据细菌学检查。

(4)药疹:皮疹可呈多样化,分布不均匀,感染中毒症状轻,无咽峡炎症状,有药物史,停药后症状减轻。

（四）诊断思路

诊断根据当地是否有本病流行,有无与病人密切接触史,临床表现具有发热、咽峡炎、"草莓舌"、典型皮疹,外周血白细胞计数及中性粒细胞百分比均增高,可以确立临床诊断。咽拭子、脓性分泌物中培养分离出化脓链球菌则可以明确诊断。

猩红热诊治流程图（图 5-7）。

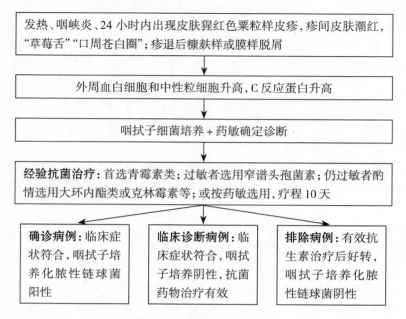

发热、咽峡炎、24 小时内出现皮肤猩红色粟粒样皮疹，疹间皮肤潮红，"草莓舌""口周苍白圈"；疹退后糠麸样或膜样脱屑

外周血白细胞和中性粒细胞升高，C 反应蛋白升高

咽拭子细菌培养 + 药敏确定诊断

经验抗菌治疗：首选青霉素类；过敏者选用窄谱头孢菌素；仍过敏者酌情选用大环内酯类或克林霉素等；或按药敏选用，疗程 10 天

确诊病例：临床症状符合，咽拭子培养化脓性链球菌阳性

临床诊断病例：临床症状符合，咽拭子培养阴性，抗菌药物治疗有效

排除病例：有效抗生素治疗后好转，咽拭子培养化脓性链球菌阴性

图 5-7　猩红热诊治流程图

三、病原与流行病学

（一）病原

A 组乙型溶血性链球菌（又称化脓链球菌）（streptococcus pyogenes），革兰染色阳性，无动力，无芽孢及鞭毛，在含血的培养基上易生长，并产生完全溶血。链球菌菌壁上具有多种蛋白抗原成分，其中以 M 抗原最重要，根据其抗原性不同可将细菌进一步分为 100 余种血清型，不同血清型可导致感染的不同临床表现，某些血清型与感染后并发变态反应性病变有相关性。M 蛋白是细菌主要的毒力因子，它既可使细菌具有黏附、寄居在呼吸道黏膜上皮的能力，又有抗吞噬作用，对中性粒细胞和血小板都有免疫毒性作用。链球菌产生的脂膜酸（lipoteichoicacid, LTA）也是一种毒力因子，可通过与上皮细胞表面的纤维结合素（fibronectin）结合，促使细菌定居。链球菌产生释放出下列毒素和酶：①链球菌致热外毒素（streptococcal pyrogenic exotoxin, SPE）即红疹毒素，因抗原性不同而分为 A、B、C 三种，均可导致病人出现发热、头痛等全身中毒症状及猩红热样皮疹，并能抑制吞噬系统和 T 淋巴细胞功能，触发内毒素出血性坏死（schwartzman）反应；②链激酶（streptokinase），可使血浆蛋白酶原变为血浆蛋白酶，进而阻止血浆凝固并具溶栓作用；③透明质酸酶（hyaluronidase）又称扩散因子，可溶解细胞间透明质酸，链激酶和透明质酸酶均有助于细菌在组织中扩散；④溶血素，可溶解红细胞并损伤中性粒细胞、血小板及心肌组织。此外，尚有消化纤维蛋白、酪蛋白等蛋白酶可破坏组织，引起坏死。

化脓链球菌在环境中生存力较强，可寄居在人体口咽部，在痰液及脓液中可生存数周之久，但对热和干燥的抵抗力较弱，56℃加热 30 分钟及一般化学消毒剂均可将其杀灭。

（二）流行病学

1. 传染源　急性期病人及健康带菌者是主要传染源。猩红热自发病前 24 小时至疾病高峰时期传染性最强，病人的口咽部、鼻腔和唾液中含有大量细菌，至恢复期 1~3 周内仍具有传染性。

2. 传播途径　主要通过鼻咽分泌物飞沫传播或直接密切接触传播，儿童集体机构及家庭是疾病传播的重要场所。病菌也可通过污染玩具、生活用品和食物等经口传播，还可通过皮肤创伤或产道入侵，称为"外科型"或"产科型"猩红热。

3. 人群易感性 普遍易感,感染后机体可获得血清型特异性抗菌免疫和抗毒免疫,且较持久。但对不同型别的链球菌及不同型别的致热毒素,无交叉免疫保护作用,故仍可重复患病。婴儿可通过胎盘获得被动免疫。

4. 流行状况和特征 猩红热全年均可发病,以温带地区、冬春季节发病多见。本病多见于学龄前及学龄儿童,3岁以下婴幼儿少见。近数十年来,本病在国内流行日趋缓和,病情渐趋轻症化。

四、发病机制与病理

化脓链球菌侵入人体后可引起以下三种病变:

1. 炎症性病变 致病菌有较强的侵袭力,由呼吸道侵入后借助 M 蛋白和脂壁酸黏附于黏膜上皮细胞,并进一步侵入组织引起炎症。M 蛋白保护细菌不被吞噬,在透明质酸酶、链激酶及溶血素的作用下,促使炎症通过淋巴管或组织间蔓延扩散并导致组织坏死,引起扁桃腺周围脓肿、中耳炎、淋巴结炎、蜂窝织炎等。对少数病人,细菌进入血液引起血行感染。

2. 中毒性病变 细菌产生致热外毒素由局部吸收进入血液循环,引起发热、头痛、呕吐、食欲缺乏等全身中毒症状,同时引起皮肤、黏膜血管弥漫性充血、水肿、炎性细胞浸润、上皮细胞增生等,形成点状充血性皮疹及鸡皮样发疹,中毒症状严重者也可形成出血性皮疹。受毒素影响,肝、脾、淋巴结均可见不同程度的充血和脂肪变性,心肌细胞混浊肿胀、变性或坏死,肾脏发生间质性炎症改变。

3. 变态反应性病变 感染后 2~4 周,个别患儿可出现心、肾、滑膜组织等处非化脓性病变,临床主要表现为风湿热或急性肾小球肾炎。其原因可能为链球菌某些型与被感染者心肌、肾小球基底膜或关节滑囊的抗原相似,当产生特异免疫后引起交叉免疫反应,也可能因抗原抗体免疫复合物沉积所致。

五、治疗

1. 一般治疗 应卧床休息,咽痛明显予以流质或半流质饮食。保持口腔清洁,可用温盐水漱口。高热不退者,应积极物理降温或用退热药物。

2. 病原治疗 迄今化脓链球菌对青霉素类仍高度敏感,早期治疗可迅速消灭病原菌,缩短病程,预防和治疗脓毒并发症,尤其对预防风湿热、急性肾小球肾炎的发生有重要意义。首选青霉素,根据病情选择口服或静脉给药,疗程为 10~14 天。对青霉素过敏者可选用头孢菌素治疗,如头孢氨苄、头孢羟氨苄或头孢曲松等,疗程 10 天。由于链球菌对大环内酯类和克林霉素的耐药性明显增加,不宜选用。

3. 对症治疗 中毒型及脓毒型猩红热,除应用大剂量青霉素外,可予肾上腺皮质激素。重症患儿需密切监护,维持水、电解质平衡,必要时可予静脉注射丙种球蛋白。发生休克者,给予抗休克治疗。如有组织坏死及脓肿形成需行外科切除或引流。

4. 并发症治疗 除针对风湿热、急性肾小球肾炎和关节炎的相应治疗外,对风湿性心脏病或风湿热病人尚应给予抗生素进行长期预防治疗,防止呼吸道链球菌再次感染而导致风湿热的复发,疗程数年以上,直至病情稳定为止。

六、预防

1. 隔离传染源 对猩红热患儿应及时隔离、治疗至咽拭子培养阴性。儿童机构内有本病流行时,对急性咽峡炎或扁桃腺炎病人,应按猩红热病人隔离治疗。密切接触病人的易感儿需检疫一周。对带菌者应予青霉素治疗,直至培养转阴。

2. 切断传播途径 流行期间,儿童应避免到人群密集的公共场所活动,并经常戴口罩。经常开窗通风,保持室内空气流通。改善环境和注意小儿个人卫生,避免皮肤软组织感染。

3. 保护易感者 对体弱儿可用药物预防,如口服青霉素或头孢菌素。

4. 预防并发症 早期、足疗程治疗化脓链球菌感染,可有效预防风湿热及急性肾小球肾炎的发生。

七、预后

普通型、轻型和外科型患儿恢复顺利,预后良好。多数化脓性并发症也可治愈和预防。若治疗及时合理,也可减少急性风湿热的发生率。个别重症病例可死亡,目前已很少见。

 本节小结

猩红热是细菌性出疹性疾病的代表,是由 A 组乙型溶血性链球菌引起的急性呼吸道传染病,A 组乙型溶血性链球菌引起猩红热最主要的致病因子是红疹毒素;典型的临床表现包括发热、咽峡炎、全身弥漫性猩红色皮疹及疹退后明显脱屑;普通型猩红热分为前驱期、出疹期、恢复期三期,在前驱期往往只能诊断为咽峡炎或化脓性扁桃体炎;在出疹期有特殊的特征:贫血性皮肤划痕、环口苍白圈、帕氏线、红草莓舌;血常规对猩红热诊断有帮助,咽拭子培养若培养出 A 组乙型溶血性链球菌可确诊;猩红热还需与其他出疹性疾病及金黄色葡萄球菌感染、药疹鉴别;猩红热的并发症有三类:化脓性并发症、中毒性并发症、变态反应性并发症,其中变态反应性并发症包括风湿热或急性肾小球肾炎,它是影响猩红热预后的关键因素;猩红热治疗首选青霉素类;过敏者选用窄谱头孢菌素;仍过敏者酌情选用大环内酯类或克林霉素等;或按药敏选用,疗程 10 天。

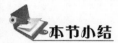 **思考题**

1. 猩红热的病原是什么? 链球菌怎样分类? A 组乙型溶血性链球菌的致病因素有哪些?
2. 猩红热的诊断依据是什么?
3. 猩红热合并哪些并发症,为什么?

参考文献

1. 江载芳,申昆玲,沈颖,等.实用儿科学.8 版.北京:人民卫生出版社,2015.
2. 王卫平.儿科学.8 版.北京:人民卫生出版社,2013.
3. 方峰,俞蕙.小儿传染病学.4 版.北京:人民卫生出版社,2014.

(黄延风)

第二节　百　日　咳

学习目标
掌握:百日咳的临床表现和咳嗽特点、诊断及鉴别诊断。
熟悉:百日咳的流行病学特征、常见并发症、治疗。
了解:百日咳的病原、发病机制、病理变化、预防。

一、概述

百日咳(whooping cough,pertussis)是由百日咳杆菌(百日咳鲍特杆菌)引起的急性呼吸道传染病。临床以阵发性痉挛性咳嗽,咳嗽终末伴有深长的"鸡鸣"样吸气性回声为特征,病程常迁延 2~3 个月,故称"百日咳"。本病传染性很强,多发生于儿童。婴儿及重症病人可并发肺炎或百日咳脑病而死亡。

近三十年来，由于疫苗的广泛接种，我国百日咳的流行已大大减少，发病率、病死率亦明显降低。近年来由于无细胞疫苗（acellular cell pertussis vaccine，APV）功效逐渐减弱、百日咳传播方式转变、百日咳杆菌变异及对大环内酯类抗生素耐药，百日咳发病有增加趋势，世界各地都有百日咳发病率增多的报道。世界卫生组织（World Health Organization，WHO）报道，2012 年全球约有 200868 的百日咳病例，其中 95% 来自发展中国家，未接种疫苗或疫苗接种不全的婴幼儿住院率及死亡率高，死亡率高达 3%。即便在疫苗覆盖率较高的发达国家，发病率亦逐年上升，局部地区还有暴发流行，这一现象称为"百日咳复燃"。

其流行病学特点：

1. 传染源病人是唯一传染源，从潜伏期末 1~2 天至发病后 6 周内都有传染性，以病初 1~3 周最强。非典型及轻症病人是重要传染源。少见带菌者。

2. 传播途径通过飞沫经呼吸道传播，以家庭内传播较多见。咳嗽时病原菌随飞沫传播，易感者吸入带菌的飞沫而被感染，由于该菌在体外生存力弱，间接传播可能性小。

3. 人群易感性和流行特征人群普遍易感，婴幼儿易感性最强。由于母体不能提供保护性抗体，6 个月以下婴儿发病率高，新生儿也可发病。本病呈全球性分布，多见于温带和寒带，冬春季节高发，多为散发，可在集体儿童机构中流行。由于百日咳疫苗接种或自然感染后都不能获得终生免疫，可再次感染，随着疫苗的广泛应用，百日咳的流行模式已经由疫苗应用前的婴幼儿之间的传播转变为在成年人和青少年之间以及成年人和青少年向婴幼儿的传播，应引起重视。

二、病因和发病机制

（一）病因

百日咳鲍特杆菌（Bordetella pertusis），属于鲍特菌属，为革兰阴性杆菌，需在特殊培养基（B-G 培养基）上生长。依其菌落形态、毒力、抗原性的强弱和侵袭力的不同可分为 I~IV 相：I 相菌落光滑，能溶血，有荚膜，毒力强，抗原性强，具有感染力，含内、外毒素；IV 相菌落大而粗糙，没有荚膜，毒力和抗原性消失，没有致病力；II 相和 III 相为过渡型。

细菌产生的内、外毒素及其他生物活性物质，在致病机制中起重要作用。

1. 凝集原（agglutinogen，AGGs）　在细菌感染过程中对宿主支气管细胞有黏附作用。

2. 丝状血凝素（fllamentous hemagglutinin，FHA）　对细菌黏附、定居宿主细胞及增强百日咳毒素的活性有重要作用。

3. 百日咳毒素（pertussis toxin，PT）　存在于细菌细胞壁中，是百日咳鲍特杆菌致病的主要毒力因子，目前已作为所有无细胞百日咳疫苗的主要组分之一。

4. 百日咳黏附素（pertactin，PRN）　在细菌感染黏附过程中发挥着重要作用。

百日咳鲍特杆菌对外界抵抗力弱，室温下只能生存 2 小时，不耐干燥，56℃ 30 分钟或日光照射 1 小时即死亡，对紫外线及常用消毒剂均敏感。

（二）发病机制

细菌侵入易感者呼吸道后，通过其毒力因子如 FHA、PRN 和 AGGs 黏附在喉、气管、支气管、细支气管黏膜上皮细胞的纤毛上，在上皮细胞纤毛上繁殖，并释放 PT 等细菌毒素，导致支气管黏膜广泛炎症、黏液分泌增多、上皮细胞变性坏死、纤毛运动麻痹、上皮细胞的蛋白合成降低，亚细胞器破坏及全身反应。纤毛麻痹使呼吸道炎症所产生的黏稠分泌物排除障碍，滞留的分泌物不断刺激呼吸道末梢神经，通过咳嗽中枢引起痉挛性咳嗽（spasmodic cough），直至分泌物排出为止。

长期咳嗽刺激可使咳嗽中枢形成持久的兴奋灶，其他刺激（如检查咽部、饮水及进食、冷空气）等均可反射性引起咳嗽痉挛性发作。当气道内分泌物排出不畅，可导致不同程度呼吸道阻塞，引起肺不张、肺气肿、支气管扩张及感染；长期剧烈咳嗽可致肺泡破裂形成纵隔气肿和皮下气肿；痉咳不止可使脑部缺氧，并发百日咳脑病，还可引起面部水肿和眼结膜及颅内出血。

机体免疫反应：百日咳鲍特杆菌主要毒力因子诱导机体免疫反应并具免疫调节作用。既往一直认为，百日咳特异性免疫应答以体液免疫为主。近年来深入研究表明，特异性细胞免疫有重要作用。感染早期，特异性细胞免疫应答被抑制，主要是固有免疫细胞（如巨噬细胞）产生分泌 IFN-γ、IL-2 和 IL-12 等细胞因子以抗感染，并诱导 Th1 型细胞免疫反应。随着感染进程，Th1 型细胞免疫应答开始发挥作用，并最终清除细菌。Th1 型细胞刺激 B 细胞产生保护性抗体，共同发挥抗感染作用，并使病人获得病后免疫力，但不完全而持久。

三、病理

百日咳杆菌引起的病理改变主要在气管、支气管黏膜，但鼻咽部也可以看到病变。主要表现为上皮细胞坏死、胞浆出现空泡，胞核碎裂、溶解，细胞死亡、脱落。上皮的中层和基底层有多核细胞和单核细胞浸润。支气管及肺泡周围粒细胞和淋巴细胞聚集，形成间质炎症，且间质性炎症明显。由于黏液团导致小气道完全或不完全阻塞，可见局部肺不张或肺气肿。并发脑病时脑组织充血水肿，神经细胞变性，并有多处小出血灶或弥散性出血点。

四、临床表现

潜伏期 2~21 天，一般为 7~14 天。

1. 卡他期（catarrhal period） 从发病至出现阵发性痉挛性咳嗽，一般为 7~10 天。表现为类似普通感冒的症状，如轻微咳嗽，喷嚏、流涕、鼻塞、低热、结膜充血等，一周左右卡他症状减轻后咳嗽症状逐渐加重，此期具有传染性。

2. 痉咳期（paroxysmal phase） 阵发性痉挛性咳嗽为其特征性表现，一般持续 2~6 周或更长时间。痉咳前患儿常有焦虑的先兆或恐惧感，痉挛性咳嗽发作时为连续不断的十余声至数十声短促咳嗽，继而深长的吸气，此时因较大量空气急促通过痉挛声门发出特殊的高音调鸡鸣样吸气回声。类似痉咳反复多次，直至咳出大量黏稠痰液或将胃内容物吐出。患儿常伴面红唇绀，张口伸舌，颈静脉显露，双手握拳曲肘，身体前倾，咳嗽剧烈时可有大小便失禁。痉咳次数随病情进展而增多。频繁痉咳者可因胸腔压力增高，头颈静脉回流受阻而导致颜面水肿，眼结膜充血水肿，鼻出血，面部针尖大出血点，严重者有颅内出血。在痉咳舌外伸时，舌系带与下门齿摩擦可导致溃疡。痉咳间歇期患儿活动如常。轻微刺激如进食、哭闹或受凉等均可再次诱发痉咳。患儿无并发症时体温正常，无肺部阳性体征。若继发其他细菌感染时，可伴有相应症状和体征。

新生儿和小婴儿常无典型痉咳，多表现为数声咳后屏气发作，呼吸暂停，面色发绀，易致窒息和惊厥，若抢救不及时，常因窒息或心脏停搏而死亡。

年长儿临床表现不典型时，百日咳症状一般较轻，仅有持续干咳，或迁延至慢性咳嗽。

此期常出现并发症，年龄越小发生率越高。

3. 恢复期（recovery phase） 此期痉咳缓解，咳嗽发作次数逐渐减少，程度减轻，鸡鸣样吸气回声消失，此期一般持续 2~3 周。有肺部并发症者（并发肺炎、肺不张等）病程可迁延不愈，持续数周或数月。

五、并发症

1. 支气管肺炎 多见于婴幼儿，继发其他细菌感染所致。除发热外，有呼吸浅快、呼吸困难或发绀，肺部多有细湿啰音，外周血中性粒细胞绝对计数升高。支气管肺炎是百日咳最常见的并发症，也是百日咳病人死亡的常见原因。尤其是导致婴幼儿百日咳死亡的主要原因。

2. 百日咳脑病 剧烈咳嗽引起脑部缺氧、水肿及出血，反复惊厥发作加重脑组织损伤，以及百日咳毒素作用，均可导致百日咳脑病发生。主要发生在痉咳期，脑脊液多无明显变化，为最严重的并发症。大约<2% 的患儿出现惊厥。因缺氧造成的脑病和死亡，多见于年龄较小的婴儿。

3. 结核病变恶化 百日咳可使潜伏结核感染发展为活动性结核病；原有结核病灶恶化，甚至引起血行播散,导致结核性脑膜炎或粟粒性结核病。

4. 其他 由于痉咳时腹腔压力增高,可致脐疝、腹股沟疝嵌顿及直肠脱垂等。气压性损伤(如结膜下出血、气胸等)、因剧烈咳嗽喂养困难导致的营养不良等。

六、实验室检查

(一)一般实验室检查

血常规见白细胞计数升高至(20~50)×10^9/L 或以上,分类以淋巴细胞为主,一般在 60% 以上,亦可高达 90%,多为成熟的小淋巴细胞,是因淋巴细胞促进因子促使脾及其他淋巴器官释放至血的淋巴细胞增加,并使血中淋巴细胞进入毛细血管及淋巴管减少。有继发感染时中性粒细胞增高。

(二)病原学检查

1. 细菌培养 取鼻咽拭子接种于培养皿中;或用咳碟法将血培养皿置于患儿口部 5~10cm 处咳嗽取样。特异性高,但阳性率较低。因实验周期较长,易受抗生素及疫苗接种等诸多因素影响,阳性率较低,导致临床漏诊率高。

2. 分子生物学检测 用 PCR 法检测鼻咽分泌物中细菌 DNA,具有快速、敏感和特异的诊断价值。国外及 WHO 已将荧光定量 PCR 纳入百日咳的病原学诊断标准。

3. 血清学检查 用酶联免疫吸附试验(ELISA)法主要检测百日咳特异性 IgA、IgG 及 IgM 抗体。留取急性期和恢复期双份血清检测特异性抗体,主要用于回顾性诊断或不典型病例的辅助诊断。急性期血清特异性 IgM 阳性或者急性期和恢复期双份血清特异性 IgG 抗体滴度 ≥ 4 倍升高表明近期感染。对细菌培养阴性者更有意义。但目前没有很标准的试剂盒可供临床使用。12 岁以下儿童 IgA 反应较差,诊断价值有限。

4. 抗原检测 采用酶联斑点蛋白印迹法或直接荧光抗体法测定鼻咽分泌物中百日咳抗原如 PT,快速且敏感,可早期诊断,适宜于接受过抗生素治疗者。

七、诊断和鉴别诊断

(一)诊断

1. 流行病学资料 本病早期缺乏特征性症状和体征,故对有咳嗽的儿童要注意询问当地百日咳流行情况,百日咳接触史,预防接种史等,有助于百日咳的诊断。

2. 临床表现 咳嗽逐渐加重,出现典型的阵发性痉挛性咳嗽及咳嗽末鸡鸣样吸气回声,日轻夜重,且肺部无阳性体征可作出临床诊断。小于 3 个月婴儿出现阵发性发绀、呼吸暂停甚至惊厥和窒息,需考虑百日咳的可能。

3. 实验室检查 此时若有外周血白细胞计数及分类淋巴细胞明显增高,百日咳病原学检查阳性,则可作出诊断。

(二)鉴别诊断

1. 百日咳综合征(pertussis-like syndrome) 其他病原如副百日咳鲍特杆菌、腺病毒、呼吸道合胞病毒、副流感病毒、肺炎支原体及衣原体感染引起的下呼吸道感染(支气管炎、细支气管炎、肺炎)可表现百日咳样痉咳,尤其在婴幼儿,部分患儿临床表现与百日咳相似,但症状较轻,主要依靠病原学或血清学检查进行鉴别。

2. 支气管淋巴结结核 胸腔内肿大的淋巴结压迫气管和支气管可引起痉挛性咳嗽,但无鸡鸣样吸气回声及日轻夜重的特点,可根据结核病接触史、结核中毒症状、结核菌素试验阳性及胸部 X 线检查加以鉴别。

3. 气管或支气管异物 起病突然,可有异物吸入史,阵发性咳嗽可随体位改变而发生,肺部有局限性哮鸣音或呼吸音减低,外周血白细胞及淋巴细胞计数无明显增高,胸部 X 线可见节段性肺不张,支气管镜检查有助鉴别。

4. 其他 年长儿持续咳嗽不愈,需注意与其他原因所致慢性咳嗽鉴别;新生儿及小婴儿以惊厥或反复抽搐为主要症状者,需与中枢神经系统感染和其他原因所致颅内出血等疾病相鉴别。

八、治疗

（一）一般治疗

1. 按呼吸道传染病隔离,保持室内安静,空气新鲜,温度和湿度适当。

2. 小婴儿应专人护理、观察病情,以免窒息及惊厥发生。减少诱发痉咳的刺激因素。

3. 饮食需营养丰富,易于消化,富含维生素。

4. 防止呕吐,及时清理鼻咽分泌物,保持呼吸道通畅。

（二）病原治疗

卡他期应用抗生素可以减轻甚至不发生痉咳;进入痉咳期后应用,则不能缩短百日咳的临床过程,但可以缩短排菌期及预防继发感染。首选大环内酯类抗菌药物。

1. 阿奇霉素 10mg/（kg·d）,1 次口服,疗程 5 天,每日最大剂量 500mg。具有抗菌作用强,胃肠道反应较少等优点。

2. 红霉素 30~50mg/（kg·d）,口服或静脉滴注,最大剂量 2g/d,口服者分 4 次口服,疗程 14 天。百日咳杆菌对红霉素敏感,能渗进呼吸道分泌物中达到有效浓度。有报道新生儿口服红霉素可引起肥厚性幽门狭窄,不推荐首选。

3. 克拉霉素 15mg/（kg·d）,最大剂量 1g/d,分 2 次口服,疗程 7 天。新生儿不推荐使用。

4. 复方磺胺甲噁唑（磺胺甲噁唑 - 甲氧苄啶）甲氧苄啶 8mg/（kg·d）,磺胺甲噁唑 40mg/（kg·d）,分 2 次口服,疗程 14 天。2 个月以下婴儿禁用。

（三）对症治疗

1. 痉咳剧烈时可用镇咳药及支气管扩张剂。

2. 痰液黏稠者可用盐酸氨溴索静脉点滴或雾化吸入。

3. 异丙嗪或苯巴比妥可缓解患儿烦躁和焦虑,保证夜间睡眠。

4. 惊厥时可予地西泮等止惊;频繁抽搐者应予吸氧、止惊及脱水治疗。

（四）并发症治疗

合并细菌性支气管炎或肺炎时给予抗生素治疗,单纯肺不张可采取体位引流、吸痰、肺部理疗等,必要时用支气管镜排除局部堵塞的分泌物。合并脑病时可用复方氯丙嗪或苯巴比妥抗惊厥治疗。出现脑水肿可用 20% 甘露醇,每次 1g/kg,静脉注射,必要时尚可用地塞米松静脉滴注。

（五）肾上腺皮质激素与高价免疫球蛋白治疗

肾上腺皮质激素可减轻痉咳症状,但应严格掌握使用指征,病情严重的体弱婴儿可口服泼尼松 1~2mg/（kg·d）,疗程 3~5 天。含百日咳 PT 和 FHA 抗体的高价免疫球蛋白也可缓解痉咳,缩短痉咳期。

（六）中医治疗

百日咳中医称为"顿咳""疫咳"等。除在急性期需要应用特异抗菌治疗外,中医治疗可明显改善症状,缩短病程。

辨证施治法则:

1. 初咳期（外感风热）宜疏风清热、化痰降气。常用桑菊饮加减:桑叶、菊花、薄荷、杏仁、桔梗、连翘、芦根、甘草等。高热加生石膏、黄芩、山栀子,痰多加天竺黄、川贝。

2. 痉咳期（痰热闭肺）宜清热化痰、肃肺降逆。常用麻杏石甘汤、泻白散合温胆汤加减:麻黄、生石膏、杏仁、甘草、竹茹、半夏、陈皮、枳壳、茯苓、桑皮、地骨皮。若汗出热盛者,重用生石膏、黄芩、知母。伴目睛出血者,加青黛、白茅根、玄参。痰多黏稠者加天竺黄、海浮石。

3. 恢复期（肺脾两虚）宜益气养阴、补肺健脾。用人参五味子汤加减:人参、白术、茯苓、甘草、麦冬、五味子等。若气虚为主,加黄芪、生牡蛎,如咳嗽仍重,加款冬花、紫菀、地骨皮、川贝等。

九、预后和预防

（一）预后

本病预后与发病年龄、免疫状况及有无并发症有关。患儿大多数能够得到早期诊断和治疗，预后良好，病死率较低。并发百日咳脑病及支气管肺炎者预后较差。婴儿，尤其是小于 3 个月的婴儿和新生儿病情比较重，易并发肺炎和脑病，可危及生命。

（二）预防

1. 控制传染源和切断传播途径 发现病人及时隔离和治疗，隔离自发病之日起 40 日或痉咳出现后 30 日。密切接触的易感儿童需医学观察 21 天。

2. 主动免疫 常用疫苗为白喉 - 破伤风 - 全细胞百日咳联合疫苗，出生后 3 个月开始，每月 1 次，共 3 次，在 18~24 月龄时加强免疫 1 剂。2007 年后已普遍使用我国自主研发的含百日咳毒素（PT）和丝状血凝素（FHA）的无细胞百日咳 - 白喉 - 破伤风疫苗，该疫苗接种后的安全性与传统全细胞百日咳疫苗相比，有了很大改善，也取得了较好的免疫效果。

3. 被动免疫 未接受过预防注射的体弱婴儿接触百日咳病人后，可肌内注射含抗毒素的高价免疫球蛋白预防。

4. 药物预防 对无免疫力而有百日咳接触史的婴幼儿可行药物预防，口服红霉素 25~50mg/（kg·d），连续 7~10 天。

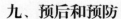
本节小结

百日咳是由百日咳杆菌引起的急性呼吸道传染病，本病传染性很强，多发生于儿童。病人是唯一传染源，通过飞沫经呼吸道传播，人群普遍易感，婴幼儿易感性最强。临床以阵发性痉挛性咳嗽，咳嗽终末伴有深长的"鸡鸣"样吸气性回声为特征，病程常迁延 2~3 个月。新生儿和小婴儿常无典型痉咳，多表现为数声咳后屏气发作，呼吸暂停，面色发绀，易致窒息和惊厥。婴儿及重症病人可并发肺炎或百日咳脑病而死亡。外周血白细胞计数及分类淋巴细胞明显增高，百日咳病原学检查阳性，则可作出诊断。治疗首选大环内酯类抗菌药物，患儿大多数能够得到早期诊断和治疗，预后良好，病死率较低。接种百日咳 - 白喉 - 破伤风疫苗是最有效的预防方法。

思考题

1. 为什么近年来百日咳发病率逐渐增加？
2. 简述百日咳的流行病学特点。
3. 典型百日咳临床表现分几个期？各期的临床特点是什么？
4. 简述百日咳的诊断依据。
5. 简述百日咳的治疗原则。

参考文献

1. 江载芳，申昆玲，沈颖，等.实用儿科学.8 版.北京：人民卫生出版社，2015.

2. 王卫平.儿科学.8 版.北京：人民卫生出版社，2013.

3. 方峰，俞蕙.小儿传染病学.4 版.北京：人民卫生出版社，2014.

（刘泉波 张祯祯）

第三节　破 伤 风

学习目标

掌握:破伤风的预防和治疗措施。

熟悉:破伤风的临床表现、诊断流程、鉴别诊断。

了解:破伤风梭菌的生物学特性及破伤风的发病机制。

一、概述

破伤风(tetanus)是由破伤风杆菌感染人体创口后引起的急性严重传染性疾病,以牙关紧闭、局部或全身骨骼肌强直及阵发性痉挛为临床特征,多死于窒息及全身性衰竭,新生儿病死率较高。

二、诊断

(一)临床表现

潜伏期为4~14天,可短至1~2天或长达数月。潜伏期短者病情严重。接受过抗毒素预防者则潜伏期较长。

1. 痉挛期　起病大多较缓,多在48小时内出现典型症状。早期有全身不适,哭闹、烦躁不安。年长儿可诉头痛、肢体疼痛、咀嚼不便等,继而出现肌肉强直和痉挛,首先被侵犯的往往是咀嚼肌和颈肌,表现为张口困难和牙关紧闭,1~2日后肌肉强直进一步加剧,并迅速累及躯干和四肢。面肌痉挛时口角缩向外上方,上唇紧贴牙齿呈"苦笑"面容;颈、背部肌肉痉挛时头后仰,背后弯,呈角弓反张;腹肌痉挛呈板样强直,双手握拳,下肢伸直;咽肌及膈肌痉挛可导致患儿饮水呛咳、呼吸困难、发绀甚至窒息;肛门及膀胱括约肌痉挛可导致尿潴留及便秘,痉挛后松弛则出现大小便失禁。肌肉痉挛呈阵发性发作,肌紧张强直在痉挛间歇期仍持续存在。随着病情的进展,发作次数由每天几次小发作至频繁发作,持续时间延长,间歇期缩短。每次发作可持续几秒至数十分钟,并伴有剧烈的疼痛,发作后大量出汗,导致体力极大消耗。任何微小的刺激如光线、声音或触摸等均可导致痉挛再次突然、强烈地发作。

除重型病例外,患儿神志清醒,体温正常或仅有低热。随着全身肌肉反复强直痉挛可引起体温升高明显。发热亦可因肺部继发感染所致。自主神经受累时患儿可有心动过速、心律失常、高血压、多汗和皮肤血管收缩。

破伤风痉挛常在发病一周内逐渐加重,频繁抽搐造成窒息、全身衰竭或继发感染是破伤风死亡的主要原因。

2. 恢复期　多数病例经过1~4周的积极治疗后逐渐好转,痉挛发作逐渐减少、减轻至消失,牙关紧闭一般最后消失。

新生儿破伤风多在出生后4~7天发病,俗称"七日风"。初为进行性喂养困难,哭闹不安;逐渐出现张口困难、牙关紧闭、"苦笑"面容、阵发性全身肌肉强直性痉挛、角弓反张、呼吸困难、窒息乃至呼吸停止。病程中常并发肺炎和败血病,预后凶险,病死率较高。

(二)并发症

破伤风严重、持续的强直性痉挛易使患儿产生多种并发症。气道分泌物吸入或阻塞可引起吸入性肺炎、肺不张;气管插管或机械通气时,易造成气胸或纵隔气肿;频繁抽搐可致口舌咬伤、口腔撕裂、肌肉血肿及椎体骨折;毒素损害脑组织可引起周围循环衰竭、血压不稳、高热、脑神经麻痹等。严重病例可出现肺栓塞、肠胃扩张、麻痹性肠梗阻等。如病程迁延,可以出现营养不良和脱水。

（三）实验室和辅助检查

周围血象白细胞计数及中性粒细胞百分比正常，或可因伤口继发感染或持续痉挛引起的应激反应而增高。脑脊液外观清，可因肌肉强烈收缩致颅内压增高，细胞数一般在正常范围，蛋白含量稍增多。部分病人伤口分泌物培养可分离出破伤风杆菌。脑电图和肌电图无特征性表现。

（四）鉴别诊断

1. 下颌及咽喉局部感染　可出现局部肌肉强直，张口、吞咽困难，但有高热及局部感染征象，必要时可作下颌骨 X 线检查。

2. 中枢神经系统感染　患儿可有高热、惊厥、神志障碍，前囟饱满，脑脊液细胞数及蛋白增加可助鉴别。

3. 狂犬病　有被狂犬、猫咬伤史，有恐水症状，无牙关紧闭及全身肌肉痉挛现象。

4. 手足搐搦症　可有典型的手足强直性痉挛，偶有喉痉挛，常伴有佝偻病其他体征及低钙血症。

5. 士的宁中毒　无牙关紧闭，痉挛发作间歇期肌肉完全松弛。有服药史及胃内容物检查有助于鉴别。

（五）诊断思路

破伤风是最具特征性临床表现的疾病之一，临床诊断多不困难。详细询问病史极为重要，如新生儿的接生方法，近期有创伤特别是深刺伤及伤口处理方式等，对诊断均有重要参考价值。当患儿已出现牙关紧闭，刺激后肌肉强直性痉挛发作，"苦笑"面容，角弓反张，吞咽困难等典型临床表现即可明确诊断。细菌培养因阳性率不高，且非临床诊断所必需而意义不大。

破伤风诊治流程图（图 5-8）：

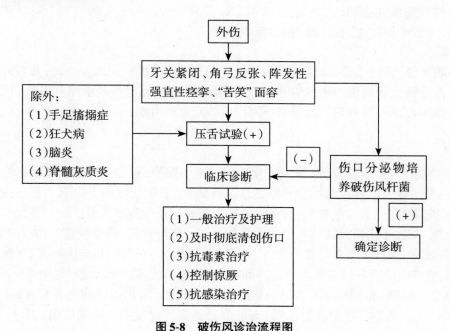

图 5-8　破伤风诊治流程图

三、病原与流行病学

（一）病原

破伤风杆菌（clostridium tetani）为革兰阳性厌氧杆菌，细菌有繁殖体和芽孢两种形态，其繁殖体无荚膜，有鞭毛，能运动，极易死亡；芽孢形似鼓槌状，抵抗力强，耐热，在无日光直接照射的土壤中可生存数年仍具毒力。破伤风梭菌产生以下外毒素而致病：①破伤风痉挛毒素，其毒性在目前已知毒素中位居第 2 位，仅次于肉毒梭菌毒素，是引发破伤风的主要原因；②破伤风溶血素；③破伤风溶纤维素。后两者可致局部组织坏死。

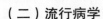

（二）流行病学

破伤风杆菌分布极广，存在于家畜如牛、马、羊等的肠道中，随粪便排出污染土壤，某些人群的粪便中也可含菌。自然界中芽孢广泛存在于土壤表层、污泥、尘埃中，病原菌经各种大小创伤如深刺伤、裂伤、挤压伤、开放性骨折、挫伤及动物咬伤等而侵入人体；也可发生于用污染的缝合材料或肌内注射后；新生儿可因脐带伤口感染；产妇可由不当的人工流产和分娩、手术后伤口感染。

本病全球分布，散在发病，疾病流行多发生在发展中国家。各年龄组均可发病。儿童、青少年及男性因发生外伤机会较多而易感本病。部分人群因未免疫接种而易感。母亲未接种疫苗易导致新生儿病例发生，且新生儿破伤风死亡率高。患本病后无持久免疫力，故可再次感染。

四、发病机制与病理

（一）发病机制

破伤风杆菌侵入人体创口，只能在厌氧环境中生长、繁殖并产生外毒素。伤口中血供不良、组织坏死、伴发需氧菌感染等均有利于破伤风梭菌生长。病原菌一般仅在入侵部位繁殖而不进入血液循环中，所产生的外毒素被吸收进入血液循环而致病。其中痉挛毒素对中枢神经系统有高度亲和力，一旦结合牢固就不能被抗毒素所中和。毒素先侵袭神经末梢运动神经板（或神经肌肉接头），继续沿神经轴传至脊髓前角细胞，后循全身神经通路到达中枢在灰质的突触小体膜上，与神经节苷脂结合，使后者不能释放甘氨酸等抑制性传递介质导致脊髓运动神经元和脑干的广泛脱抑制，因而在临床上出现肌痉挛和强直征象。无论毒素最初怎样传导，最后都作用在脊髓前角细胞和运动神经的终末器，引起全身骨骼肌持续性收缩或阵发性痉挛，尤其是第Ⅴ、Ⅶ、Ⅹ、Ⅻ对脑神经所支配的肌群。同时破伤风毒素还可兴奋交感神经，导致心动过速、血压升高、多汗等。

（二）病理

破伤风的病理变化较少，且缺乏特异性，脑及脊髓有不同程度的充血及出血，重者有脑水肿。大脑半球可见广泛散在性血管周围髓鞘脱失和神经胶质细胞增多，运动神经细胞有水肿、核肿大和染色质溶解。其他脏器如心、肝、肾和胃肠道等有不同程度的充血和出血。

五、治疗

1. 一般治疗及护理　宜住单间，专人护理。保持室内安静，避免各种刺激及不必要的检查。及时清除痰液，防止分泌物及乳汁反流误吸导致窒息。有缺氧、发绀症状应予吸氧。在急性发作期主张禁食，静脉输液补充葡萄糖、水与电解质．有条件的地方最好给予全静脉营养。

2. 伤口处理　浅、小伤口只需清水冲洗后消毒处理。创伤较深、污染较重的伤口应立即手术清创、扩创，氧化消毒剂清洗创面，局部湿敷。伤口不宜包扎或缝合。对新生儿破伤风，应视脐带处理情况给予严格消毒、湿敷或切除脐带残端重新结扎，同时注射破伤风抗毒素予以免疫保护。

3. 控制痉挛　镇静、控制痉挛发作是破伤风治疗的关键。常用镇静药物有复方氯丙嗪、苯巴比妥钠、水合氯醛等，以上药物有呼吸抑制作用，与肌肉松弛剂同时使用有协同作用，剂量宜酌减，以避免呼吸受抑制。一旦出现呼吸抑制立即采用洛贝林静脉注射予以抢救，必要时采用机械通气。常用的肌肉松弛剂，首选地西泮，有阻断破伤风外毒素对神经系统的作用，达到控制横纹肌持续性收缩和阵发性痉挛，使用相当安全，较大剂量对呼吸影响不大，是目前控制破伤风阵发性痉挛较理想的药物。

4. 抗毒素治疗　应尽早使用，以中和尚未与神经组织结合的游离毒素。制剂包括马血清破伤风抗毒素（TAT）及人体破伤风免疫球蛋白（TIG）。TAT 使用前需做马血清过敏试验，必要时行脱敏治疗，剂量为 10000~20000U；TIG 作用迅速持久，且以一次给足剂量为佳，一般推荐剂量为 3000~6000U，肌内注射，使用安全，疗效较 TAT 为好。

5. 抗生素治疗　青霉素能有效地杀灭破伤风杆菌，并能在伤口组织血供不佳的情况下弥散良好，可首选使用，疗程 10~14 日。青霉素过敏者可改用克林霉素或红霉素，甲硝唑治疗同样有效。

六、预防

1. 卫生宣传教育 破伤风是完全可以预防的疾病。对易感人群应加强安全防范教育,避免外伤发生。受伤之后应及时清水冲洗伤口,消毒处理。推广科学方法接生是预防新生儿破伤风的重要措施。

2. 主动免疫 是世界公认的最有效的预防办法。婴儿出生后 2~3 个月需接受百白破三联疫苗首次接种,每隔 4~6 周进行第 2、3 次接种。1.5~2 岁和 7 岁时各加强一次。凡接受过全程预防注射者,一旦受伤只需再注射类毒素,3~7 日内即可产生强而有力抗毒素。母亲进行破伤风类毒素免疫接种可以预防新生儿破伤风,世界卫生组织开展了通过母亲免疫接种至少 2 剂破伤风类毒素,旨在全球消灭新生儿破伤风的活动。

3. 被动免疫 在受伤后 24 小时内,对受伤儿童使用破伤风抗毒素 1500~3000U 作被动免疫。

七、预后

本病病死率较高,在应用抗毒素前为 85%,应用抗毒素后虽有降低。但仍在 10%~30%。破伤风的病死率高低与患儿的年龄大小、潜伏期及病程长短成反比,与起病缓急和病情轻重成正比:①新生儿比年长儿病死率高;②潜伏期短于 7 天,发病后 48 小时内即出现阵发性痉挛者病情严重预后差;③肌肉痉挛频繁发作难以控制者病死率高;④伤口较深、污染严重或并发喉痉挛、窒息、肺炎、肺不张者预后差。患儿多因呼吸道并发症(如窒息、吸入性肺炎、肺不张、支气管分泌物阻塞)和继发于顽固性惊厥的全身衰竭及心力衰竭导致死亡。因此,及时正确的抢救治疗和细致的护理是降低病死率的关键。

📖 本节小结

破伤风是由破伤风杆菌感染人体创口后引起的急性严重传染性疾病,其病死率较高,破伤风杆菌为革兰阳性厌氧杆菌,侵入人体创口后只能在厌氧环境中生长、繁殖并产生外毒素;临床以牙关紧闭、局部或全身骨骼肌强直及阵发性痉挛为特征,凡有不明原因的肌肉强直及阵发性痉挛,应考虑破伤风的可能,应仔细询问是否有外伤史,还需与中枢神经系统感染、狂犬病、手足搐搦症等鉴别;镇静、控制痉挛发作是破伤风治疗的关键。常用镇静药物有复方氯丙嗪、苯巴比妥钠、水合氯醛等,及时正确的治疗和细致的护理是降低病死率的关键;破伤风是完全可以预防的疾病,应尽量避免外伤发生,受伤之后应及时彻底清创伤口,消毒处理,接种百白破三联疫苗是预防破伤风最有效的办法,同时在受伤后 24 小时内,对受伤儿童使用破伤风抗毒素作被动免疫。

❓ 思考题

1. 破伤风是怎么引起的?
2. 破伤风的临床表现有哪些?
3. 简述破伤风和狂犬病、颅内感染的鉴别要点。
4. 人受伤后怎样预防患破伤风?

参考文献

1. 江载芳,申昆玲,沈颖,等.实用儿科学.8 版.北京:人民卫生出版社,2015.
2. 王卫平.儿科学.8 版.北京:人民卫生出版社,2013.
3. 方峰,俞蕙.小儿传染病学.4 版.北京:人民卫生出版社,2014.

(黄延风)

第六章　遗传性疾病

第一节　遗传性疾病总论

学习目标

掌握：遗传病的遗传模式。

熟悉：遗传病的临床类型。

了解：遗传学的疾病概念、基因组和基因结构特点及染色体畸变和基因突变的定义；染色体病、单基因病的诊断、治疗及预防原则；遗产代谢病的定义、发病机制、分类、临床特征及诊断思路。

遗传性疾病（genetic disease）是由于遗传物质（染色体、DNA）结构或功能改变所导致的一类疾病。遗传病种类多，涉及全身各个系统，临床表现多样，主要包括多发畸形、智力落后、代谢异常及神经肌肉功能障碍。由于多系统及多种代谢途径受累，病死率和致残率高，存活者多有智力低下和体格残疾，严重危及人类的健康。遗传性疾病多数出生后或婴儿期发病，具有先天性的特点，但不等同于先天性疾病。先天性疾病涵盖的范围更广，是一类在出生前（宫内）已形成的疾病和畸形，出生时就有表现。包括有遗传物质异常所致的遗传性疾病，同时还包括了在胚胎发育过程中，宫内环境或母体因素的影响所致胎儿异常。遗传性疾病也可以是晚发型，可迟至青少年甚至成人期才发病。遗传性疾病的发病还具有家族性的特征，由于同一家系中的成员具有共同的致病基因所致。但遗传性疾病也并不等同于家族性疾病，家族性疾病是呈家族聚集性发病的一类疾病，包括遗传性疾病及共同生活环境所致疾病。遗传性疾病也可表现为散发性，如常染色体隐性遗传病仅在致病基因为纯合子的状态下才发病，并不表现为家族群集发病。

随着医学遗传学、分子生物学技术的发展和应用，越来越多的遗传性疾病被认识。至 2015 年 10 月 30 日已进入人类孟德尔遗传病网（online Mendelian inheritance in man，OMIM）登记的单基因遗传病的数量为 23189 种，其中常染色体病 21821 种，X 连锁 1243 种，Y 连锁 59 种，线粒体基因病 66 种。

（一）遗传性疾病的种类及特征

根据遗传方式的不同，可将遗传性疾病分为以下几类：

1. 染色体病　指染色体数目异常或结构畸变所造成的一类疾病。共同特征为：严重的智力低下、生长发育迟缓、语言运动障碍、多发畸形等。染色体病在儿童中发病率较高，目前已认识的染色体病已逾 350 种。染色体异常在初生婴儿疾病中的发生率为 0.5%~0.7%、在围产儿死亡中占 6%、在智力低下儿童中 10%。在自然流产中约 50%~60% 是由于染色体异常所致。根据受累染色体的不同，染色体病可分为常染色体异常和性染色体异常。

（1）常染色体异常：指常染色体数目异常或结构畸变。常染色体数目异常多见，可表现为三体或单体。常染色体单体大多不能存活，在胎儿期死亡。常染色体三体征具有多发畸形和智力落后的特征。常染色体结构畸变以缺失、重复、倒位、插入、易位常见。常见的常染色体疾病有 21- 三体综合征、18- 三体综合征、猫叫综合征等。

（2）性染色体异常：以性染色体数目异常多见，如单体征：45,X，先天性卵巢发育不全综合征；三体征：47,XXY，先天性睾丸发育不全综合征等。X 染色体结构的异常，如 X 染色体的短臂或长臂缺失，46,X, del(Xp)或 46,X, del(Xq)等；X 长臂或 X 短臂等臂，46,X, i(Xq)或 46,X, i(Xp)；环状 X 染色体，46,X, r(X)；性染色体异常的主要临床表现为性发育异常，常合并不同程度的智力、生长发育落后及多发畸形等。

2. 单基因遗传病　指遗传性疾病的发生仅涉及一对等位基因的异常，即称为单基因遗传病。致病基因可位于常染色体或性染色体上。按孟德尔遗传定律（Mendelian patterns of Inheritance）又将单基因遗传病分为以下几种：

（1）常染色体显性遗传（autosomal dominant inheritance）：是指亲代的常染色体致病基因是显性的，该致病基因传给子代后，子代表现出与亲代相同的临床表现。如遗传性球形红细胞增多症、多指（趾）、并指（趾）均按显性方式遗传。病人与正常人婚配，子女发病率为 50%，与性别无关。部分疾病为不完全显性遗传或共显性遗传，如 β- 地中海贫血、人类 ABO 血型。

（2）常染色体隐性遗传（autosomal recessive inheritance）：是指亲代常染色体致病基因是隐性的，携带单一致病基因时并不发病，只有携带一对致病基因时，即处于纯合子时才出现临床症状。亲代带有一个致病基因时并不发病，为致病基因携带者，但可将致病基因传给子代。当双亲均带有隐性致病基因时，子代才有可能发病。遗传性代谢病大多为常染色体隐性遗传病，如苯丙酮尿症、肝豆状核变性、糖原累积症、先天性肾上腺皮质增生症等。家系特点：父母均为健康者，病人为纯合子，同胞中 25% 发病，25% 正常，50% 为携带者。在近亲婚配中发病率高，遗传与性别无关。

（3）X 连锁隐性遗传（X-linked recessive inheritance）：致病基因在 X 染色体上，女性纯合子发病，女性杂合子为正常携带者，可将致病基因传给后代。男性因只有一个 X 染色体，若带有致病基因即发病，如血友病、进行性肌营养不良等。家系特点是男性病人与正常女性婚配，男性均正常，女性均是携带者；女性携带者与正常男性婚配，男性 50% 为病人，女性 50% 为携带者。

（4）X 连锁显性遗传（X-linked dominant inheritance）：致病基因位于 X 染色体上，有一个致病基因即可发病，男女均可患病。家系特点是病人双亲之一是病人，男性病人后代中女性都是病人，男性都正常；女性病人的子女各有 50% 发病率，如低磷性佝偻病。

（5）Y 连锁遗传（Y-linked inheritance）：致病基因位于 Y 染色体上，只有男性出现症状，由父亲传给儿子，例如性别决定基因（SRY 基因）突变所致的 46,XY，性发育障碍（性反转）等。

3. 多基因遗传病（polygenic disease）　由两对以上的基因共同作用，协同外界环境因素相互作用的结果。每对基因彼此没有显性和隐性的关系（等效），单独作用对遗传形状的影响小（微效），协同作用能产生明显的表型效应。如哮喘、消化性溃疡、唇腭裂、高血压、先天性心脏病等。

4. 线粒体病（mitochondrial disease）　由于线粒体 DNA（mtDNA）发生突变所致，为母系遗传。已发现 64 种疾病与线粒体基因突变或线粒体结构异常有关。mtDNA 含 37 个基因，编码细胞色素 C 氧化酶、还原型辅酶 I 脱氢酶等 10 余种参与能量代谢的线粒体酶。基因突变引起一组较为独特的遗传代谢性疾病，如脂肪酸氧化障碍、呼吸链酶缺陷、线粒体肌病、Leigh 综合征、特殊类型的糖尿病等。

5. 基因组印记（genomic imprinting）　指基因根据来源亲代的不同而有不同的表达，活性随亲源而改变，相应临床表现完全不同。印记基因是指仅一方亲本来源的同源基因表达，而来自另一亲本的不表达，控制某一表型的一对等位基因因亲源不同而呈差异性表现。即等位基因的表达如来自父源或母源有不同的表现形式。如 Prader-Willi 综合征和 Angelman 综合征，两病均为 15q11-13 基因缺失，由于前者为父源性缺失（母源单亲二体），后者为母原性缺失（父源单亲二体），两病的临床表现完全不同。

（二）遗传性代谢病

遗传代谢病（inborn errors of metabolism, IEM）是由于基因突变，引起所编码的蛋白质（酶、受体或载体）分子在结构和功能上发生改变，使其所催化的或参与的生化反应和代谢出现异常，导致反应底物或者中间代谢产物在体内大量蓄积，终产物不足或缺乏，引起一系列病理损害的一类疾病。约 80% 以上属常染色体隐性遗传，其余为 X 连锁遗传、常染色体显性或者线粒体遗传等。

遗传代谢病种类繁多，目前人类已认识的达数千种，常见有 500 余种，单一病种患病率较低，但总体发病率较高、危害严重，临床表现缺乏特征性，诊断治疗困难。病人若得不到及时诊治，可终身致残，甚至危及生命。

1. 遗传代谢病的分类　基因缺陷导致蛋白质功能障碍，可以引起体内诸多物质代谢异常，包括碳水化合物、脂肪、氨基酸、有机酸、核酸、尿酸、激素及金属等物质；代谢异常也累积细胞器，如线粒体、溶酶体等。根据所累及的生化物质及细胞器，可对遗传代谢病进行分类（表 6-1）。

表 6-1　遗传代谢病的分类及主要疾病

氨基酸代谢病

苯丙酮尿症、枫糖尿病、同型半胱氨酸血症、高甲硫氨酸血症、白化病、尿黑酸症、酪氨酸血症、高鸟氨酸血症、瓜氨酸血症、精氨酸酶缺乏症等

碳水化合物代谢病

半乳糖血症、葡萄糖 -6- 磷酸脱氢酶缺乏症、果糖不耐受症、糖原贮积，磷酸烯醇丙酮酸羧化酶缺陷等

脂肪酸氧化障碍

肉碱转运障碍、肉碱棕榈酰转移酶缺乏症、短链酰基辅酶 A 脱氢酶缺乏症、中链酰基辅酶 A 脱氢酶缺乏症、极长链酰基辅酶 A 脱氢酶缺乏症

尿素循环障碍

氨甲酰磷酸合成酶缺陷、鸟氨酸氨甲酰转移酶缺陷、瓜氨酸血症、精氨酸琥珀酸血症、精氨酸血症、N- 乙酰谷氨酸合成酶缺陷等

有机酸代谢病

甲基丙二酸血症、丙酸血症、异戊酸血症、多种辅酶 A 羧化酶缺乏症、戊二酸血症等

核酸代谢异常

着色性干皮病、次黄嘌呤鸟嘌呤磷酸核糖转移酶缺陷症

金属元素代谢异常

肝豆状核变性（Wilson 病）、Menkes 病

内分泌代谢异常

先天性肾上腺皮质增生症

溶酶体贮积症

戈谢病、黏多糖病、GM1 神经节苷脂贮积症、尼曼 - 皮克病等

线粒体代谢异常

Leigh 综合征、Kearns-Sayre 综合征、MELAS 综合征等

其他

卟啉病、1- 抗胰蛋白酶缺乏症、囊性纤维变性、葡萄糖醛酸转移酶缺乏症等

2. 遗传代谢病的发病机制　由于基因突变，使所编码的蛋白质结构及功能缺陷，使其作为酶的功能异常，导致蛋白酶催化的生化代谢途径受阻是代谢病病理改变的核心。蛋白酶的生理功能是催化生化反应的底物转变为产物，当酶代谢缺陷后，阻断了正常的生化反应，引起底物及中间代谢产物的堆积、正常代谢终末产物的缺乏。在异常情况下旁路代谢形成，堆积的底物及中间代谢产物经旁路代谢

途径产生大量异常的旁路代谢产物,造成机体进一步的病理性损害。不同的酶催化不同的生化反应,造成不同的病理损害,临床表现各异。

3. 遗传代谢病的临床表现　遗传代谢病的发病年龄多数在新生儿期及婴幼儿期,部分在儿童期、青少年期发病,少数在成人期发病。发病可呈急性危象发作、隐匿起病伴间歇性急性发作、猝死,或呈缓慢进展。遗传代谢病临床表现呈多样性,表现似各系统的常见病,缺乏特异性。主要表现有:不明原因的喂养困难、食欲差、体重不增,黄疸、呼吸困难、酸中毒的表现;也可表现为脱水、持续呕吐、电解质异常;嗜睡、惊厥、昏迷、肌张力异常、智能落后、发育倒退;还可表现为皮肤病变、毛发异常,骨骼畸形、特殊面容,特殊尿味、汗味等。

急性发作表现和代谢异常包括:急性代谢性脑病、高氨血症、代谢性酸中毒、低血糖等。可以表现为反复发作的低血糖、代谢性酸中毒、水电解质紊乱;也可表现为:似常见疾病,但按常规治疗无改善,出现不明原因的急剧恶化;类似急性中毒而无毒物暴露史;严重感染表现而各种培养阴性,抗生素治疗无效果;反复发作急性脑病等。全身各器官都可受累,而出现相应的表现,以神经系统和消化系统的表现较为突出。表现包括:

神经肌肉系统受累:主要表现有代谢性脑病、昏迷、惊厥、共济失调、智力低下、语言、运动发育迟缓、发育倒退,肌力和肌张力低下、进行性肌病等。

消化系统受累:较为常见,主要表现为喂养困难、食欲缺乏、恶心、呕吐、黄疸、肝脾大、腹胀、腹泻、肝功异常等。

代谢紊乱:主要有代谢性酸中毒、高乳酸血症、低血糖症、高氨血症、高脂血症、电解质和水盐代谢紊乱及低血磷等相应的临床表现。

面容、眼睛、皮肤、毛发异常:黏多糖贮积症具有特殊面容;眼部的表现有白内障、晶状体脱位、角膜K-F环、白化病浅蓝色巩膜和白皙的皮肤;苯丙酮尿症毛发色浅,Menkes病毛发弯曲、易脆等。

骨骼异常的表现:表现为全身多发性的骨骼畸形,包括有脊柱、四肢、骨盆、头颅等的骨骼畸形,常伴有骨痛、骨质疏松、功能障碍等。

(三)遗传性疾病的诊断

遗传性疾病的诊断主要依据病人的病史、临床表现、体格检查、系谱分析、染色体检查、生化及代谢产物检查、致病基因检测、皮纹检查及辅助检查等。

1. 病史　对遗传性疾病的病史采集需详细描述发病的临床表现,对过去史的询问尤为重要,母孕期情况包括妊娠史、用药史、孕早期感染史、自然流产史以及是否近亲婚配;胎儿宫内发育情况、分娩情况;新生儿生后表现、喂养及生长发育情况等;对过去史中有生长发育落后、智力落后、性发育异常、多发畸形、特殊面容及可疑的代谢性疾病等,要询问家族遗传病史,了解家族成员是否有相似表现,家族中是否有发生不明原因的脑病、猝死等病史。

2. 体格检查　遗传性疾病多有生长发育落后,多发畸形、累及多脏器,体格检查应特别仔细,发现异常体征。测量身高、体重、上部量、下部量、指间距、头围,观察特殊体态特征、皮肤颜色、毛发色泽、眼距、眼裂、耳位、鼻根、唇色、腭弓发育情况。各脏器的检查包括:呼吸频率、有无深大呼吸,心脏有无扩大、心率、心音、杂音有无,肝脾是否肿大,肌力、肌张力、神经系统体征,外生殖器发育是否异常,胸廓骨骼、脊柱、四肢、指趾有无畸形;是否具有特殊体味、尿味等。

3. 实验室检查

(1)染色体检查:包括染色体核型分析和近几年研发的染色体基因组芯片技术。对生长发育落后、智力落后、多发畸形、性发育异常,母亲有习惯性流产病史者应进行外周血染色体核型分析,能够发现病人染色体数目的变化及长短臂的缺失、易位、倒位、重复、环状及等臂染色体等改变,但对染色体G显带技术不能检出的小片段的缺失或重复则不能发现。染色体基因组芯片能对染色体的整个基因组的平衡进行检查,能在全基因组范围内同时检测出因染色体失衡而导致的疾病,能同时检测到染色体小片段的缺失、增加及重复,并能测定其大小,是各类染色体综合征、染色体微缺失和微重复综合征的首选方法。

（2）生化检测：遗传代谢病包括有多重代谢紊乱及脏器的损害，因而常规的生化检查遗传代谢病初步筛查及确诊试验在诊断遗传代谢病尤为重要。

1）常规检查：包括血尿常规、电解质、肝肾功能、血糖、血氨、血乳酸、血气分析、阴离子间隙计算、酮体、丙酮酸水平等，对遗传性代谢病进行初步筛查。遗传代谢病常伴有酮症或非酮症性低血糖、高氨血症、高乳酸血症，反复发作的代谢性酸中毒、脱水和电解质紊乱等，部分可出现中性粒细胞减少症、贫血、血小板减少症等血液系统改变。

2）特征性筛查试验：疑诊某些遗传代谢病病人可做针对性筛查实验，目前临床上常用的有：三氯化铁试验、2,4-二硝基苯肼试验筛查苯丙酮尿症；甲苯胺蓝试验检测尿葡聚糖，为黏多糖病的诊断提供依据。

3）确诊试验：采用串联质谱、气相色谱技术，对血和尿中氨基酸、有机酸水平测定分析，血浆脂肪酸分析、血浆酰基肉碱分析、血乳清酸测定等，可以诊断小分子代谢异常所致的遗传代谢病。

溶酶体贮积病、过氧化酶体病等代谢异常物质贮积在细胞内的一类遗传性代谢病，可采用细胞学形态学方法查找贮积细胞，用外周血涂片或骨髓进行细胞学检查；血浆长链脂肪酸分析；组织（肌肉、神经、球结膜、直肠）活检等。

（3）酶活性分析：基因突变是大多数遗传性疾病的病因，基因突变致编码的蛋白质结构及功能异常，许多蛋白质是催化体内生化反应的酶，酶的结构或功能改变后会引起酶活性的改变。因此，测定酶的活性可以明确相应的疾病，如糖原累积病、溶酶体贮积症等。

（4）基因诊断：一代 DNA 测序技术能对高度怀疑的基因突变进行检测，确定基因突变的位置和性质。方法为采集外周血白细胞、羊水细胞和绒毛膜绒毛细胞、口腔黏膜细胞、成纤维细胞等组织提取DNA 进行测序分析，找出病变基因。用于遗传性疾病中的单基因病诊断及其产前诊断，以及携带者检测。近年发展的二代测序技术能对一组临床表现相同而致病基因不同的外显子测序，捕获可能的致病基因，再用一代测序技术进行验证，明确致病基因。这一技术能更高效的对单基因病做出基因诊断。

（5）影像学：对遗传代谢性骨病，如黏多糖贮积症、成骨不全、遗传性低磷性佝偻病及先天性软骨发育不全等，X 线骨骼摄片可以提示骨骼异常特征性表现，从而协助诊断。头颅 CT、MRI 的特征性变化有助于诊断肾上腺脑白质营养不良、异染性脑白质营养不良、某些线粒体遗传病。脑额叶或颞叶萎缩、胼胝体发育不全、广泛性大脑萎缩等也是遗传代谢病常见的神经影像学改变。

（四）遗传性疾病的治疗

随着分子生物学诊断技术的快速发展及新生儿早期筛查的普及，遗传性疾病早期诊断率提高，使病人有早期干预的机会。对于遗传性疾病整体，可以治疗的疾病仅有一小部分。但是随着治疗技术的发展，越来越多的遗传性疾病能够得到治疗，尤其对部分氨基酸、有机酸和脂肪酸氧化障碍以及溶酶体贮积症的病人，早期治疗能避免死亡、减轻残疾的发生，明显改善预后。

遗传性疾病总的治疗原则是针对疾病所造成的畸形进行纠正，对代谢异常进行调节，限制前体物质的摄入以减少毒性代谢物蓄积，补充所缺乏的终末生化物质、排除多余的前体产物及旁路代谢所产生的毒性代谢产物，并要保证患儿热量、蛋白质、脂肪、维生素、矿物质等各种营养素的补充。根据不同的遗传性疾病病种选择相应的方法。目前主要的治疗方法有：对于染色体病，主要以纠正畸形及对症治疗为主。对遗传代谢病采用饮食治疗、药物治疗、酶补充治疗、细胞或者器官移植治疗以及基因治疗等方案。

1. 饮食治疗　针对病因选择特殊成分的饮食，避免过多的前体物质摄入。如苯丙酮尿症选用低苯丙氨酸饮食，枫糖尿症选择低亮氨酸饮食，高氨血症需要低蛋白、高热量饮食，半乳糖血症避免乳糖、半乳糖饮食，糖原累积病用生玉米淀粉治疗等。

2. 药物治疗　目的是通过药物促进有害蓄积物的排泄、补充所缺的物质，减轻对病人的进一步损害。如青霉胺可与铜结合，促进脏器内铜的排泄、锌制剂通过阻止肠道对铜的吸收，减少铜的蓄积，改善肝豆状核变性病人症状。苯甲酸钠可促进氨的排泄，降低血氨浓度。左旋肉碱可与线粒体内异常蓄积的各种酰基辅酶 A 衍生物结合,以使其转化为水溶性的酰基肉碱从尿中排出。先天性肾上腺皮质增生症可用糖、盐皮质激素替代疗法补充激素的不足,减少雄激素过度产生。补充缺乏的维生素、辅酶等可以改善部分代谢病的代谢异常。

3. 酶替代治疗 酶替代治疗是近年来发展起来的新治疗方法,用于某些溶酶体贮积症的治疗。方法为通过基因重组技术重组功能活性正常的蛋白酶输入体内,补充缺乏的酶,达到清除体内贮积物质的目的。目前酶替代治疗在戈谢病、糖原累积病Ⅱ型、法布雷病、黏多糖贮积病等疾病的治疗领域取得了良好疗效。

4. 干细胞移植和器官移植 骨髓移植、肝脏移植已用于遗传代谢病的治疗,可显著提高病人缺乏的酶活性。目前能进行移植的代谢病有糖原累积症Ⅰ型、尿素循环障碍、黏多糖贮积病、肝豆状核变性、酪氨酸血症等。

5. 基因治疗 通过基因导入替代病变基因是治疗单基因病最理想的方法。基因治疗尚在临床研究水平,已成功用于腺苷脱氨酶缺乏症的治疗。由于基因治疗面临诸多技术困难以及致肿瘤等问题,临床应用还需要较长的时间。

(五)遗传性疾病的预防

分子诊断技术的进展及遗传性疾病早期筛查的推广,许多遗传性疾病能早期诊断,部分疾病已能治疗。但大多数遗传性疾病尚无有效的治疗方法,致使病人致残,或早期死亡。严重危害人类健康,给病人、家庭和社会带来严重的经济和精神负担。因此,遗传性疾病的早期诊断和预防尤为重要。目的为降低遗传性疾病的发生,提高人口素质。遗传性疾病的预防强调三级预防,包括孕前预防、产前预防及新生儿筛查。

一级预防主要是孕前预防,目的为尽量减少出生缺陷的发生。预防措施有避免近亲婚配,孕前避免病毒感染、接触毒物、放射线等危害胎儿发育的因素以及遗传咨询。应做孕前遗传咨询及遗传病筛查的高危人群包括:家族中已有遗传性疾病、先天畸形者、夫妇双方患有遗传病、曾生育过遗传病患儿、多年不育、不明原因的反复流产或有死胎、死产等情况,以及35岁以上的高龄孕妇等。

二级预防为产前预防,对孕妇做产前诊断,主要针对高危人群进行,需在孕早期进行产前检查,检测胎儿是否患遗传性疾病。产前诊断的方法有:B超、绒毛或羊水的染色体或基因检查、外周血生化检测或代谢产物测定、酶活性检测、基因诊断,X线摄片能早期发现胎儿骨骼畸形(孕18周以后)等。

三级预防为出生后对遗传性疾病早期诊断,以便于早期治疗。重要的措施是进行新生儿筛查。我国1995年将新生儿筛查纳入母婴保健法,目前常规筛查的病种主要为苯丙酮尿症和先天性甲状腺功能减退症,部分地区含葡萄糖-6-磷酸脱氢酶(G-6-PD)缺陷以及先天性肾上腺皮质增生症。随着气相色谱/质谱仪(gas chromatography/mass spectrometry, GC/MS)、串联质谱(tandem mass spectrometry, MS/MS)的广泛应用,已能对包括氨基酸、有机酸尿症和脂肪酸氧化缺陷等在内的更多的(30余种)遗传性代谢病进行筛查,为尽可能早诊断及治疗提供了良好的技术平台。新生儿筛查的实施有效地降低遗传代谢病的伤残率和死亡率,及时检测出遗传携带者,帮助做好优生优育,有效地降低遗传病的患病率。

本节小结

遗传性疾病是由于遗传物质结构或功能改变所导致的一类疾病。遗传病种类多,包括染色体病、单基因遗传病、多基因遗传病、线粒体病及基因组印记。病变累及全身各个系统,临床表现多样,主要包括多发畸形、智力落后、代谢异常及神经肌肉功能障碍。

遗传代谢病是一类单基因遗传病,是由于基因突变,引起所编码的蛋白质分子在结构和功能上发生改变,使该蛋白酶所催化的或参与的生化反应和代谢出现异常,导致反应底物或者中间代谢产物在体内大量蓄积,终产物不足或缺乏,引起一系列代谢异常。遗传代谢病种类繁多,临床表现呈多样性,表现似各系统的常见病,缺乏特异性。

遗传性疾病的诊断主要依据病人的病史、临床表现、体格检查、皮纹检查、系谱分析、染色体检查、生化及代谢产物检查、致病基因检测及辅助检查等。

遗传性疾病总的治疗原则是针对疾病所造成的畸形进行纠正,对代谢异常进行调节,限制前体物质的摄入以减少毒性代谢物蓄积,补充所缺乏的终末生化物质、排除多余的前体产物及旁路代谢所产生的毒性代谢产物,并要保证患儿热量、蛋白质、脂肪、维生素、矿物质等各种营养素的补充。

遗传性疾病的预防强调三级预防,包括孕前预防、产前预防及新生儿筛查。

 思考题

1. 遗传性疾病基本概念。
2. 遗传病临床类型及特征。
3. 孟德尔遗传模式及特征。
4. 怎样判断染色体病、单基因病?
5. 怎样判断遗传性代谢病?
6. 遗传病的预防有哪些措施?

参考文献

1. 王卫平. 儿科学. 8 版. 北京:人民卫生出版社,2013.
2. 顾学范. 临床遗传代谢病. 北京:人民卫生出版社,2015.
3. 薛辛东,杜立中,毛萌,等. 儿科学. 2 版. 北京:人民卫生出版社,2012.
4. 叶军. 高苯丙氨酸血症的诊治及研究进展. 临床儿科杂志,2010,28(2):197-200.
5. 孙锟,沈颖. 小儿内科学. 5 版. 北京:人民卫生出版社,2015.
6. 胡亚美,江载芳,诸福棠. 实用儿科学. 7 版. 北京:人民卫生出版社,2002.
7. 颜纯,王慕逖. 小儿内分泌学. 2 版. 北京:人民卫生出版社,2006.
8. 贝尔曼詹森(美),尼尔森,沈晓明,等. 儿科学. 17 版. 北京:北京大学医学出版社,2007.

(熊　丰)

第二节　21-三体综合征

学习目标
掌握:21-三体综合征的临床表现和实验室检查。
熟悉:21-三体综合征的鉴别诊断。
了解:21-三体综合征的遗传学基础。

一、概述

21-三体综合征(Trisomy 21)又称为唐氏综合征(Down's syndrome, DS)或先天愚型。不同国家地区 DS 的发病率不尽相同,平均约为 1/600~1/1000,是最常见的小儿染色体疾病。母亲年龄越大,发生率越高。该病是由于父母生殖细胞减数分裂期 21 号染色体不分离使 21 号染色体呈三倍体改变而导致的疾病,临床主要表现为精神发育落后、生长发育迟缓、特殊面容、多发畸形等。母亲年龄增高,卵子老化,是染色体不分离的重要原因。

二、诊断

（一）临床表现

该病的临床特点是精神发育迟滞、生长发育迟缓、特殊面容、多种先天畸形、免疫系统功能异常、病人 30~40 岁后可出现自由基参与的早老性退行性病变。其中认知障碍存在于所有 DS 病人，并造成大约 30% 中到重度智力发育迟滞。

1. 特殊面容　出生时即有明显的特殊面容。表现为表情呆滞。头前后径短、枕部平呈扁头、前囟闭合晚。面部额骨、鼻骨、颌骨发育不良呈平脸。眼裂小、眼距宽、外眦上斜、内眦赘皮。鼻梁低平、外耳小、耳垂小或缺如。硬腭窄小，舌胖，舌表面可见深沟状裂纹，常张口伸舌，流涎多，牙齿发育不全。颈短而宽。常有嗜睡和喂养困难。

2. 特殊皮纹　手掌三叉点向远端移位，常见通贯掌纹。小指掌侧可只有一个横褶纹。指纹可全部呈尺侧箕纹。足底呈深沟状跖褶纹。

3. 智能落后　绝大部分患儿都有不同程度的智能发育障碍，且随年龄的增长智能落后日益明显。嵌合体型患儿临床表现因正常细胞和 21 号染色体呈三倍体的细胞比例不同而有差异。

4. 生长发育迟缓　患儿出生时的身长和体重较正常新生儿低。出生后体格发育、动作发育均迟缓。可有身材矮小、骨龄落后于实际年龄、出牙延迟；四肢短、韧带松弛，关节可过度弯曲；肌张力低下，腹膨隆，可伴有脐疝；手指粗短，小指明显，常只有 2 个指节，中间指骨短宽，且向内弯曲。

5. 伴发畸形　最常见为先天性心脏病，约 50% 的患儿合并有先天性心脏病。其次为消化道畸形。先天性甲状腺功能减退症和急性淋巴细胞白血病的发生率明显高于正常人。可有性腺异常，部分男孩可合并隐睾，成年后大多无生育能力。女孩可无月经，仅少数可有生育能力。常有斜视、眼震、白内障、听力障碍。患儿通常免疫力低下，易患感染性疾病。存活的病人，成人期后常出现老年痴呆症状。

（二）实验室和辅助检查

1. 染色体核型分析根据核型分析可分为三类

（1）标准型：约占 95%，核型为 47,XX（或 XY），+21。发生机制：亲代（患儿父母）的生殖细胞在减数分裂时 21 号染色体不分离所致。但双亲的染色体多无异常，也无家族史。单卵双胎时，一个为 21- 三体综合征，则另一个 100% 为 21- 三体综合征；双卵双胎时，两个均为 21- 三体综合征的可能性为 30%。

（2）易位型：约占 2.5%~5%。多为罗伯逊易位。发生机制：额外的 21 号染色体长臂易位到另一近端着丝粒染色体上。有 D/G 易位和 G/G 易位两种类型。

D/G 易位：最常见，多为 D 组 14 号与 G 组 21 号易位，核型为 46,XX（或 XY），-14，+t（14q21q）。还可见 D 组 13、15 号与 G 组 21 号易位。

G/G 易位：G 组中两个 21 号染色体发生着丝粒融合形成等臂染色体或 21 号染色体易位到一个 22 号染色体上。核型为 46,XX（或 XY），-21，+t（21q21q）或 46,XX（或 XY），-22，+t（21q22q）。

易位型病人虽然只有 46 条染色体，但由于一条 21 号染色体易位到了另一条 D 组或 G 组的染色体上，加上正常的 2 条 21 号染色体，仍多一条额外的 21 号染色体长臂，而决定 21- 三体综合征的关键区带为 21q22，所以临床可有 21- 三体综合征的表现。

（3）嵌合型：约占 2%~4%，核型为 46,XX（或 XY）/47,XX（或 XY），+21。发生机制：受精卵在早期分裂过程中染色体不分离所致。临床表现由正常细胞所占的百分比决定，一般表现较标准型病人轻，如果三体细胞数很少，则表型可与正常人无差异。

2. 荧光原位杂交　以 21 号染色体的部分序列，按照碱基互补配对原理设计相应探针，与外周血淋巴细胞或羊水细胞进行杂交。通过荧光信号快速、准确地进行诊断。正常人细胞中呈现 2 个 21 号染色体荧光信号，病人细胞中则可呈现 3 个 21 号染色体荧光信号。

3. 心脏超声　对疑有心血管畸形者应进行此项检查。

4. **发育水平或智力测试**　有助于了解患儿的发育水平或智商。

5. **五官科检查**　了解患儿有无斜视、屈光不正、先天性白内障、听力障碍等。

6. **脑电图检查**　有抽搐病史的患儿应进行脑电图检查。

7. **头颅 MRI 检查**　有助于发现有无髓鞘化延迟、海马硬化、脑白质发育不良等。

8. **其他检查**　根据病情可进一步完成甲状腺功能、免疫功能、阴囊 B 超等相关检查。

（三）鉴别诊断

典型病例根据特殊面容、特殊皮纹、精神智力发育迟缓、生长发育迟缓不难做出临床诊断，但确诊需依靠染色体核型分析。新生儿或嵌合体型临床表现不典型者更需进行染色体核型分析。本病还需与以下疾病鉴别：

1. **先天性甲状腺功能低下症**　典型表现可有身材矮小，智力发育落后，特殊面容和体态。其特殊面容表现为毛发稀疏、表情淡漠；皮肤粗糙、面色苍黄。头大、颈短、面部臃肿、眼睑水肿、眼距宽、鼻梁低平、唇厚舌大。此外，本症病人有生理功能低下，表现为淡漠，低体温，心血管功能低下，消化道功能紊乱等。新生儿期可有特殊表现，如过期产、巨大儿、母孕期胎动少；前囟较大；低体温、嗜睡、淡漠、少吃、少哭、哭声低哑、吸吮无力；腹胀、便秘、胎粪排出延迟、脐疝；心率缓慢、心音低钝；黄疸消退延迟等。甲状腺功能异常可以确诊。

2. **18-三体综合征**　可有生长发育障碍，多发畸形，精神运动发育迟缓，特殊皮纹等。该病的畸形主要包括中胚层及其衍化物的异常（如骨骼、泌尿生殖系统、心脏最明显）。此外，接近中胚层的外胚层（如皮肤皱褶、皮嵴及毛发等）及内胚层（如梅克尔憩室、肺及肾）也可有异常表现。染色体核型分析异常可以确诊。

3. **黏多糖病**　可有生长发育落后，智力低下，特殊面容。其特殊面容表现为面部丑陋、眼距宽、鼻梁低平、鼻尖宽、大鼻孔、嘴唇肥厚等。此外，本病病人还可有关节进行性畸变，胸廓畸形，肝脾肿大等。X 骨片可有特征性改变：颅骨前后径增大，呈舟状改变；胸部肋间隙变窄，肋骨上抬，肋骨增宽变细呈船桨状。双侧肩胛骨狭小，肩关节盂变浅；脊柱可见腰椎体发育不良，腰 1-2 椎体前缘上部缺如，下部呈喙状突出。其他椎体上下缘膨隆，致椎体呈类圆形，椎弓细长；手部可见双侧掌骨骨端变圆隆，末节指骨尖细，呈"爪形手"。特征性的 X 骨片、尿黏多糖检测、酶活性测定可确诊。

三、病因和发病机制

21-三体综合征是生殖细胞在减数分裂过程中，由于某些因素的影响发生不分离所致。常见的影响因素有：

（一）父母因素

母亲年龄过大、卵子老化，是染色体不分离的重要原因。35 岁以上孕妇风险显著增高。现也有资料表明，母亲年龄过小或父亲年龄过大也与本病发病有关。

（二）遗传因素

易位型者可由父母之一为 21 号染色体平衡易位携带者遗传而来。

（三）物理因素

如放射线等。孕妇接触放射线后，其子代发生染色体畸变的危险性增加。

（四）化学因素

如抗代谢药物和毒物等能导致染色体畸变。

（五）生物因素

如病毒感染可引起染色体断裂，造成胎儿染色体畸变。

四、遗传咨询与产前筛查

标准型唐氏综合征的再发风险为 1%，母亲年龄越大，风险越高，孕母年龄＞35 岁者发病率明显上升；易位型再发风险为 4%~10%，但如父母一方为 21 号染色体与 21 号染色体罗伯逊易位携带者，将无法生育染色体正常的孩子。因为他们的后代可能是 21 单体，无法存活到出生，或者是易位型唐氏综合征病人。对于生育过唐氏综合征患儿的孕妇以及其他高危孕妇（如高龄孕妇），应在怀孕期间进行羊水染色体检查，预防唐氏综合征患儿的出生。目前开展的产前检查项目有：

1. 唐氏筛查（血清学筛查）是目前被普遍接受的孕期筛查方法。唐氏筛查测定孕妇血清中 β- 绒毛膜促性腺激素（β-HCG）、甲胎蛋白（AFP）、游离雌三醇（FE3），根据孕妇监测此三项值的结果并结合孕妇年龄，计算出本病的危险度，将孕妇区分为高危与低危两类。AFP 是胎儿的一种特异性球蛋白，在妊娠期间可能具有糖蛋白的免疫调节功能，可预防胎儿被母体排斥。怀有先天愚型胎儿的孕妇，其血清 AFP 水平为正常孕妇的 70%。HCG 由胎盘细胞合成，由 α- 和 β- 两个亚单位构成，但只有 β- 单链形式存在的 HCG 才是测定的特异分子。21- 三体综合征胎儿母血清 HCG 和 β-HCG 均呈持续上升趋势。FE3 是胎儿胎盘单位产生的主要雌激素，由于胎儿的肾上腺皮质发育不良，导致 FE3 的前体——硫酸脱氢表雄酮的合成减少，从而使 FE3 减少。怀有先天愚型胎儿的母亲血中 FE3 表现为降低，一般正常平均 MOM 值为 0.7。不同医院的参考标准不一样，三项指标异常提示孕妇胎盘功能异常，提示胎儿患病概率较高。对于高危孕妇需进一步进行羊水穿刺作出最终诊断。

2. 羊水穿刺检查通过羊水穿刺术抽取羊水，培养胎儿脱落在羊水中的细胞，检验细胞的染色体（检验胎儿的 21 染色体），准确率高达 99% 以上。

除上述检查以外，目前正在发展一些新的筛查技术。最新的研究表明，采用高通量测序的无创检测技术能够将检出率提高到 99% 的水平，并且将假阳性率降低到 1% 以内。

五、治疗

目前尚无根治办法。需要采取综合措施，如预防及治疗感染；对合并其他畸形，如先天性心脏病、消化道畸形的可手术矫治；对合并斜视、屈光不正、听力障碍的可佩带眼镜或助听器帮助矫正，提高患儿生活质量。加强综合训练，训练患儿具备一定的生活自理能力，掌握一定的工作技能；近年来有研究显示，给予 DS 患儿相对较多的环境交流训练有助于提高患儿的词汇量。并且，经过训练的患儿在语法，词法和语义这些复杂的语言内容方面也较未加训练的患儿有所提高。也有研究显示，给予 DS 病人短期运动训练，能提高病人的灵敏度和肌肉力量。此外有学者提出，有必要关注 DS 患儿的小脑康复训练，即共济失调训练，这有助于改善患儿的平衡力和注意力。

六、预防

避免母亲高龄生育。普及产前检查及唐氏筛查。

📖 本节小结

21- 三体综合征是由于父母生殖细胞减数分裂期，21 号染色体不分离所致的一组染色体疾病。临床表现包括精神发育落后、生长发育迟缓、特殊面容、多发畸形等。确诊依靠外周血染色体核型分析，目前尚无有效根治手段。

❓ 思考题

1. 21- 三体综合征的核型包括哪些？其中哪种核型最常见？
2. 简述 21- 三体综合征的临床表现。

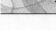

参考文献

1. 王卫平.儿科学.8版.北京:人民卫生出版社,2013.

2. 顾学范.临床遗传代谢病.北京:人民卫生出版社,2015.

3. 胡亚美,江载芳,诸福棠.实用儿科学.7版.北京:人民卫生出版社,2002.

4. 颜纯,王慕逖.小儿内分泌学.2版.北京:人民卫生出版社,2006.

5. 贝尔曼詹森(美),尼尔森,沈晓明,等.儿科学.17版.北京:北京大学医学出版社,2007.

（宋 萃 熊 丰）

第三节 先天性卵巢发育不全

学习目标

掌握:先天性卵巢发育不全(Turner 综合征)的病因和常见的染色体核型;Turner
综合征的典型临床表现。

熟悉:Turner 综合征可能出现的躯体异常体征,及其他系统的疾病和畸形。

了解:Turner 综合征的治疗。

一、概述

Turner 综合征(Turner syndrome,TS)又称为先天性卵巢发育不全综合征,是最常见的女性染色体畸变疾病,也是人类唯一能生存的单体综合征。活产女婴发病率约 1:(2 500~4 000)。X 染色体畸变(X chromosome disorder)除导致患儿身材矮小、性腺发育不良、卵巢功能不全(ovarian insufficiency)外,还可引起许多躯体畸形及其他系统的疾病或异常,如甲状腺疾病、骨骼畸形、心血管和肾脏畸形、听力异常、糖脂代谢异常等。

二、诊断

（一）临床表现

Turner 综合征的临床表型变异大,临床表现与核型、遗传物质丢失量和成分密切相关。

1. **矮身材及骨骼异常** 多数 TS 患儿矮小。宫内轻度生长落后,出生时身长短,部分为小于胎龄儿,1~2 岁开始生长缓慢,3~4 岁后可达矮小标准(−2.0 SD),无青春期生长加速,未治疗的 TS 的成年平均身高约为 140~145cm。由于远端肢体生长板提前融合,TS 表现为非匀称性矮身材,以远端肢体短(前臂和小腿)为主。典型的 TS 的骨骼异常包括上肢远端不同程度的马德隆畸形、肘外翻、掌骨短、高腭穹、脊柱侧凸、胫骨上端内侧骨突起等。

2. **青春期发育异常** TS 病人的生殖器为婴儿型,小阴唇发育不良,子宫小,多数卵巢发育不全,甚至呈纤维条束状萎缩,青春期 FSH 的升高而雌激素水平降低,青春期无性征发育、原发性闭经等。部分嵌合体核型者有自发青春期发育,其中少数可有月经来潮,但绝大多数最终发展为卵巢衰竭,自然怀孕率低。

3. **躯体异常体征及其他系统的疾病** TS 常合并自身免疫性甲状腺炎及甲状腺功能减退症,偶尔可合并甲状腺功能亢进症。易患中耳炎、传导性耳聋、听力受损。易合并糖脂代谢异常,患糖尿病风险明显增加。TS 重者可有不同程度的智力低下、语言障碍,TS 轻者智力大多正常。其他异常还可有肥胖、高血压、类风湿关节炎、结肠炎、脂肪泻等。TS 患儿可有各种躯体畸形,如先天性心血管结构异常(如二叶式主动脉瓣、主动脉缩窄扩张、主动脉壁夹层形成、动脉瘤等),肾脏畸形(马蹄肾、肾发育异常、肾盂、输尿管、肾血管异常）。躯体异常体征包括：颈蹼、颈短、发际低；盾形胸，乳头间距增宽、皮肤多痣、多毛；凸指（趾）甲，手、足背淋巴水肿，生后颈部皮肤松弛；内眦赘皮、上睑下垂、近视、斜视；高腭弓、小下颌等。

（二）实验室和辅助检查

1. 染色体核型分析　最常见的异常核型是单体型 45,X，约占 50%~60%，具有典型的临床表现。其次是嵌合型 45,X/46,XX 和 45,X/46,XiXq，约占该病的 20%~25%。其他核型包括：46,X,iXq、45,X/47,XXX、45,X/46,X,Xr、46,X,Xp-、46,X,Xq 等。细胞类型以 46,XX 为主的个体临床症状较轻，部分病人可有月经来潮，少数有生育能力。45,X 细胞比例越高，畸形相对较多，45,X 细胞为主，其表型与单体型相似。核型分析显示约少数的 TS 存在 Y 染色体物质，临床上患儿有男性化表现，应筛查 Y 染色体物质，存在 Y 染色体物质的患儿，有患性腺胚细胞瘤的风险，需切除性腺。

2. 内分泌激素检查　围青春期垂体促性腺激素卵泡刺激素（FSH）、黄体生成素（LH）显著升高，而雌激素降低，提示卵巢功能低下。甲状腺功能（T3、T4、TSH）及各种抗甲状腺抗体异常提示合并自身免疫性甲状腺炎、甲状腺功能减退症，偶尔可合并甲状腺功能亢进症。多数病人血清类胰岛素样生长因子 -1（IGF-1）低下，少数病人生长激素激发峰值降低。

3. B 超检查　盆腔及腹部 B 超可发现子宫、卵巢发育不良，以及肾脏畸形。心脏大血管 B 超可发现心、血管结构异常，但对病人存在的大血管异常的阳性检出率较低，需进一步定期 CT 或 MRI 成像检查。

4. X 线摄片检查　可发现部分病人上肢远端不同程度的马德隆畸形、肘外翻、掌骨短、脊柱侧凸等。左腕部正位片骨龄检查常发现骨龄落后。

（三）鉴别诊断

根据病人特异性体征、矮身材、青春期发育异常，和染色体核型检查可诊断 TS。少数患儿新生儿期可出现特征性手足背淋巴水肿、后颈部皮肤松弛、颈蹼，可早期核型检查而早期诊断。应注意早期发现患儿可能存在畸形如心血管、肾脏畸形，以及合并的甲状腺疾病、糖脂代谢异常，予以及时处理。鉴别诊断主要包括：

1. 其他原因的矮小症　矮小症的病因众多，对矮小患儿检查时应常规检查有无 Turner 综合征的躯体异常体征，对女性矮小症患儿应常规检查染色体核型以除外 TS。

2. 其他原因的卵巢发育不全　对疑诊卵巢发育不全的所有病人应常规检查染色体核型以除外 Turner 综合征。

三、病因、发生机制和病理生理

TS 的发生是由于在细胞减数分裂或有丝分裂时，完全或部分丢失 1 条 X 染色体。X 染色体上包含了大量性腺发育、骨骼发育、免疫功能等的相关功能基因，染色体的非整倍性以及 X 染色体上大量相关功能基因丢失，使 X 染色体单倍剂量不足、使正常的基因平衡被破坏，导致一系列临床表现。如 X 染色体拟常染色体区域的矮身材同源盒（SHOX）基因的单倍剂量不足，是导致 TS 矮身材和各种骨骼改变的主要病因。在 X 染色体上相关卵巢发育基因丢失，导致卵巢组织退化萎缩成条束状，故缺乏雌性激素，导致第二性征不发育和原发性闭经。X 染色体上包含了大量免疫相关基因，当 X 染色体单倍剂量不足时自身免疫性疾病的风险明显增加，易患自身免疫性甲状腺疾病。

四、治疗

（一）矮小治疗

TS 患儿身高低于第 5 个百分位应开始人重组生长激素治疗，可明显改善 TS 患儿的终身高。开始 GH 治疗时的年龄较小，身高较高，父母身高较高，疗程较长以及 GH 剂量较高，治疗效果相对较好。一般在骨龄 ≥ 14 岁或年身高增长 < 2cm 可考虑停止治疗。治疗期间应定期观察疗效，复查甲状腺功能、

血生化,监测脊柱侧弯和脊柱后凸的发生。

（二）青春期诱导

TS 患儿一般于 12 岁后可开始雌激素替代治疗,模拟正常的性发育过程,促进乳房的发育和女性体征的形成。开始治疗时雌激素剂量应较小,为成人剂量的 1/6~1/4,其后每 3~6 个月逐渐增加剂量,根据治疗的反应及 Tanner 分期、骨龄、子宫的生长情况调整剂量,持续治疗 1~2 年后考虑加用孕激素建立月经周期。

（三）预后

Turner 综合征中,单体型 45,X 的病情最重,严重卵巢发育不良而影响生育。嵌合型中 46,XX 比例高者相对较轻,但多数卵巢功能早衰,受孕率低。合并大血管病变,如主动脉壁夹层形成、动脉瘤者,有血管破裂、出血、猝死的可能性,应警惕。

五、预防

单体型 45,X 的发生可能与母亲妊娠年龄大有关,少数核型的发生与父亲高龄相关,故应尽量避免高龄妊娠。孕期 B 超发现胎儿颈部半透明影或囊性水肿时,应进行胎儿核型分析的产前诊断。定期检测甲状腺功能、血糖、胰岛素等指标,定期心血管影像检查,早期发现并发症,及早干预治疗,改善患儿的生活质量。

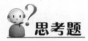 **思考题**

1. 分析 Turner 综合征的临床表现轻重不一的原因。
2. 如何早期诊断 Turner 综合征?

参考文献

1. Laura L, SzeChoong W, Arlene S, et al. Turner syndrome-issues to consider for transition to adulthood. Br. Med. Bull, 2015, 113: 45-58.
2. KeslerSR. Turner Syndrome. Child AdolescPsychiatr Clin N Am, 2007, 16(3): 709-722.

（朱　岷）

第四节　先天性睾丸发育不全

学习目标
掌握:先天性睾丸发育不全(Klinefelter 综合征)的病因、临床表现和诊断方法。
熟悉:Klinefelter 综合征的病理生理。
了解:Klinefelter 综合征的治疗。

一、概述

Klinefelter 综合征(Klinefelter syndrome)又称克氏综合征、先天性曲细精管发育不全、先天性睾丸发育不全综合征。在活产男婴中的发病率为 1/660,是男性最常见的性染色体异常(sex chromosome disorder)疾病,是引起原发性睾丸功能减退症和男性不育最常见的遗传性疾病。

二、诊断

（一）临床表现

患儿在出生时多无异常表现，但发生某些出生缺陷的比例高于正常对照，较常见的有：隐睾、阴囊裂、尿道下裂、腭裂、腹股沟疝等。部分患儿在婴儿期就有小阴茎的表现，提示可能此时已存在雄激素缺乏或靶组织对雄激素的反应性减低。

在儿童期，虽然患儿的总体认知能力和智商水平（IQ：87.9~110）与正常儿童接近，但常伴有语言功能受损，表现为语言发育较同龄人落后，学习困难及阅读、拼写障碍。由于患儿的语言表达能力较差，社交活动受限，因此容易出现各种行为异常和心理问题。此期患儿睾丸大小、血清黄体生成素（LH）、卵泡刺激素（FSH）、睾酮、抑制素 B 的水平都与正常儿童无异，且睾酮对绒毛膜促性腺激素（hCG）也呈现正常反应。

在青春初期，患儿能够经历与正常男孩相似的青春期启动过程，性激素水平表现为 LH、FSH 升高，睾丸开始增大，睾酮水平也升高达正常水平或正常值低限。随后各种临床症状开始显示，表现为小睾丸、小阴茎、高身材、身材比例异常、第二性征发育不良、男性乳房发育等。直至青春期中期，各种性激素异常才充分表现出来：LH、FSH 水平逐渐升高，达到高促性腺激素水平，尤以 FSH 的上升更为明显和迅速，且 LH、FSH 对下丘脑促性腺激素释放激素（GnRH）呈过强反应，血清睾酮水平下降并持续维持在较低水平，表现为高促性腺激素型性腺功能减退症（hypergonadotropic hypogonadism）。胰岛素样因子 3（INSL-3）的水平不再随 LH 的升高而升高，而是维持在较低水平，反映赖迪细胞的功能受损。抗苗勒管激素（AMH）和抑制素 B 水平明显下降，直至检测不到，反映睾丸塞托利细胞的功能严重受损。此期患儿患各种精神疾患的风险增加，常见的精神及心理异常包括精神分裂、抑郁、焦虑、自闭、注意力缺陷及多动障碍等。

在成年期，病人青春期中期开始显现的典型临床症状和激素异常延续至成年，进入生育年龄的病人常因不育就诊，精液分析常提示无精子症，极少数表现为严重的少精子症或隐匿精子症。

成年病人由于长期的性腺功能减退及雄激素缺乏，使多种疾病的发病率增高，如骨量减少、骨质疏松、骨折的风险增加、糖尿病、肥胖、代谢综合征等疾病的风险增加。Klinefelter 综合征病人发生各种心血管疾病（周围血管病变、肺栓塞等）、自身免疫性疾病（干燥综合征、强直性脊柱炎、系统性红斑狼疮等）、肿瘤（纵隔肿瘤、乳腺癌等）的风险也明显升高。

（二）实验室和辅助检查

1. **染色体核型分析** 该病最典型的染色体核型为 47,XXY，最多见，占全部病人的 80%；其次为 46,XY/47,XXY 嵌合型；其他罕见核型包括：46,XY/48,XXXY 嵌合型、46,XX/47,XXY 嵌合型、48,XXYY、48,XXXY、49,XXXXY、49,XXXXY、49,XXXYY 等。

2. **内分泌激素检查** 青春期中期垂体促性腺激素卵泡刺激素（FSH）、黄体生成素（LH）显著升高，尤以 FSH 的上升明显，而血清睾酮水平下降并维持在较低水平，提示睾丸功能异常。GnRH 激发试验中 LH、FSH 对下丘脑促性腺激素释放激素（GnRH）呈过强反应。胰岛素样因子 3（INSL-3）的水平维持在较低水平，提示赖迪细胞的功能受损。抗苗勒管激素（AMH）和抑制素 B 水平下降，提示睾丸塞托利细胞的功能受损。

（三）鉴别诊断

在新生儿期及婴儿期多无异常表现，故此期的诊断率也较低。儿童期患儿可有语言发育延迟及学习障碍，还可伴有行为异常及诸多心理问题，如能进行细胞遗传学检查，则有可能明确诊断。青春期后病人出现特征性的临床表现：包括小睾丸、小阴茎、第二性征发育不良、高身材、男子乳房发育和高促性腺激素型性腺功能减退等，成年病人通常因不育就诊，进行染色体检查，即可明确诊断。

应注意与其他原因的睾丸发育不良、睾丸功能低下症相鉴别。

1. 低促性腺激素型性腺功能减退症　各种原因包括垂体发育不良、Kallmann 综合征、DAX1 基因异常、GnRH 受体基因突变、LHβ 亚基的基因突变、垂体肿瘤等均可导致垂体分泌促性腺激素不足，表现为小睾丸、小阴茎、第二性征发育不良。鉴别诊断可根据常规染色体核型检查，以及 GnRH 激发试验时 LH、FSH 对下丘脑促性腺激素释放激素（GnRH）反应低下相区别。

2. 其他高促性腺激素型性腺功能减退症　各种先天遗传性睾丸发育不良症和雄激素合成障碍疾病，或获得性睾丸功能减退症，均应常规染色体检查除外 Klinefelter 综合征。

三、病因和发生机制

Klinefelter 综合征的病因是性染色体数目异常，是由于配子在减数分裂时或合子在有丝分裂时性染色体不分离所致。X 染色体上有 10% 以上的基因在睾丸表达而影响睾丸功能，过多的 X 染色体是 Klinefelter 综合征致病的关键。正常女性拥有两条 X 染色体，其中一条由于剂量补偿效应在发育过程中会失活。但在 X 和 Y 染色体末端的拟常染色体区的基因可逃逸这种失活机制。在 Klinefelter 综合征也发生相似的过程，导致拟常染色体区部分基因剂量增加，这种基因剂量效应可解释该病的某些临床表现。如矮身材同源盒基因（SHOX）的过量表达是高身材的原因之一。位于 X 染色体上的雄激素受体（AR）基因的 CAG 重复序列的长度多态性改变与 AR 活性相关，影响了靶器官对雄激素的生理反应，还与病人的终身高、男性乳房发育程度、骨密度、睾丸体积、教育程度及对睾酮补充治疗的反应等相关。

四、病理与病理生理

Klinefelter 综合征的睾丸退化过程从胎儿期就已经开始，在孕中期已有精原细胞减少，但胎儿期塞托利细胞（Sertoli cell）的形态和数量、生精小管的数量及睾丸间质的结构是正常的。儿童期睾丸生精小管内的生殖细胞明显减少，睾丸内生殖母细胞分化为精原细胞的过程并无异常，但在分裂过程中被阻滞在精原细胞或初级精母细胞阶段，无法正常进行减数分裂，进入青春期后这部分生殖细胞则进入凋亡过程。伴随着青春期的启动，睾丸生精小管进行性萎缩和透明样变，间质逐渐纤维化，塞托利细胞退化，赖迪细胞（Leydig cell）增生。睾丸退化的过程在青春期明显加速。到成年期，睾丸组织病理学提示生精小管萎缩及透明样变，间质高度纤维化，生殖细胞基本消失，但部分病人的睾丸组织内有少数发育相对正常的生精小管并且存在正常的精子生成。患儿的脑部磁共振检查发现与语言功能显著相关的左侧颞叶灰质容积明显低于对照组．患儿脑血流灌注不均的程度高于对照，以颞叶和顶叶区的灌注不均最为明显。

五、治疗

Klinefelter 综合征的治疗涉及多学科的工作，需要语言治疗师、儿科医生、内分泌科医生、泌尿外科医生、全科医生、生育专家等参与。对于病人的治疗主要包括以下几个方面：

1. 睾酮替代治疗　进入青春期，LH 及 FSH 水平开始升高时，应当开始长期的睾酮替代治疗。睾酮制剂的给药途径包括口服、经皮吸收、肌内注射、舌下含服等，临床上尤以肌注的方法最为常用。常用的注射用睾酮包括庚酸睾酮、十一酸睾酮等。睾酮替代治疗可以促进病人第二性征发育，提高性功能，改善精神状态和行为异常，提高生活质量，预防并发症。

2. 不育的治疗　少部分病人可表现为隐匿精子症或少精子症，偶尔有自然受孕产生子代的报道。绝大多数病人不育。近年来睾丸活检发现，部分精液检查表现为无精子症的病人，其睾丸组织中存在灶性的精子发生，表明病人仍有生育的可能。应用微创精子提取技术（microdissection TESE），获得可用精子后，通过卵细胞胞浆内单精子注射（ICSI）技术进行体外受精，然后进行胚胎移植，这一辅助生殖技术可能使部分 Klinefelter 综合征病人获得健康的子代。

3. 其他治疗　对于有语言发育落后和学习障碍的病人，应当及时给予语言治疗及特殊的教育和指导,以改善他们的社会适应能力,提高生活质量。另外对于成年病人出现的各种并发症,如代谢综合征、肥胖、糖尿病、骨质疏松、骨折、血栓性疾病、心理及精神疾病等,也应当给予积极的治疗。

4. 预后 不育和无精子症是 Klinefelter 综合征的严重后果,目前辅助生殖技术也只能使部分 Klinefelter 综合征病人获得健康的子代。Klinefelter 综合征中染色体核型 X 染色体的数目越多,临床表型越重,包括严重的智力障碍和男性化障碍,还可出现眼距宽、两眼上斜、鼻宽平上翘、嘴大等丑陋面容,以及脊柱侧凸、尺桡骨骨性连接或脱位等骨骼改变。

六、预防

避免高龄妊娠。及时正确睾酮替代治疗,改善性功能、精神状态和行为异常,提高生活质量,预防并发症。

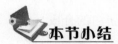

本节小结

Klinefelter 综合征是由于性染色体数目异常,典型的染色体核型为 47,XXY,病人睾丸合成雄激素和生成精子的功能严重受损。典型的临床表现为小而硬的睾丸、小阴茎、高身材、和男性乳房发育。通常青春期中、后期才出现特征性的临床表现。青春期前的阳性诊断率低。染色体核型分析即可明确诊断。治疗主要是睾酮替代和辅助生殖等。

思考题

分析 Klinefelter 综合征易漏诊的原因。

参考文献

1. 贝尔曼詹森(美),尼尔森,沈晓明,等. 儿科学 . 17 版 . 北京:北京大学医学出版社,2007.
2. PacenzaN, PasqualiniT, GottliebS, et al. Clinical Presentation of Klinefelter's Syndrome:Differences According to Age.Int J Endocrinol, 2012, 324-335.
3. Kristian AG, Anne S, Christian H, et al. Klinefelter Syndrome—A Clinical Update.J Clin Endocrinol Metab, 2013, 98:20‐30.
4. SigmanM. Klinefelter syndrome:how, what, and why? Fertil Steril, Aug 2012, 98(2):251-252.
5. AksglaedeL, JuulA. Therapy of endocrine disease:Testicular function and fertility in men with Klinefelter syndrome:a review. Eur. J. Endocrinol Mar , 2013, 168:R67-R76.
6. TincaniBJ, MascagniBR, PintoRD, et al. Klinefelter syndrome:an unusual diagnosis in pediatric patients. J Pediatr(Rio J), 2012, 88(4):323-327.

（朱　岷）

第五节　苯丙酮尿症

学习目标

掌握:苯丙酮尿症(PKU)临床表现及诊断标准。
熟悉:新生儿筛查及 PKU 治疗原则。
了解:PKU 发病机制及诊断方法。

一、概述

苯丙酮尿症（phenylketonuria，PKU）是最常见的先天性、常染色体隐性遗传的芳香族氨基酸代谢病。由于苯丙氨酸羟化酶（phenylalanine hydroxylase，PAH）缺陷或其辅酶四氢生物蝶呤（tetrahydrobiopterin，BH4）缺陷引起苯丙氨酸不能转变为酪氨酸而致病。典型 PKU 临床主要特点有毛发、皮肤颜色浅淡，智能发育落后，尿汗鼠臭味，因尿中排出大量苯丙酮酸、苯乙酸等代谢产物而得名。该病的发病率总体约为 1/11000，北方人群高于南方人群。该病强调早诊断早治疗，尽可能避免大量苯丙氨酸的蓄积可对神经系统发育造成不可逆的损害。PKU 是一种可治的遗传性代谢病。

二、病因及发病机制

苯丙氨酸是必需氨基酸，不能由体内合成。食物中的苯丙氨酸一部分用于体内蛋白的合成，一部分通过 PAH 转变成酪氨酸。此羟化过程还必须 BH4 的参与，人类的 BH4 来源于鸟苷三磷酸（GTP），在其合成和再生途径中必须经过鸟苷三磷酸环化水合酶（GTP-CH）、6- 丙酮酰四氢蝶呤合成酶（6-PTPS）及二氢生物蝶呤还原酶（DHPR）的催化。PAH、GTP-CH、DHPR 等 3 种酶的编码基因分别定位于 12q24.1、14q11、4p15.1-p16.1；6-PTPS 的编码基因位于 11q22.3. 前述任何编码基因突变均有可能造成相关酶的缺陷而引起体内苯丙氨酸发生代谢异常（图 6-1）。

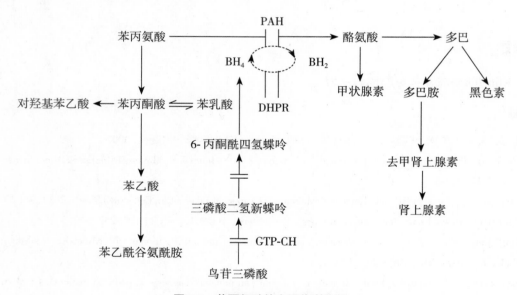

图 6-1　苯丙氨酸的主要代谢途径

三、病理生理

本病根据酶缺陷的不同可大致分为经典型和 BH4 缺乏型两种。

经典型是由于体内缺乏 PAH，不能将苯丙氨酸转化为酪氨酸，由此导致苯丙氨酸在血液、脑脊液、组织液及尿液中的浓度极高，同时旁路代谢增加，产生大量的苯丙酮酸、苯乳酸、苯乙酸等，高浓度的苯丙氨酸及旁路代谢产物会引起程度不同的脑损伤。同时，由于酪氨酸来源减少，致使黑色素等合成不足而引起皮肤及毛发色素减退。

BH4 缺乏型是由于 GTP-CH、6-PTPS 或 DHPR 等酶的缺乏导致。BH4 是苯丙氨酸、酪氨酸、色氨酸羟化酶的辅酶，其合成代谢中任何一种合成酶或还原酶缺乏均可导致 BH4 生成不足或缺乏，不仅影响PAH 的活性，导致血 Phe 浓度增高，出现类似 PAH 缺乏的临床表现，同时由于降低了酪氨酸、色氨酸羟

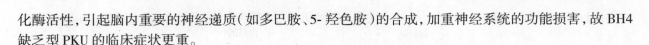

化酶活性,引起脑内重要的神经递质(如多巴胺、5-羟色胺)的合成,加重神经系统的功能损害,故 BH4 缺乏型 PKU 的临床症状更重。

四、临床表现

PKU 病人往往出生时正常,通常在生后 3~6 月开始出现症状。

(一)神经系统

以智能发育落后最为突出,伴有神经系统的症状和体征(如表情呆滞、行为异常、多动、肌肉痉挛或癫痫小发作等),可出现一些精神、认知及行为等异常,少数出现肌张力增高或腱反射亢进。BH4 缺乏型病人神经系统症状出现更早更重,常见肌张力下降、嗜睡或惊厥,智能落后明显。

(二)皮肤主要改变

出生时毛发皮肤色泽多正常,皮肤改变常发生在出生数月,因黑色素合成不足,毛发由黑变黄,皮肤白皙,反复湿疹,虹膜色泽变浅等。

(三)尿液及汗液

因为苯丙酮酸、苯乙酸等中间物质的堆积,并从尿液排出,病人的尿液呈鼠尿臭味。

五、实验室检查

(一)新生儿筛查

新生儿期患儿无任何临床表现,诊断此病主要通过新生儿筛查。新生儿筛查即是通过血液生化检测在群体中对每个新生儿进行筛检。对每个出生 72 小时(哺乳至少 8 次)后的新生儿足跟针刺取血滴于特制的滤纸片上测定 Phe 浓度。若 Phe > 120μmol/L 者,可进一步测定血苯丙氨酸(Phe)、酪氨酸等氨基酸浓度,若 Phe 仍 > 120μmol/L,且 Phe/Tyr > 2 者,则临床诊断 HPA。

(二)尿蝶呤谱分析

目前为鉴别 BH4 缺乏症各型的主要方法。采用高效液相色谱法测定新鲜尿液的三磷酸二氢新蝶呤(N)及琨型二氢生物蝶呤(B)浓度。PTPS 缺乏者尿 N 增高,B 极低,B% 极低;BH4 合成酶 GTPCH 缺乏时,N、B 均明显降低,N/B 正常;BH4 还原酶 DHPR 缺乏时,N 可正常或增高,B 明显增加,B% 增高或正常。

(三)红细胞二氢蝶啶还原酶测定

用于鉴别 BH4 还原酶 DHPR 缺乏症。少数 DHPR 缺乏症患儿尿蝶呤谱可正常,需进行 DHPR 活性测定以确定 DHPR 缺乏症的诊断。DHPR 缺乏者其活性极低或测不出。

(四)BH4 负荷试验

为快速、稳定的辅助鉴别经典型 PKU 和 BH4 缺乏型 PKU 的诊断方法。经典型 PKU 大多数无反应;中度及轻度 HPA 中约 60%~70% 有反应,多在服用 BH4 后 8~24 小时出现明显的反应;BH4 合成酶 PTPS 缺乏者血 Phe 浓度在服 BH4 后 2~6 小时降至正常,结合尿蝶呤谱诊断;BH4 还原酶 DHPR 缺乏者,血 Phe 浓度在服 BH4 后 6~8 小时下降或无反应。由于前述方法可以进行临床分型,现已少用。

(五)尿三氯化铁及 2,4-二硝基苯肼试验

主要用于苯丙酮酸及其代谢产物的筛查,多用于较大儿童临床初步筛查。这 2 种试验阳性反应也可见于枫糖尿症、酪氨酸血症,故并非为 PKU 特异性试验。现基本不做此试验。

(六)影像学检查

主要明确有无神经系统损伤及损伤程度,常做头颅 MRI/CT 及磁共振质子波谱(MRS)。

六、诊断

根据智力落后,头发色素变浅,特殊气味及血液中 Phe 升高(血液 Phe 浓度 > 120μmol/L 及 Phe/Tyr >

2）临床即可以诊断。由于不同类型治疗方式不同，故尽早进行尿蝶呤谱及红细胞二氢蝶啶还原酶测定进行分型诊断。确诊手段需要基因检查。

七、鉴别诊断

一旦诊断PKU，主要通过进一步实验室检查对各型PKU进行分型。同时注意与以下疾病相鉴别。

（一）神经系统疾病

由于PKU多伴有智能发育落后，故明确诊断后应常规与其他智能发育障碍性疾病相鉴别，如脑性瘫痪，其他代谢性脑病，染色体异常导致的智能发育障碍等。

（二）白化病

PKU还伴有皮肤毛发色素变浅的临床综合征，故尚需与白化病相鉴别。白化病是由于酪氨酸酶缺乏或功能减退引起的一种皮肤及附属器官黑色素缺乏或合成障碍所导致的遗传性白斑病。病人视网膜无色素，虹膜和瞳孔呈现淡粉色，怕光。皮肤、眉毛、头发及其他体毛都呈白色或黄白色。白化病属于家族遗传性疾病，为常染色体隐性遗传。后者常无智力发育障碍，无特殊气味等，代谢筛查无异常可以鉴别。

八、治疗

不同类型PKU有不同的治疗方法。

（一）典型型 PKU 的治疗

主要是给予低苯丙氨酸饮食。开始治疗的理想时间是出生后1周以内。在正常饮食下血 Phe 浓度 < 360μmol/L，可暂时不治疗，但需监测血 Phe 浓度。随着天然饮食摄入时间延长，病人血 Phe 浓度逐步上升 > 360μmol/L，需治疗给予低苯丙氨酸饮食。

（二）BH4 缺乏症的治疗

主要是 BH4 替代治疗，同时补充 5- 羟色胺和左旋多巴。一般不需要饮食治疗，但血 Phe 浓度高于 360μmol/L 时仍需要低苯丙氨酸饮食联合治疗。

九、预后

该病的预后与治疗时间的早晚和体内 Phe 的浓度高低密切相关。开始治疗的时间越早，预后越好。早期治疗可避免神经系统的损伤。BH4 缺乏型患儿神经系统的症状出现早而重，如不治疗，常在幼儿期死亡。

十、预防

（一）遗传咨询

避免近亲结婚，家族成员中基因检测为杂合子携带者，需要进行遗传咨询。

（二）产前诊断

对于PKU高危家庭做产前诊断是为了防止同一种遗传代谢病在家庭中重现的重要措施。

加强新生儿筛查，一旦发现高苯丙氨酸血症，应尽早明确分型诊断，及时对症处理，防止发生智力低下。

 本节小结

PKU 是常见的氨基酸遗传代谢病，属于常染色体隐性遗传病，临床最突出的表现是不可逆的智能发育低下，新生儿筛查能及早发现该病，尽早治疗可以有效避免智能发育低下的发生，遗传咨询和产前诊断对预防 PKU 的发生至关重要。

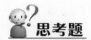 **思考题**

1. PKU 病人为什么会出现智力低下？
2. 新生儿筛查的重要意义在哪里？
3. PKU 的诊断标准是什么？
4. 不同类型的 PKU 处理原则有什么不同？
5. 如何有效的预防 PKU 的发生？

参考文献

1. 顾学范.临床遗传代谢病.北京：人民卫生出版社，2015.
2. Mark A.S, Paul S, Carolyn AB. Pediatric Endocrinology. 4th ed. Philadelphia：Elsevier Saunders，2014.
3. 叶军.高苯丙氨酸血症的诊治及研究进展.临床儿科杂志，2010，28（2）：197-200.
4. CampKM, Parisi MA, Acosta PB, et al. Phenylketonuria Scientific Review Conference：state of the science and future research needs. Mol Genet Metab, 2014, 112（2）：87-122.
5. 颜纯，王慕逖.小儿内分泌学.2版.北京：人民卫生出版社，2006.

（曾　燕　熊　丰）

第六节　肝豆状核变性

> **学习目标**
> 掌握：肝豆状核变性的临床表现及辅助检查。
> 了解：肝豆状核变性的发病机理及病理；肝豆状核变性的治疗原则。

一、概述

肝豆状核变性（hepatolenticular degeneration，HLD）又称 Wilson 病，是一种常染色体隐性遗传性疾病，是先天性铜代谢障碍性疾病。发病率 1∶30 000。主要表现为大量铜贮积在肝、脑、肾、角膜、骨骼等组织中，引起相应的器官脏器损伤，导致肝功能异常和肝硬化、椎体外系损伤、溶血性贫血、肾小管损伤、肾性血尿、眼角膜 K-F 环（Kayser-Fleisher ring）等改变。

二、诊断

（一）临床表现

本病通常发生于儿童和青少年期，少数成年期发病。发病多在 7~12 岁，神经系统症状多在 10 岁以后出现，男性稍多于女性。病情缓慢发展，可有阶段性缓解或加重，亦有进展迅速者。

根据临床表现本病可分为以下三个阶段：

1. 无症状阶段　患儿肝脏铜的贮积在婴儿期即已开始，此期间除尿铜增高外一切正常，甚少被发现。

2. 肝损害阶段　肝脏是最常见受累器官，病人 6~8 岁以后逐渐出现肝脏受损症状，起病隐匿，进展缓慢，可反复出现疲乏、食欲减低、呕吐、黄疸、水肿等。部分患儿可并发病毒性肝炎，少数病情可迅速恶化致急性肝功能衰竭。肝脏损害症状隐匿、就诊时才发现肝硬化、脾肿大甚至腹水。脾肿大可引起溶血性贫血和血小板减少。

3. 肝外组织损害阶段 一般在 12 岁以后逐渐出现其他器官功能受损的症状,此时尿铜明显增高,血清铜蓝蛋白明显低下。

(1)神经系统:神经症状以椎体外系损害为突出表现,以舞蹈样动作、手足徐动和肌张力障碍为主,并有面部怪容、张口流涎、吞咽困难、构音障碍、运动迟缓、震颤、肌强直等。精神症状表现为注意力和记忆力减退、智能障碍、反应迟钝、情绪不稳,常伴有强笑、傻笑,也可伴有冲动行为或人格改变。

(2)角膜 K-F 环:角膜色素环是本病的重要体征,出现率达 95% 以上。K-F 环位于巩膜与角膜交界处,呈绿褐色或暗棕色,宽约 1.3mm,是铜在后弹力膜沉积而成。

(3)其他伴发的症状:血液系统损害可有溶血性贫血;肾脏损害出现血尿或蛋白尿。钙、磷代谢异常易引起骨折、骨痛、骨质疏松。

(二)实验室和辅助检查

1. 血清铜蓝蛋白 小儿正常为 200~400mg/L,病人 < 200mg/L。

2. 血清铜氧化酶活性 铜氧化酶吸光度正常值为 0.17~0.57,病人明显降低。

3. 4 小时尿铜排泄量增高 正常 < 40μg,病人可高达 100~1000μg,伴有血铜浓度降低。

4. K-F 环 检查角膜色素环是本病的重要体征,早期需在眼科裂隙灯下检查,以后肉眼亦可见到。

5. 血尿常规 病人有肝硬化伴脾功能亢进时其血常规可出现血小板、白细胞和红细胞减少;尿常规镜下可见血尿、微量蛋白尿等。

6. 肝肾功能 病人可有不同程度的肝功能改变,如血清总蛋白降低、球蛋白增高,晚期发生肝硬化。肝穿刺活检测定显示大量铜过剩,可能超过正常人的 5 倍以上。发生肾小管损害时,可表现氨基酸尿症,或有血尿素氮和肌酐增高及蛋白尿等。

7. 脑影像学检查 CT 可显示双侧豆状核对称性低密度影。MRI 比 CT 特异性更高,表现为豆状核(尤其壳核)、尾状核、中脑和脑桥、丘脑、小脑及额叶皮质 T_1 加权像低信号和 T_2 加权像高信号,或壳核和尾状核在 T_2 加权像显示高低混杂信号,还可有不同程度的脑沟增宽、脑室扩大等。

8. 基因诊断 WD 具有高度的遗传异质性,致病基因突变位点和突变方式复杂,故尚不能取代常规筛查手段。利用常规手段不能确诊的病例,或对症状前期病人、基因携带者筛选时,可考虑基因检测。

(三)诊断

根据青少年起病、典型的椎体外系症状、肝病体征、角膜 K-F 环和阳性家族史等诊断不难。如果 CT 及 MRI 有双侧豆状核区对称性影像改变,血清铜蓝蛋白 < 200mg/L,铜氧化酶吸光度低于 0.17 可以确诊。对于诊断困难者,应争取肝脏穿刺做肝铜检测。

(四)鉴别诊断

本病应与急慢性肝病、肾病综合征、代谢性骨病和溶血性贫血等鉴别,这些疾病临床表现与肝豆状核变性有相似之处,但血清铜蓝蛋白不降低。

三、病因和发病机制

铜(Cu)是人体所必需的微量元素之一,是体内氧化还原酶的辅助因子。肝脏是进行铜代谢的主要器官,铜蓝蛋白由肝细胞合成。铜的摄入来源于食物,以 Cu^{2+} 的形式参与代谢。细胞膜内外 Cu^{2+} 的转运体是 P 型 ATP 酶,即 ATP7A 和 ATP7B 两种酶。ATP7A 酶参与将消化道主动吸收的铜与血中的蛋白结合,运至肝脏进一步代谢,缺乏 ATP7A 酶将导致铜缺乏,即 Menkes 病。ATP7B 酶主要将 Cu^{2+} 递交给铜蓝蛋白并使多余的铜经胆汁排泄。肝豆状核变性主要因 ATP7B 基因突变,铜蓝蛋白和铜氧化酶活性降低,铜自胆汁中排出减少,但由于病人肠道吸收铜的功能及 ATP7A 酶功能正常,因此大量铜沉积在体内重要脏器组织,影响细胞的正常功能。

ATP7B 基因定位于染色体 13q14.3-21.1 区域,含 21 个外显子,cDNA 全长约 7.5kb,编码 1411 个氨基酸。目前已经发现各种类型的 ATP7B 基因突变达 150 种以上。ATP7B 基因突变类型在不同种族地区存在明显差异，中国人的突变以外显子 8 较高，其中 R778L 突变最常见。

疾病状态时，血清中过多的游离铜大量沉积于肝脏内，造成小叶性肝硬化。当肝细胞溶酶体无法容纳时，铜即通过血液向各个器官散布和沉积。基底节的神经元和其正常酶的转运对无机铜的毒性特别敏感，大脑皮质和小脑齿状核对铜的沉积也产生症状。铜对肾脏近端小管的损害可引起氨基酸、蛋白以及钙和磷酸盐的丢失。铜在眼角膜弹力层的沉积产生 K-F 环。与此同时，肝硬化可产生门静脉高压的一系列变化。

四、病理生理

病理改变主要累及肝脑肾角膜等。肝脏表面和切片均可见大小不等的结节或假小叶，逐渐发展为肝硬化，肝小叶由于铜沉积而呈棕黄色。脑的损害以壳核最明显，苍白球、尾状核、大脑皮质、小脑齿状核也可受累，显示软化、萎缩、色素沉着甚至腔洞形成。光镜下可见神经元脱失和星形胶质细胞增生。角膜边缘后弹力层及内皮细胞液内有棕黄色的细小铜颗粒沉积。

五、治疗与预后

治疗原则是减少铜的摄入和增加铜的排出，避免铜在体内的沉积，以修复和减轻过多铜沉积带来的损害，治疗愈早愈好。

（一）低铜饮食

每日食物中含铜量不应大于 1mg，不宜进食动物内脏、鱼、虾、海鲜、巧克力、可可和蘑菇等含铜高的饮食。

（二）促进铜排泄的药物

青霉胺（penicillamine）为首选，从小剂量开始，逐步增加，最大剂量 20mg/（kg·d）口服，3 次 / 日。饭前半小时口服。首次使用应作青霉素皮内试验，阴性才能使用，阳性者酌情脱敏试验后服用。应注意：青霉胺可引起维生素 B_6 缺乏，故每日应补充维生素 B_6 10~20mg，每日 3 次。服用青霉胺期间应定期检查血、尿常规和 24 小时尿铜等的变化。

（三）减少铜吸收的药物

常用硫酸锌，儿童用量为每次 0.1~0.2g，每日分 2~3 口服。年长儿可增至每次 0.3g，每日 3 次。服后大便排铜增加，减少体内铜的蓄积。服药后 1 小时内禁食以免影响锌的吸收。重症病人不宜首选锌制剂。

青霉胺与锌盐联合治疗可减少青霉胺的用量，青霉胺 7~10mg/（kg·d），4~6 月后可用锌盐维持治疗。轻症者单用锌盐也可改善症状。两药合用时最好间隔 2~3 小时，以免影响疗效。

（四）手术治疗

对于有严重脾功能亢进者可行脾切除术，严重肝功能障碍时也可以考虑肝移植治疗。

本节小结

肝豆状核变性是铜代谢障碍性疾病，是由于 P 型 ATP7B 酶基因突变所致。①临床表现为：肝功能异常和肝硬化、椎体外系损伤、溶血性贫血、肾小管损伤、肾性血尿、眼角膜 K-F 环等改变；②实验室检查：铜蓝蛋白降低、尿酮排泄量增加；③脑影像学显示双侧豆状核对称性低密度；④低铜饮食，排铜增加，可以改善症状。

思考题

1. 请描述在哪些情况下应考虑诊断肝豆状核变性？
2. 简述肝豆状核变性的临床表现。
3. 肝豆状核变性的诊断依据。
4. 肝豆状核变性的治疗原则。

参考文献

1. 王卫平. 儿科学. 8版. 北京：人民卫生出版社，2013.
2. 顾学范. 临床遗传代谢病. 北京：人民卫生出版社，2015.
3. Mark A.S, Paul S, Carolyn AB. Pediatric Endocrinology. 4th ed. Philadelphia：Elsevier Saunders，2014.
4. 薛辛东，杜立中，毛萌，等. 儿科学. 2版. 北京：人民卫生出版社，2012.
5. 贝尔曼詹森（美），尼尔森，沈晓明，等. 儿科学. 17版. 北京：北京大学医学出版社，2007.

（王付丽　熊　丰）

第七节　糖原累积症

学习目标

掌握：糖原累积症Ⅰa型的临床表现；糖原累积症Ⅰa型的饮食治疗。

熟悉：糖原累积症Ⅰa型的发病机制；糖原累积症Ⅰa型的实验室检查。

了解：糖原累积症Ⅰa型的分型。

一、概述

糖原累积病（glycogen storage disease，GCD）是一类糖代谢障碍性遗传病。主要是由于先天性酶缺陷所造成的糖原分解或糖原合成障碍，导致糖原在肝脏、肌肉、肾脏等组织中贮积量增加而造成一系列的临床症状，临床主要表现为低血糖、矮小和肝脏进行性增大。本病多数属常染色体隐性遗传性疾病。其发病率约为1/20000~1/25000。

正常情况下，糖原合成主要通过四个环节：葡萄糖磷酸化；尿苷二磷酸葡萄糖生成；α-1,4糖苷键；α-1,6糖苷键。糖原分解是糖原在磷酸化酶作用下，将α-1,4糖苷键分解生成1-磷酸葡萄糖，再由脱支酶作用，将α-1,6糖苷键水解生成游离的葡萄糖。缺乏糖原代谢有关的酶，糖原分解或合成则发生障碍，导致糖原沉积于组织中而致病。GSD依其所缺陷的酶分12型，其中Ⅰ、Ⅳ、Ⅵ、Ⅸ、0型以肝脏病变为主；Ⅱ和Ⅲ型同时有肝脏和肌肉受累；Ⅴ、Ⅶ型以肌肉组织受损为主。表6-2为部分糖原累积症的酶缺陷、基因突变、主要受累组织及主要临床表现。

糖原累积症Ⅰa型是糖原累积症最常见的类型，是葡萄糖-6-磷酸酶（glucose-6-phosphatase，G6PC）基因缺陷所致的常染色体隐性遗传性疾病，本节主要讲述糖原累积症Ⅰa型。

表6-2　部分糖原累积症的酶缺陷、基因突变、主要受累组织及主要临床表现

分型	病名	缺陷酶	基因	主要受累组织	主要临床表现
O		糖原合成酶	GYS2		酮症、低血糖
Ⅰa	Von Gierke病	葡萄糖-6-磷酸酶	G6PC	肝、肾	矮小、肝大、低血糖

续表

分型	病名	缺陷酶	基因	主要受累组织	主要临床表现
Ⅰb		葡萄糖-6-磷酸转运体	G6PT	肝、肾	矮小、肝大、低血糖、反复感染
Ⅱ	Pompe 病	A-1,4-葡萄糖苷酶	GAA	心肌、骨骼肌	肌张力低下、肥厚性心肌病
Ⅲ	Cori 病	脱支酶	AGL	肝、肌肉	低血糖、肌无力、肝大
Ⅳ	Anderson 病	分支酶	GBE1	肝、肌肉	肝大、进行性肝硬化
Ⅴ	McArdle 病	磷酸化酶	PYGM	肌肉	疼痛性肌痉挛、血红蛋白尿
Ⅵ	Hers 病	磷酸化酶	PYGL	肝	肝大、生长迟缓、轻度低血糖
Ⅶ	Tarui 病	磷酸果糖激酶	PFKM	肌肉	肌痉挛、肌红蛋白尿
Ⅸ		磷酸化酶激酶	PHKA2, PHKB, PHKG2	肝、红细胞	肝大、矮小、轻度低血糖
Ⅺ	Faneoni-Biekel 病	葡萄糖转运体2	GLUT2	肝	矮小、佝偻病、肝大、空腹低血糖

二、诊断

糖原累积症Ⅰa型主要根据病史、体征和血生化测定结果可作出临床诊断,口服糖耐量试验或胰高血糖素刺激试验可辅助诊断。准确分型需进行基因诊断。

(一)临床表现

临床表现轻重不一,大多数起病隐匿,婴儿期除肝大外,其他表现往往不典型。重者在新生儿期即出现低血糖和乳酸酸中毒。

主要的临床表现有:

1. 生长发育落后 由于慢性乳酸酸中毒和长期胰岛素/胰高糖素比例失调以及肝脏的损害,使蛋白分解过度、合成障碍及生长因子降低,患儿身材矮小,骨龄落后,骨质疏松,但身材匀称性、智力正常。

2. 低血糖症 可出现不同程度的空腹低血糖,低血糖严重时可伴惊厥。随着年龄的增大,低血糖发作次数可减少。

3. 肝肾肿大 肝脏进行性肿大,可达到中-重度肿大,其表面光滑,质地偏中,无触痛,肿大的肝脏占据右腹的大部分使腹部膨隆;患儿不伴黄疸,少数病人可有肝功能异常。肾脏肿大一般不引起临床症状,肾功能检查往往正常。

4. 其他 四肢松弛,四肢伸侧皮下常可见黄色瘤。由于血小板功能不良,患儿常有鼻出血等出血倾向。患儿青春期发育延迟。高脂血症使视网膜脂质沉积,眼底可有多发性双侧黄斑周围病变。长期的慢性病变可影响铁吸收而导致缺铁性贫血等。

(二)实验室检查

1. 血常规血小板功能降低、聚集功能低下。

2. 血生化检查低血糖、血乳酸升高、胆固醇升高、甘油三酯升高、尿酸升高。多数患儿肝功能正常。

3. 口服糖耐量试验空腹测定血糖和血乳酸,给予葡萄糖 2g/kg(最多 50g)口服,服糖后 30 分钟、60 分钟、90 分钟、120 分钟、180 分钟测定血糖和血乳酸,正常时血乳酸升高不超过 20%。血乳酸明显下降提示 GSD Ⅰa 型。

4. 胰高血糖素刺激试验 空腹和餐后 2 小时肌内注射胰高血糖素 30~100μg/kg（最大量 1mg），于注射后 0、15、30、45、60 分钟分别取血测血糖。空腹刺激试验，正常时 15~45 分钟内血糖升高超过 1.4mmol/L，而病人血糖无明显升高。餐后刺激试验，正常时可诱导餐后血糖进一步升高，而病人无此反应。

5. 影像学检查

（1）B 超和 CT 扫描可发现肝、肾肿大，少数病程较长患儿肝脏并发有单个或多个腺瘤。

（2）X 线检查可见骨质疏松和肾脏肿大。脊柱、头颅 X 线示仅有轻微改变。

6. 肝组织活检肝穿刺活检进行肝组织的糖原定量和葡萄糖 -6- 磷酸酶活性测定是确诊本病的依据；病人肝糖原常超过正常值 6%，葡萄糖 -6- 磷酸酶活性降低以至缺失。由于本方法属于有创检查，故目前临床较少应用。

7. 酶学分析特异性酶活性降低

8. 基因检测目前研究较多的为葡萄糖 -6- 磷酸酶（G-6-Pase）基因，其缺乏可引起 Ⅰ 型 GSD。目前已检测出多种 G-6-Pase 基因突变，其中最多见于 R83C 和 Q347X，约占 Ⅰ 型 GSD 的 60%，但有地区差异，中国人群以 nt327G → A（R83H）的突变率最高，其次为 nt326G → A（R83C），使用 PCR 结合 DNA 序列分析或 ASO 杂交方法才能正确地鉴定 G-6-Pase 基因第 83 密码子上的 CpG 突变的 88%。适用于 Ⅰ 型糖原累积症病人携带的突变等位基因，亦可用于携带者的检出和产前诊断。基因检测可避免侵害性的组织活检。

三、病因和发病机制

糖原累积症 Ⅰa 型是糖原累积症最常见的类型，是葡萄糖 -6- 磷酸酶（glucose-6-phosphatase，G6PC）基因缺陷所致的常染色体隐性遗传性疾病。葡萄糖 -6- 磷酸酶为细胞内质网膜蛋白，是糖异生和糖原降解的限速酶，仅在肝脏、肾脏、小肠、胰腺等组织中表达。G6PC 缺陷时不能将 6- 磷酸葡萄糖水解为葡萄糖，同时糖异生途径也受阻。G6PC 基因位于 17 号染色体长臂 2 区 1 带，约有 12.5kb，包括 5 个外显子，编码含 357 个氨基酸，共有 9 个跨膜单位。迄今共报道 100 余种突变。G6PC 突变有明显种族和地区差异。国外糖原累积症 Ⅰa 型在活产儿中的发病率为 1/100000，中国人的发病率尚不清楚。

四、病理和病理生理

糖是主要的供能物质，人体所需能量的 50%~70% 来自糖。糖原是动物体内糖的储存形式，广泛存在于各种组织的细胞内，尤以心、肝、肌肉为主。正常肝和肌肉分别含有大约 4% 和 2% 的糖原。肝糖原是血糖的重要来源，肌糖原可供肌肉收缩的急需。正常情况下，葡萄糖 -6- 磷酸酶分解葡萄糖占肝糖原分解所得葡萄糖的 90%，在维持血糖稳定方面起主导作用。葡萄糖 -6- 磷酸酶缺乏，糖原分解和糖原合成等代谢出现障碍，导致低血糖，同时糖原贮积在肝、肾中，导致其体积明显增大。

正常人在低血糖时胰高糖素代偿分泌增加促进肝糖原分解和葡萄糖异生产生葡萄糖，使血糖保持稳定。糖原累积症 Ⅰa 型患儿则由于葡萄糖 -6- 磷酸酶的缺乏，体内 6- 磷酸葡萄不能进一步水解成葡萄糖，导致低血糖。低血糖刺激分泌的胰高血糖素因不能使肝糖原分解为葡萄糖，产生的 6- 磷酸葡萄进入糖酵解途径，使丙酮酸乳酸增加，引起代谢性酸中毒。亢进的葡萄糖异生和糖酵解生成大量乙酰乙酸辅酶 A，合成血脂。低血糖还使胰岛素水平降低，促进外周脂肪组织分解，使游离脂肪酸水平增高，进一步合成甘油三酯和胆固醇，使血脂升高和肝脏脂肪变性。由于 6- 磷酸葡萄的累积，大部分 1- 磷酸葡萄又重新再合成糖原；而低血糖又不断导致组织蛋白分解，向肝脏输送葡萄糖异生原料，这些异常代谢都加速了肝糖原的合成，使肝脏进一步肿大。蛋白分解致使嘌呤合成代谢亢进，促进了磷酸戊糖旁路代谢，生成了过量的 5- 磷酸核糖，进而合成磷酸核糖焦磷酸，再在谷氨酰胺磷酸核糖焦磷酸氨基转移酶的作用下转化成为 1- 氨基 -5- 磷酸核糖苷，使其代谢终产物尿酸增加。糖原合成与分解代谢途径见图 6-2。

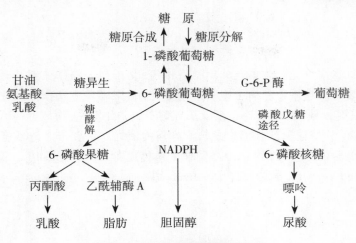

图6-2 糖原合成与分解代谢途径

五、治疗

本病治疗的总目标是维持血糖正常,保证机体对葡萄糖的需要,抑制低血糖所继发的各种代谢紊乱,延迟并发症的出现。

(一)饮食治疗

饮食治疗是目前主要的治疗手段,要求少量多餐,高糖饮食。饮食中蛋白质含量不宜过多,脂肪应少,以高碳水化合物为主。

目前多采用生玉米淀粉喂养治疗本病,每4~6小时喂养一次,每次1.75~2g/kg。使血糖稳定在4.3~5.5mmol/L。玉米淀粉是一种葡萄糖的多聚体,口服后在肠道缓慢消化,逐渐释放出葡萄糖,保证血糖能维持在正常水平,又不过多贮存为糖原,肝脏不再增大,身高增长加快。生玉米淀粉必须用冷水调服,不能煮沸或用开水冲服,因为在加热状态下玉米淀粉颗粒呈分解状态,极易被淀粉酶水解而不能达到维持血糖稳定的目的。并同时注意补充各种微量元素和矿物质。

婴儿期白天可每2~3小时母乳或麦芽糊精按需喂养,夜间使用糖鼻饲点滴葡萄糖[10mg/(kg·min)]维持。麦芽糊精又称水溶性糊精,用玉米或薯类淀粉经淀粉酶低程度转化而成的一类碳水化合物,含大量多糖,消化较慢,可以持续适量的提供葡萄糖。

(二)药物治疗

患儿只有在出现严重低血糖时用药物治疗,治疗药物为静脉用葡萄糖,葡萄糖以0.5g/(kg·h)速度静脉使用,维持血糖稳定在4~6mmol/L范围。

(三)其他治疗

1. 肝移植如果病人存在难以控制的低血糖或肝衰竭,可行肝移植。

2. 骨髓移植也成功应用于Ib型患儿治疗。

3. 酶替代治疗近几年利用重组人葡糖苷酶治疗晚发型Pompe病获得成功。rHGAA(如Myozyme)对Pompe病所有类型的病人均有效,剂量20mg/kg,2周一次缓慢静脉滴注。

(四)预后

未经正确治疗的本病患儿因低血糖和代谢性酸中毒发作频繁常有体格和智能障碍。少数患儿可并发进行性肾小球硬化症。患儿在成人期的心血管疾病、胰腺炎和腺癌的发生率高于正常人群。

六、预防

家族中有已明确基因突变的先证者的孕妇,可做产前基因测定。可通过胎儿肝活检测定葡萄糖-6-磷酸酶活性,一般在孕18~22周进行。

本节小结

糖原累积病是一组临床少见的常染色体隐性遗传病，由于病人糖原分解障碍，导致血糖降低，糖原大量沉积于组织中而致病。糖原贮积病Ⅰ型临床最常见，临床表现为发作低血糖，肝脏肿大、生长发育落后，实验室检查有空腹血糖低，血甘油三酯及胆固醇升高，血乳酸、尿酸升高。肝穿刺活检进行肝组织的糖原定量和葡萄糖-6-磷酸酶活性测定是确诊本病的依据。饮食治疗是目前主要的治疗手段，1岁后主要用生玉米淀粉喂养治疗本病，饮食治疗要求血糖稳定在4.3~5.5mmol/L。低血糖急性发作时可立即静脉注射葡萄糖0.5g/（kg·h），维持血糖于4~6mmol/L。

思考题

1. 糖原累积症Ⅰa型的主要临床表现。
2. 糖原累积症Ⅰa型的常用治疗方案。
3. 糖原累积症Ⅰa型的实验室检查有哪些？

参考文献

1. 顾学范.临床遗传代谢病.北京：人民卫生出版社，2015.
2. Mark A.S，Paul S，Carolyn AB. Pediatric Endocrinology. 4th ed. Philadelphia：Elsevier Saunders，2014.
3. 胡亚美，江载芳，诸福棠.实用儿科学.7版.北京：人民卫生出版社，2002.

（罗雁红　熊　丰）

第八节　黏多糖病

学习目标

熟悉：黏多糖代谢障碍的临床特征。
了解：黏多糖代谢障碍的发病机制；黏多糖代谢障碍的分型；黏多糖代谢障碍的实验室检查、诊断及治疗原则。

一、概述

黏多糖贮积症（mucopolysaccharidosis，MPS），是一组编码人体细胞溶酶体内降解黏多糖的水解酶基因突变，导致酶活性丧失，黏多糖不能被完全降解代谢，聚集在机体不同组织，产生骨骼畸形、智能障碍、肝脾增大等一系列临床表现和体征。黏多糖贮积症是溶酶体贮积症中非常重要的一类，可分为Ⅰ、Ⅱ、Ⅲ、Ⅳ、Ⅵ、Ⅶ、Ⅷ、Ⅸ型等8种类型，其中Ⅰ型又可分为Hurler综合征（Hurler syndrome，ⅠH）、Scheie综合征（Scheie syndrome，ⅠS）和Hurler-Scheie综合征（Hurler-Scheie syndrome，ⅠH/S）三个亚型，Ⅲ型又分为ⅢA、ⅢB、ⅢC、ⅢD、ⅢE五个亚型，Ⅳ型又分为ⅣA和ⅣB亚型（表6-3）。虽然各型致病基因和临床表现有差异，但贮积的底物都是黏多糖而被统称为黏多糖贮积症。除MPSⅡ型呈X连锁隐性遗传外，其余各型的遗传方式为常染色体隐性遗传。

二、诊断

（一）临床表现

黏多糖贮积症的患儿出生时一般无明显异常特征，随年龄增大，临床症状逐渐明显。

表 6-3 各型黏多糖贮积症的分型、酶缺陷、基因定位和临床特征

类型	酶缺陷	基因定位	尿中排出	典型面容	矮小	骨骼改变	智能落后	肝脾肿大	心脏病变	角膜浑浊	耳鼻喉
ⅠH	α-L-艾杜糖酶	4q16.3	DS, HS	+++	+++	+++	+++	++~+++	++~+++	+++	++
ⅠS	α-L-艾杜糖酶	4q16.3	DS, HS	+	+	+	-	+/-	-	+++	-
Ⅱ	艾杜糖-2-硫酸酯酶	Xq28	DS, HS	++	++	++~+++	+++	++~+++	++~+++	+/-	++
ⅢA	肝素-N-硫酸酯酶	17q25.3	HS	+	+/-	+	+++	+~++	-	-	+
ⅣA	半乳糖胺-6-硫酸-硫酸酯酶	3p21.33	KS, CS	+/-	+	+++	-	+/-	+	+	+
Ⅵ	N-半乳糖胺-4-硫酸-硫酸酯酶	5q11-q13	DS, CS	+++	++	+++	-	+/-	+	+	+
Ⅶ	β-葡萄糖醛酸酶	7q21.11	DS, HS	+++	++	++	+~++	+++	+	+	-
Ⅷ	氨基葡萄糖-6-硫酸-硫酸酯酶	22q11	DS, HS	++	++	+	+++	+++	+	+	+
Ⅸ	透明质酸酶	3p21.3-p21.2	HA	+	+	+	-	-	-	-	+++

1. 典型面容 头大，舟型头，前额突出，眉毛浓密，眼睛突出，眼睑肿胀，鼻孔上翻。嘴唇大而厚，舌大，易伸出口外。牙龈增生，牙齿细小且间距宽。皮肤厚，汗毛多，头发浓密粗糙，发际低。上述症状以ⅠH型出现最早，最为严重，也最典型。

2. 身材矮小 病人颈短，脊柱胸腰段侧弯或后凸，生长增加缓慢，身高较同龄儿明显偏低。

3. 骨骼病变 累及多关节，如脊柱、肘关节、肩关节和膝关节，使这些关节的活动受限，进行性畸变，脊柱后凸/侧弯等畸形，常见鸡胸、驼背、膝外翻或内翻、手足屈、爪形手等。Ⅳ型骨骼病变最为严重，患儿椎骨发育不良而呈扁平，表现为身短、鸡胸、肋骨下缘外突和脊柱极度后侧凸，膝外翻严重，因第 2 颈椎齿状突发育欠佳和关节韧带松弛而常发生寰椎半脱位。

4. 智能落后 病人在 1 岁左右可能就逐渐表现有迟缓，除ⅠS、Ⅳ型和Ⅵ型外，病人都伴有智能落后。

5. 肝脾肿大 大部分病人有腹部膨隆，肝脏大，部分类型病人伴有脾脏增大。

6. 角膜浑浊 除ⅢA型外，其余各型病人均伴有不同程度的角膜浑浊。

7. 心脏 除ⅢA型外，其余各型病人在疾病的后期均有不同程度的心脏受累，包括心脏瓣膜病、心肌病、心内膜弹力纤维增生症、心动过速、高血压、心律失常、淤血性心力衰竭及周围血管病变等。

8. 耳鼻喉 黏多糖贮积导致扁桃体和腺样体肥大，气道狭窄，声带增厚，同时舌大，反复的上呼吸道感染。由于声音传导障碍和（或）感音性障碍，重型病人可出现慢性听力缺失。

9. 其他 如黏多糖贮积症Ⅱ型可出现特征性的皮肤结节或者鹅卵石样改变，以肩胛部、上臂及大腿两侧明显，且该型常合并腕管综合征的并发症。

（二）实验室和辅助检查

1. 尿黏多糖测定 标本用晨尿，尿黏多糖含量增高。测定方法常用甲苯胺蓝法做定性试验，可检测硫酸皮肤素和硫酸肝素呈阳性，但对尿中硫酸角质素不敏感容易得到假阴性的检测结果。建议用薄层色谱或者电泳的方法来鉴定尿液中硫酸角质素的含量，目前已发展到用尿液滤纸片采用气象色谱的方法检测。

2. 影像学检查 全身骨骼广泛骨质疏松，正位胸片可发现肋骨脊柱端细小，胸骨端增宽，似"飘带

样"改变，侧位脊柱片显示胸腰椎椎体发育不良，有"鸟嘴样"突起，左手正位片显示掌骨近端变尖，各指骨似"子弹头"样，腕骨骨化成熟延迟。头颅侧位片示板障骨增宽，蝶鞍呈"J"型改变。

3. 酶活性测定　可选取的标本有外周血白细胞、皮肤成纤维细胞、干血滤纸片和血浆，检测特异性的酶活性，可依据检测结果对黏多糖贮积症进行分型。

4. 基因检测　参与黏多糖代谢的各种酶的编码基因都已定位，有条件可进行基因检测。

（三）诊断

1. 病人有对应的临床表现、特征性的影像学改变和尿黏多糖阳性，可做出临床诊断，酶学分析和基因检测可分型和确定诊断。

2. 有黏多糖贮积症的家族史病人，对早期诊断和遗传咨询有帮助。

（四）鉴别诊断

本病应与先天性甲状腺功能减退症、佝偻病、异染性脑白质病、球形脑白质病、GM1 神经节苷脂贮积病、神经元脂褐质沉积病、黏脂贮积症、脊柱骨骺发育不良等鉴别，这些疾病临床表现与黏多糖贮积症有相似之处，但 X 线骨骼特征表现不同，尿中黏多糖排出量不增加可以鉴别。

三、病因和发病机制

MPS Ⅱ 型呈 X 连锁隐性遗传，缺陷基因位于性染色体 Xq28，其余各型的遗传方式均为常染色体隐性遗传，有缺陷的基因定位于常染色体上（基因定位见表 6-3）。这类基因缺陷导致所编码的参与黏多糖代谢的一系列酶的缺陷。黏多糖是一种长链复合糖分子，是带负电荷的多聚物，由己糖醛酸和氨基己糖或中性糖组成的二糖单位彼此相连而形成，可与蛋白质相连形成蛋白多糖，而蛋白多糖又是结缔组织基质、线粒体、核膜、质膜等的重要组成成分。黏多糖广泛存在于各种细胞内，重要的黏多糖有硫酸皮肤素（dermatan sulfate, DS），硫酸肝素（heparan sulfate, HS），硫酸角质素（keratan sulfate, KS），硫酸软骨素（chondroitin sulfate, CS），透明质酸（hyaluronic acid, HA）等，前三种是黏多糖贮积症的主要病理性黏多糖。黏多糖的降解在溶酶体中进行，不同的黏多糖需要不同的溶酶体酶进行降解，其中任何一种酶的缺陷都会造成黏多糖的分解障碍，使黏多糖在溶酶体内聚集，尿中排出增加。患儿缺陷的酶活性仅为正常人的 1%~10%。

四、病理与病理生理

目前已证实的基因突变种类繁多，且不同人群之间的差异较大。黏多糖包括 4- 硫酸软骨素、6- 硫酸软骨素、硫酸软骨素、硫酸类肝素、硫酸角质素、肝素及透明质酸等成分，为角膜、软骨、骨骼、皮肤、筋膜、心瓣膜和血管结缔组织的结构成分。MPS Ⅰ 型的 α- 艾杜糖醛酸酶缺乏、MPS Ⅱ 型的艾杜糖醛酸硫酸酯酶缺乏以及 MPS Ⅶ 型的 β- 葡萄糖醛酸酶缺乏，均导致硫酸软骨素和硫酸类肝素的降解受阻。MPS Ⅲ 型的各种酶缺乏均可引起硫酸类肝素的降解障碍。MPS Ⅳ 型的 β- 半乳糖苷酶缺乏主要影响硫酸角质素的降解。MPS Ⅵ 型的酰基硫酸酯酶 B 缺乏主要使硫酸软骨素的降解受阻。不能降解的各种黏多糖成分在体内大量积蓄，并沉积于上述各组织中，引起器官损害及功能障碍。同时，过多的黏多糖可从尿液中不断排出。

五、治疗

1. 酶替代治疗　通过静脉输注经生物工程研制的酶进行替代治疗的方法起源于 20 世纪 90 年代，2003 年被美国 FDA 批准用于临床治疗。酶替代的优点在于安全性好。酶替代治疗能水解黏多糖，明显降低尿液黏多糖的排出量，增强肺功能，减小肝脾体积，但不能改善瓣膜、骨骼及神经系统病变。重型病人进行造血干细胞移植的围手术期间，也应进行酶替代治疗。目前酶替代治疗黏多糖贮积症的 Ⅰ、Ⅱ、Ⅵ型取得很好的临床疗效，但对已有中枢神经系统症状者疗效差。

2. 骨髓移植　此治疗源于 20 世纪 80 年代，骨髓移植可改善多脏器的贮积症状，但对心脏瓣膜的异常改善作用不大，且不能改善病人智力。但也有报道黏多糖贮积症Ⅵ型病人骨髓移植后十余年，N-乙酰半乳糖胺-4-硫酸酯酶活性再次降低，尿黏多糖增多，病情进展。目前骨髓移植已经应用于治疗黏多糖贮积症Ⅵ型十余年，对缓解病情有一定的疗效。

3. 造血干细胞移植、脐血移植 早期干细胞移植、脐血移植可使ⅠH型病人病情停止恶化，延长寿命。短期酶替代治疗联合造血干细胞移植可用于部分严重的病例。

4. 基因治疗 目前有动物实验结果报道，可通过逆转录病毒和慢病毒载体系统、睡美人转座系统或腺病毒相关载体治疗黏多糖贮积症的神经系统体征。

5. 对症治疗 如康复治疗、心脏瓣膜置换、人工耳蜗、角膜移植、骨骼矫形等改善病人的生活质量；如睡眠障碍者可使用黑色素治疗；行为问题可使用抗精神病药物治疗；因腕管综合征及关节弯曲挛缩形成爪形手需要行中间神经松解术；因脊髓压迫需行解压术及脊柱固定术以避免瘫痪等。

六、预防

做遗传咨询及产前诊断预防疾病胎儿的出生。

本节小结

黏多糖贮积症是一组因人体细胞溶酶体内降解黏多糖的水解酶发生突变导致其活性丧失，黏多糖不能被完全降解代谢，聚集在机体不同组织，产生骨骼畸形、智能障碍、肝脾增大等一系列临床表现和体征。除 MPS Ⅱ型呈 X 连锁隐性遗传外，其余各型的遗传方式为常染色体隐性遗传，由于基因缺陷导致所编码的参与黏多糖代谢的一系列酶的缺陷，不能降解的各种黏多糖成分在体内大量蓄积，并沉积于骨骼、软骨、角膜、中枢神经系统、皮肤、筋膜、心瓣膜和血管结缔组织，病变累及多器官，呈进行性的病程，临床上以骨骼畸形、身材矮小、面容丑陋、智力障碍、肝脾肿大、主动脉和心脏瓣膜受累、角膜浑浊等为比较共同的特点。尿黏多糖测定、X 线检查、酶活性测定和基因检测可帮助诊断，目前黏多糖贮积症的Ⅰ、Ⅱ、Ⅵ型的酶替代治疗取得很好的临床疗效，但对已有中枢神经系统症状者疗效差。

思考题

1. 简述黏多糖贮积症的临床表现。
2. 简述黏多糖贮积症的 X 线特征。

参考文献

1. 王卫平. 儿科学. 8 版. 北京: 人民卫生出版社, 2013.

2. 顾学范. 临床遗传代谢病. 北京: 人民卫生出版社, 2015.

3. Mark A.S, Paul S, Carolyn AB. Pediatric Endocrinology. 4th ed. Philadelphia: Elsevier Saunders, 2014.

4. 薛辛东, 杜立中, 毛萌, 等. 儿科学. 2 版. 北京: 人民卫生出版社, 2012.

5. NyhanWL, Barshop BA, Al-AqeelAI. Atlas of Inherited Metabolic Diseases. 3rded, 2012.

6. 孙锟, 沈颖. 小儿内科学. 5 版. 北京: 人民卫生出版社, 2015.

7. 胡亚美, 江载芳, 诸福棠. 实用儿科学. 7 版. 北京: 人民卫生出版社, 2002.

8. 颜纯, 王慕逖. 小儿内分泌学. 2 版. 北京: 人民卫生出版社, 2006.

9. 贝尔曼詹森(美), 尼尔森, 沈晓明, 等. 儿科学. 17 版. 北京: 北京大学医学出版社, 2007.

（朱高慧　熊　丰）

第七章　小儿外科水、电解质、酸碱失衡的临床处理

学习目标

掌握：脱水性质和脱水程度的诊断，外科补液的组成，生理需要量的计算方式及快速补液的方法。

熟悉：补液的观察内容，低钠血症的类型，低钾、高钾血症时心电图的主要表现；严重代谢性酸中毒的最典型表现。

了解：术中和术后补液的基本要求，补钠、补钾公式及补充碳酸氢钠的方法。

在小儿外科（pediatric surgery）临床工作中，常常会碰到患儿因为急腹症、外伤、高热以及手术等原因发生机体水（water）、电解质（electrolyte）与酸碱失衡（acid-base imbalance）。如何处理好这类问题，继而治愈患儿，避免严重并发症的发生，是小儿外科医师的基本临床能力。

一、儿童期体液组成特点

人体最丰富的成分是水，身体总水量（total body water, TBW）主要分为细胞外液（ECF）与细胞内液（ICF）两种。

ECF：主要成分是血管内血浆和组织间液，主要阳离子是钠离子，主要阴离子是氯离子和碳酸氢根离子。

ICF：主要位于细胞内，由细胞膜与ECF分隔。钾是其主要阳离子，而磷与不可弥散的蛋白是其主要阴离子。

经放射性核素测定证明：胎儿期TBW占体重80%~90%，正常新生儿占70%~80%，其中ECF占体重的50%；学龄期儿童TBW占体重65%，其中ECF占体重的25%；成年人则为60%。新生儿血浆成分占体重的8%，在12~18个月达到6%，接近成年人比例。

水分丢失分为不敏感性水分丢失，肾溶质排泄，大便中水分丢失和正常体内平衡中水、电解质的丢失。不敏感性水分丢失是自由水丢失，发生在皮肤与呼吸道。

二、水、电解质、酸碱失衡的临床处理基本原则

（一）充分掌握病史，详细检查病人体征

1. 了解是否存在致水、电解质、酸碱失衡的原发病，得出初步诊断。

2. 有无水、电解质、酸碱失衡的症状及体征。

（二）实验室检查

1. 血、尿常规，血细胞比容，肝肾功能，血糖。

2. 血清 K^+、Na^+、Cl^-、Ca^{2+}、Mg^{2+}、P（无机磷）。

3. 动脉血气分析。

4. 必要时行血、尿渗透压测定。

（三）综合病史、症状、体征及上述实验室资料，判断水、电解质、酸碱失衡的类型及程度

（四）在积极治疗原发病的同时，制订纠正水、电解质、酸碱失衡的治疗方法

1. 积极恢复病人的血容量，保证循环状态良好。

2. 积极纠正缺氧状态。

3. 严重的酸中毒或碱中毒的纠正。

4. 重度高钾血症的治疗。

三、外科补液

（一）脱水的诊断

脱水是指水分摄入不足或丢失过多而引起的体液总量（特别是细胞外液量）减少，除水分丧失外，尚有钠、钾和其他电解质的丢失。

1. **脱水性质**　指体液渗透压的改变，根据水、电解质损失比例不同分为：

（1）等渗脱水（Na^+ 130~150mmol/L）：指水和电解质缺乏量基本相等，血容量减少，渗透压正常，多出现在急性大量失液，如有急性肠梗阻，弥漫性腹膜炎有大量呕吐，胃肠减压液丢失时，呕吐液、胃肠减压液虽非等渗液，但肾脏功能仍可调节水分和电解质的排出，使体液维持在等渗状态。

（2）低渗脱水（$Na^+ < 130$mmol/L）：多发生于长期的体液损失，如有肠瘘、腹泻造成大量电解质损失，细胞外液呈低渗状态，细胞外液量减少，而细胞内则有水肿，尿比重降低。若再输入非电解质溶液，则细胞外液中的 Na^+ 再次下降，水分进入细胞内增加。

（3）高渗脱水（$Na^+ > 150$mmol/L）：细胞内液脱水为主，多发生于外界温度高、出汗、环境湿度低，水分丢失过多或摄入不足时，体液渗透压增高。尿比重高达 1.020 以上。病儿口渴，黏膜干燥、皮肤干粗、肌张力增强。

2. **脱水程度**　体液损失量结合临床表现予以估计：

（1）轻度脱水：体液损失量占体重 < 5%（30~50ml/kg）。病儿稍有口渴，精神不振，唇舌略干，前囟略有下陷，尿量正常或略少。

（2）中度脱水：体液损失量占体重 5%~10%（50~100ml/kg）。口渴较明显，精神萎靡、皮肤干燥、弹性差，前囟及眼眶下陷，四肢发凉，脉搏细速，尿量较少。通过小儿机体的代偿机制，血液循环量尚能维持在正常范围。小儿肠梗阻 2~3 天可以出现上述症状。

（3）重度脱水：体液损失量占体重 10%~15%（100~120ml/kg）。病儿极度口渴，精神症状有谵妄、嗜睡或昏迷，表现为血压下降、脉搏微弱、心音低钝、四肢湿凉、发绀、皮肤发灰，尿量明显减少或无尿。有氮质血症，肾衰竭。病儿陷入休克状态。

（二）补液的组成

1. **生理需要量**　按千克体重与体表面积、代谢率及能量所需量等确定（表 7-1）。

表 7-1　生理需要量的计算方法

体重	生理需要量[ml/(kg·d)]
第 1 个 10kg	100
第 2 个 10kg	50
另附加 kg	20

新生婴儿，特别是未成熟儿肝脏糖原贮备低，一般推荐 $D_{10}1/4$ 生理盐水（即葡萄糖 100g/L，Na^+、Cl^- 各 38mEq/L，能量 340kcal/L）提供其碳水化合物、能量。在较大的婴儿 $D_5 1/2$ 生理盐水（即葡萄糖 50g/L，Na^+、Cl^-

各 77mEq/L, 热卡 170kcal/L）是作为维持液的一种适当选择, 小儿每日补钾（维持量）为每千克体重 2mEq。

2. 已损失量

（1）轻度脱水：需补充液体 90~120ml/（kg·d）; 中度脱水需补充液体 120~150ml/（kg·d）; 重度脱水需补充液体：150~180ml/（kg·d）。

（2）中度以上的等渗或低渗脱水：予快速补液——2：1 等张含钠液 20ml/kg 于 1/2~1 小时内输入; 其余液体：等渗脱水用 1/2 张（3：2：1）液体; 低渗脱水用 2/3 张（4：3：2）液体。

（3）高渗脱水：用 1/3 张 ~1/5 的低张液, 3~4ml/kg·h 输入。

注意：液体主要为生理盐水或平衡液; 学龄前儿童按估计量的 3/4, 学龄儿童按 2/3 补入; 急诊术前系重度脱水者, 将已损失量纠正至轻度脱水即可。但酸碱失衡需纠正至接近正常。

3. 额外损失量 包括发热（体温升高 1℃, 补充生理需要量 10%~12%）, 胃肠减压、引流液、肠瘘液等（按实计算）。

（三）静脉补液方法

1. 补液要求

（1）补充血容量。

（2）补充已损失量的 1/2 需 2~4 小时。

（3）应补充生理量和额外损失量。

（4）休克纠正后补充糖与生理盐水混合液, 并纠酸。

（5）适量补充血浆等胶体液。

（6）见尿补钾。

2. 补液速度

（1）快速补液：20ml/kg 于 0.5~1 小时内快速输入, 余液按 10~12ml/（kg·h）补入。

（2）生理量与额外量 ≤ 7ml/（kg·h）。

（3）心肺疾病人, 补液速度 ≤ 6ml/（kg·h）。

3. 术中补液

补充手术损失的额外量, 约 5~10ml/（kg·h）, 多用 5%~10% 葡萄糖溶液或生理盐水。

4. 术后补液

（1）术后第 1 天患儿活动少, 水钠潴留, 日需量减半补入; 第二天全量补入。

（2）2 月内婴儿术后无明显的抗利尿期, 术后第 1 天全量补入。

（3）术后 3 天未进食者, 尿量达 3ml/（kg·h）时, 补 KCl150mg/（kg·d）。

（4）长期禁食、营养不良者, 需补充蛋白质或脂肪。

（四）补液的观察项目（表 7-2）

表 7-2 补液的观察项目

观察项目	血容量不足	血容量足
口渴	存在	不存在
颈静脉充盈	不良	良好
毛细血管充盈时间	延长	迅速
收缩压	下降	上升, 接近正常
脉压差	小	正常（> 30mmHg）
肢体皮肤	寒冷、潮湿、发紫	温暖、干燥、红润
尿量	< 20ml/h	> 20ml/h
脉搏	快而弱	慢而有力
酸中毒	存在	改善

四、电解质失衡与处理

（一）钠

钠是 ECF 中主要的阳离子，其平衡对维持 ECF 平衡起到一个主要的作用。

血清渗透压 80% 取决于血钠浓度，另 20% 则取决于尿素氮和葡萄糖浓度。

肾脏对调节钠起到重要的作用。

1. 低钠血症（hyponatremia）　低钠血症是血清钠浓度低于 135mEq/L，当低于 120mEq/L 时，临床才表现出症状。

（1）分类

1）低容量性低钠血症：伴钠减少及水分相对过剩，造成总体钠减少及 ECF 容量缩小。

2）等容量性低钠血症：十分罕见，常有 ECF 容量增加，通常总体钠量正常。

3）高容量性低钠血症：血清钠浓度偏低，但其总体钠和水增多。

（2）临床表现

血清渗透压主要取决于血清钠浓度，当血清钠减少时引起渗透压改变，后者导致水能通过血脑屏障进入到中枢神经系统。脑组织水过多则临床表现为淡漠、恶心、呕吐、头痛、癫痫发作和昏迷。

（3）治疗

任何有明显低钠血症症状和血清钠 < 120mEq/L 的患儿均应接受高渗盐水补入，使钠浓度达到 125mEq/L。

补钠公式：

$$mEqNa^+ 需要量 =（希望达到 Na^+ - 实际 Na^+）\times 0.6 \times 体重（kg）$$

纠治计划应有一段过程，一般为 24~48 小时，随后再测定血 Na^+，制定相应的治疗方案。低血容量接受等张盐或等张胶体溶液；高容量患儿需要限制盐与水分。

2. 高钠血症（hypernatremia）　高钠血症是血清钠浓度 > 145mEq/L，当 > 160mEq/L 时症状表现严重。

小儿外科中最常见的高钠血症原因是低张液体丢失而无适当液体补充，导致 TBW 容量减少程度大于总体钠含量的减少。

（1）临床表现

1）明显的干性黏膜和橘皮样皮肤。

2）中枢神经系统细胞内脱水致脑组织收缩并伴有 ICF 丢失而引起脑小血管撕裂致脑内出血。

（2）治疗

1）首先用等张晶体液扩容。

2）当重新排尿后用低张溶液纠正高钠血症，纠治时间 > 48 小时。

3）快速补液易导致细胞水肿与脑水肿，增加神经系损伤的可能性。

（二）钾

钾离子最重要的功能是起到调节生物系统中电子活力的作用。钾平衡失调在临床上常见，主要影响肌力与心律改变钾是细胞内最主要的阳离子，维持基本的释放与渗透压。

（10%KCl 1ml=1.34mmol，1mmolK=0.8ml Inj.10%KCl）

1. 低钾血症（hypokalemia）　最常发生于应用利尿剂、长期禁食、胃肠减压等，摄钾减少又没有及时适当补钾的时刻，血钾 < 3.1mmol/L。

（1）临床表现

低钾血症的程度与失钾的急慢性有关，主要是骨骼肌与平滑肌受到影响而出现肌无力与肠麻痹，心律失常也可发生。EKG：U 波，S-T 段下降，T 波延长。

血清钾减少 1mEq/L，提示体内钾丢失约 5%~10%。

（2）治疗：无症状轻度低钾血症无需治疗。

1）严重低钾血症患儿应经肠外补给钾，症状明显补给可达 1mEq/kg·h。首次补钾，先给半量。

补钾公式：

钾需要量（mmol）=[（正常值 - 测定值（mmol/L）]×0.6× 体重（kg）

2）钾浓度＜ 40mEq/L，可耐受周围静脉注入；较高浓度补入时，需要中心途径注入且有持续心脏监测。

2. 高血钾症（hyperkalemia） 最常见于肾排泄功能受损、先天性尿路畸形、高氯代谢性酸中毒、严重挤压伤、大面积烧伤等，血钾＞ 5.8mmol/L。

（1）临床表现：EKG 早期表现 T 波高尖，逐渐 P-R 间期延长与 QRS 增宽。如高血钾水平持续，将会发生致命性心律失常，包括心脏停搏。

（2）治疗

1）QRS 波增宽及心跳停搏时即刻静脉内灌注钙剂增加阈电位（当膜电位去极化达到某一临界值时，就出现膜上的 Na^+ 通道大量开放，Na^+ 大量内流而产生动作电位，膜电位的这个临界值称为阈电位，也叫燃点），使细胞复极化（在动作电位发生和发展过程中，从反极化的状态的电位恢复到膜外正电位、膜内负电位的静息状态，称为复极化。例如：膜内电位从 +30mV 逐渐下降至静息电位水平），产生动作电位（指可兴奋细胞受到刺激时在静息电位的基础上产生的可扩布的电位变化过程）。

2）注入胰岛素与葡萄糖治疗，转移钾到细胞内。

3）如有代谢性酸中毒，用碳酸氢钠使钾转移到细胞内。

4）肾功能不全严重者可试用聚磺苯乙烯，其在胃肠内可结合钾从消化道排出。

5）肠道排钾失败，用腹膜透析或血透纠治高钾血症。

6）注意同时纠正代谢性酸中毒。

（三）钙

约 99% 的钙在骨骼中。细胞外分为三个不同部分：游离钙占总量 45%~50%，是钙的生理活性形式，参与细胞膜活动，对肌肉收缩、神经传递十分重要；第二部分是与硫酸盐和磷酸盐结合的钙占总量 10%~15%，可以测出但并不参加电解质交换；另外一部分是与蛋白结合的钙（占总量的 40%）。

1. 低钙血症（hypocalcemia） 一般指血总钙量＜ 1.8mmol/L，游离钙＜ 1.17mmol/L。

新生儿发生低钙血症相当常见，出生后第 6 天钙水平可回升到出生时水平。

低镁血症是造成持续性低钙的原因之一，故补充一定量镁剂可预防低钙血症的发生，同时最好补充磷酸的摄入。低钙血症可导致心脏功能改变，如心率、心律、收缩力、后负荷等生理指标均依赖于游离钙的维持。

钙剂治疗仅有益于低钾血症伴心跳停搏或低血糖性的心律失常者。需要补钙时可用葡萄糖酸钙或氯化钙。

2. 高钙血症（hypercalcemia） 主要发生于甲状旁腺功能亢进症，如甲状旁腺增生或腺瘤形成者，其次是骨转移性癌。血总钙＞ 2.8mmol/L，游离钙＞ 1.29mmol/L。

血清钙浓度高达 4~5mmol/L 时，可能有生命危险。

对于甲状旁腺功能亢进者，应手术治疗。对骨转移性癌病人，可预防性地给予低钙饮食，并注意补充足够水分，以利于钙的排泄。

五、酸碱失衡的纠治

ECF 的 pH 一般维持在 7.35~7.45。

（一）代谢性酸中毒

HCO_3^- 浓度降低致 pH＜ 7.35。

1. 原因 脱水、饥饿、肠梗阻、休克、严重感染。

2. 临床表现

（1）轻度可能无症状或仅有不明显的倦怠、呕吐、恶心。

（2）严重的酸中毒（如 pH < 7.2 或伴二氧化碳含量 < 10mEq/L）最典型临床表现是呼吸深快，继而后则呼吸急促，循环性休克，进行性感觉迟钝。

3. 治疗

（1）原发疾病的治疗，如糖尿病酸中毒时使用胰岛素。

（2）严重酸中毒（pH < 7.2）可在静脉内补充碳酸氢钠，所需量可按下列公式估计：所需碳酸氢钠的 mEq 数 =（要求纠正的 CO_2 含量 – 测得的 CO_2 含量）× 25% 总体重。

（3）补碱时，先给半量，其余据病情变化继续补充。

（二）呼吸性酸中毒

1. 原因 肺泡换气减少，致肺内 CO_2 潴留，动脉血 CO_2 分压急剧升高：如药物、麻醉、胸廓外伤、肺炎、气管堵塞等。

2. 临床表现

（1）一般患儿都有鼻翼扇动、轻度震颤及多发性肌阵挛。

（2）有些患儿因颅内压增高而致视网膜小静脉扩张、视神经盘水肿。

（3）如未出现缺氧脑损害，脑病仍可恢复。

3. 治疗

（1）必须改善原有的肺功能障碍。有明显低氧血症的严重呼吸衰竭，常需使用机械呼吸来帮助换气；

（2）应避免使用镇静药、麻醉药和催眠药，除非用于帮助实施机械换气。

（三）代谢性碱中毒

1. 原因 细胞外液酸丢失过多，如幽门梗阻致长期呕吐。

2. 临床表现

（1）兴奋增盛及肌肉神经兴奋性亢进。

（2）严重时，离子钙可降低到足以激发手足搐搦的程度。

3. 纠正原有的紊乱。

（1）口服或静脉注入氯化钠。

（2）在高碳酸血症期，以氯化钾、氯化钠（如血容量减少时）或氯化铵的形式向病人提供氯化物可使长期代谢性碱中毒好转。

（四）呼吸性碱中毒

动脉血 CO_2 分压下降，pH 升高。

1. 原因 造成 CO_2 损失过多的过度换气，如辅助通气患儿的过度换气、原发性中枢神经系统疾病、水杨酸中毒、肝硬化、肝性脑病、血氧过少及革兰阴性菌引起的败血症。

2. 临床表现

（1）明显的换气过度，呼吸表浅、短促。

（2）手足抽搐。

（3）晕厥。

3. 治疗

（1）用机械呼吸器而致换气过度者，可用减少每分钟换气量的办法加以纠正，或增加无效腔的方法纠正。

（2）如换气过度由低氧血症引起，则应增加吸入氧含量，以及进行旨在纠正肺内气体交换异常的治疗。

思考题

1. 儿童水分丢失分哪几种？脱水性质和脱水程度是怎样划分的？
2. 外科补液由哪几部分组成？如何观察补液的效果？
3. 低钠血症有哪几种类型？补钠公式的内容是什么？
4. 低钾血症时心电图的主要表现是什么？补钾公式怎么计算？
5. 严重酸中毒的最典型表现有哪些？如何补充碳酸氢钠？

参考文献

1. 蔡威,孙宁,魏光辉.小儿外科学.5版.北京:人民卫生出版社,2014.
2. 施诚仁,金先庆,李仲智.小儿外科学.4版.北京:人民卫生出版社,2012.

（傅跃先）

第八章　小儿外科感染与肿瘤

第一节　新生儿皮下坏疽

> **学习目标**
> 掌握:新生儿皮下坏疽的临床表现、诊断、鉴别诊断。
> 熟悉:新生儿皮下坏疽的病因、发病机制和治疗原则。
> 了解:新生儿皮下坏疽的发病情况。

一、概述

新生儿皮下坏疽(subcutaneous gangrene of newborn)是指新生儿期皮下组织的急性坏死性炎症;多发于腰骶部,臀部、背部也可发生。常见于出生后一周左右新生儿,北方地区多见,冬季好发。发病后炎症迅速蔓延,不及时治疗可在短期内死亡。近年来新生儿皮下坏疽的死亡率明显下降,疾病发生率也逐年降低,主要归功于卫生知识的普及和人民生活水平的提高。

二、诊断

(一)临床表现

初起时病变区皮肤广泛红肿、稍硬、边缘界线不清;随着感染进展,红肿迅速向周围扩散,病变中央皮肤逐渐呈暗红、变软,皮下组织坏死、液化,皮肤与皮下组织分离,皮肤有漂浮感。如病情继续发展,病变范围不断扩大,表面皮肤缺血、变黑、坏死。皮肤坏死后脱落,形成大片溃疡,创面有少许脓液。

全身症状表现为呕吐、食欲下降、哭闹不安,体温升高可达39~40℃,有时伴有腹泻和腹胀,可并发肺炎和脓毒症。脓毒症时表现为高热、嗜睡、神志不清,有时伴发绀、呼吸困难,皮肤表面出血及瘀斑瘀点,血培养有金黄色葡萄球菌生长,脓毒症常为致死原因。

(二)实验室和辅助检查

血液分析提示白细胞总数及中性分类升高,但部分新生儿可能出现白细胞下降;血培养可培养出金黄色葡萄球菌、溶血性链球菌等致病菌,结合药敏试验有利于术后指导抗生素选择。

(三)诊断

诊断新生儿皮下坏疽并不难。新生儿腰骶部皮肤广泛红肿,边界不清,中央区颜色暗红,表皮下积液,有漂浮感,伴高热,吵闹不安,外周血白细胞增多。病情严重或患儿抵抗力低弱时,患儿可出现体温不升、白细胞亦可无增高。

(四)鉴别诊断

1. **尿布疹**　尿布疹的皮肤发红,无肿胀;局部无感染,无全身中毒症状。

2. 硬肿症　皮肤肿胀,不发红;局部无感染,无全身中毒症状。

3. 新生儿丹毒　少见,全身也有中毒症状,但丹毒表现为病变区广泛红肿,边界清楚,且高出附近皮肤表面,中央区无漂浮感。

(五)诊断思路

根据新生儿腰骶部等部位出现皮肤感染伴有全身感染中毒症状时需考虑。

三、病因和发病机制

引起新生儿皮下坏疽的病原菌多为金黄色葡萄球菌和溶血性链球菌,铜绿假单胞菌、白色或柠檬色葡萄球菌、变形杆菌等也能引起本病。

新生儿细胞免疫功能低下、补体不足、中性粒细胞趋化作用薄弱、调理素缺乏,新生儿自身缺乏产生血清球蛋白的能力且局部淋巴结的屏障功能不足,这些都是造成新生儿对炎症抗御能力低,易患皮下坏疽的内在因素,表现为弱应性炎症反应的原因。新生儿皮肤娇嫩,角质层薄,易破损。长期仰卧后腰骶部血流缓慢,易缺血及营养障碍,局部皮肤与尿布摩擦受损,患儿吵闹不安。一旦细菌侵入皮肤,新生儿缺乏防御能力,吞噬细胞消灭细菌能力不足,炎症迅速扩散,造成皮下组织的广泛变性、坏死,但坏死组织周围的结构则保持完整。

四、治疗

早期诊断、及时治疗是降低新生儿皮下坏疽死亡率的关键。

1. 全身治疗　新生儿皮下坏疽常有高热、脓毒症、水电解质平衡紊乱,故应注意保暖、保湿,进行体温及生命体征监测,给予全身支持及对症治疗,同时全身使用抗生素控制感染,常用青霉素类、头孢菌素类抗生素静脉滴注。若病菌有抗药性可改用新青霉素。铜绿假单胞菌感染可选用多黏菌素或羧苄西林。如成脓后则根据脓液细菌培养结果及药敏试验调整抗生素。

2. 局部治疗　确诊后应即在病变中央区做数个横切口,然后在健康与病变皮肤交界处,做多个小切口,每个切口长 0.5~1.0cm,每个切口间的距离约为 3cm,切开后以小血管钳分开两切口间的皮下间隙,引流血性的浑浊渗出液,放置橡皮引流条或凡士林纱布条。皮下组织不宜广泛分离,以免造成大面积皮肤坏死。术后每日用生理盐水、呋喃西林溶液洗涤伤口,脓液多时每日清洗换药 2~3 次,创口可填塞雷凡诺尔纱布或抗生素液纱布湿敷。换药时如见病变仍在发展,再做切开,务必使引流通畅。一周后局部红肿逐渐消退,分泌物减少,创面有新肉芽组织形成,数周后创面愈合。如坏死皮肤脱落后溃疡面大,可植皮覆盖创面,促使创口早日愈合。

五、预防

要注意产房、婴儿室的消毒隔离,尿、粪污染后应勤换尿布,尿布力求松软。

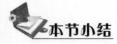 **本节小结**

新生儿皮下坏疽是指新生儿期皮下组织的急性坏死性炎症,常见于出生后一周左右新生儿的腰骶部,臀部、背部。北方地区多见,冬季好发。主要表现为病变区皮肤广泛红肿,病变中央皮肤呈暗红、变软,皮下组织坏死、液化,皮肤与皮下组织分离,皮肤有漂浮感。治疗主要是在病变中央区做数个横切口,然后在健康与病变皮肤交界处,做多个小切口,每个切口长 0.5~1.0cm,每个切口间的距离约为 3cm,以充分引流脓液。术后每日用生理盐水、呋喃西林溶液洗涤伤口,创口可填塞雷凡诺尔纱布或抗生素液纱布湿敷。

思考题

1. 新生儿皮下坏疽的临床表现。
2. 新生儿皮下坏疽的治疗原则。

参考文献

1. 蔡威,孙宁,魏光辉.小儿外科学.5版.北京:人民卫生出版社,2014.
2. 施诚仁,金先庆,李仲智.小儿外科学.4版.北京:人民卫生出版社,2012.

（王　佚）

第二节　急性蜂窝织炎

学习目标

掌握:儿童急性蜂窝织炎的概念、临床表现、诊断及治疗原则。
熟悉:儿童急性蜂窝织炎的病因、病理及发病机制。

一、概述

急性蜂窝织炎(acute cellulitis)是发生在疏松结缔组织的急性弥漫性化脓性感染,是小儿常见的急性软组织感染,主要累及皮下、筋膜下、肌间隙或深部的疏松结缔组织。炎症呈弥漫性扩散,不及时控制常可引起危及生命的脓毒症。

二、诊断

（一）临床表现

1. **发生部位**　急性蜂窝织炎常发生在头皮、口腔、颈部、胸腹壁、臀部,手指及足趾等部位亦可发生。炎症部位疏松结缔组织越丰富,则病情可能越重,进展就越快。如颈部颌下的急性蜂窝织炎,严重者炎症可迅速累及整个颌下部,甚至可影响到对侧乃至整个颈前部,有时可蔓延到咽侧壁、咽后壁或纵隔内,压迫喉部和气管引起发绀、呼吸困难而危及生命。

2. **局部表现**　炎症局部有红、肿、热、痛。病变中心区皮肤色泽深红、充血,四周红肿稍轻,红肿区高出皮肤,与周围健康组织无明显界限,病变触之稍硬,呈块状、无波动,伴有剧痛和皮肤温度升高。发生于深部的蜂窝织炎局部症状常较轻,但仍有水肿与压痛,全身症状可较明显。

3. **全身表现**　急性蜂窝织炎感染后扩散较迅速,常有不同程度的全身症状,如畏寒、发热、头痛、乏力和白细胞及C反应蛋白增高等,严重者可发生高热、惊厥、谵妄及感染性休克表现。深部蜂窝织炎、厌氧菌和产气菌的感染,全身症状多较明显。口底、颌下和颈部的急性蜂窝织炎,可发生喉头水肿和压迫气管,引起呼吸困难,甚至窒息。有时炎症还可以蔓延到纵隔,引起纵隔炎及纵隔脓肿。

（二）实验室和辅助检查

1. 血液分析常表现为血白细胞及C-反应蛋白增高。
2. 超声检查和CT检查可明确炎症病变范围及是否有脓肿形成,尤其对深部或者纵隔的蜂窝织炎更为重要。

（三）诊断

根据典型的局部和全身表现,即可诊断急性蜂窝织炎,血白细胞及C反应蛋白增高有助于诊断。超声检查和CT检查可明确炎症病变范围及是否有脓肿形成,尤其对深部或者纵隔的蜂窝织炎更为重要。

（四）诊断思路

根据炎症部位典型的表现及全身感染中毒症状即诊断,进一步作超声检查明确是否有脓肿形成。

三、病因和发病机制

小儿急性蜂窝织炎最常见的致病菌为溶血性链球菌和金黄色葡萄球菌。近年来厌氧菌感染和混合感染已受到重视,而革兰阴性菌所致的蜂窝织炎在小儿较少见。急性蜂窝织炎发病前病变部位常有消毒不严的肌内注射、虫咬或外伤史。病原菌可从皮肤或软组织损伤处直接侵入,亦可从周围组织化脓性感染扩散或来自淋巴、血行途径蔓延。

四、病理及病理生理

急性蜂窝织炎的主要病理变化为局部充血、肿胀,炎性细胞浸润,正常组织结构破坏,病变中心区组织坏死、液化后可形成脓肿,伴有厌氧菌感染者坏死更为明显。病变周围可伴急性淋巴管炎、淋巴结炎。急性蜂窝织炎的特点是病变不易局限,病变组织与正常组织无明显界线,病灶容易向周围组织扩散且十分迅速,易引起脓毒症。溶血性链球菌引起的蜂窝织炎,脓液稀薄、血行,易出现脓毒症。金黄色葡萄球菌所致的蜂窝织炎,脓液较稠,易局限而形成脓肿。

五、治疗

蜂窝织炎早期局部无波动感时,用鱼石脂油膏、抗生素软膏外敷。病变难以控制或形成脓肿时,应及时切开引流。口底及颌下急性蜂窝织炎,经短期积极抗感染治疗无效时,应及时切开减压,以防喉头水肿压迫气管造成窒息。抗生素使用原则是根据细菌培养及药敏试验结果,选用有针对性、敏感的抗生素。在有药敏结果前,可根据感染的局部和全身表现、革兰染色涂片结果,选用相对有针对性的广谱抗生素。对严重感染者,一般选用强有力的第三代头孢菌素类抗生素,对厌氧菌感染者,甲硝唑为首选药物。存在感染性休克者应积极进行补液扩容、改善微循环等抗休克治疗。高热者物理或药物降温。同时应适当加强营养、补充热量、维生素及蛋白质。

六、预后

积极抗感染治疗,及时切开引流脓液,预后良好。

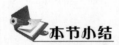 **本节小结**

急性蜂窝织炎主要是由溶血性链球菌和金黄色葡萄球菌引起的,发生在疏松结缔组织的急性弥漫性化脓性感染,主要累及皮下、筋膜下、肌间隙或深部的疏松结缔组织。局部表现为红、肿、热、痛。全身表现常有不同程度的全身感染中毒症状。根据典型的局部和全身表现,即可诊断急性蜂窝织炎,血白细胞及 C 反应蛋白增高有助于诊断。超声检查和 CT 检查可明确炎症病变范围及是否有脓肿形成,尤其对深部或者纵隔的蜂窝织炎更为重要。蜂窝织炎早期局部无波动感时,用鱼石脂油膏、抗生素软膏外敷。病变难以控制或形成脓肿时,应及时切开引流。

思考题

1. 急性蜂窝织炎常见致病菌。

2. 急性蜂窝织炎临床特点。

3. 急性蜂窝织炎治疗原则。

参考文献

1. 蔡威,孙宁,魏光辉.小儿外科学.5版.北京:人民卫生出版社,2014.
2. 施诚,金先庆,李仲智.小儿外科学.4版.北京:人民卫生出版社,2012.

（王 佚）

第三节 髂窝脓肿

> **学习目标**
> 掌握:髂窝脓肿的诊断。
> 熟悉:髂窝脓肿的鉴别诊断。
> 了解:髂窝脓肿的治疗。

髂窝脓肿（iliac abscess）是指细菌侵入髂窝引起的局部淋巴结及其周围疏松结缔组织的急性化脓性感染。病原菌多为溶血性链球菌或金黄色葡萄球菌。在小儿并不少见,以农村儿童占多数。因其初发部位较深不易被发现,而中毒症状明显,故易注意全身治疗而疏于局部检查,致使延误确诊。

一、临床表现

髂窝感染初起时,表现为患侧下肢跛行、下腹部疼痛,同时可有高热伴寒战,体温可达40℃,大多为弛张热型,严重时可伴有全身中毒症状。病程往往较长,一般为3~6周。体检时患侧髋关节呈屈曲位,稍伸直即引起剧痛,但屈向腹侧和在屈髋90°时,内旋或外旋活动并不引起疼痛,叩击股骨大转子时无叩痛,表明病变不在髋关节内。髋关节屈曲是髂腰肌受刺激的缘故,腹部检查患侧近腹股沟韧带处有压痛,较深部位有硬块,硬块边界不清,有时呈球形,也有边缘不规则的。表面皮肤发红或水肿,肿块的波动感往往只在脓肿后期或将向皮肤溃破时才出现,局部穿刺可抽得黄稠脓液。直肠指检有时在髂窝方向可触及痛性包块。

二、实验室和辅助检查

血常规检查白细胞总数和中性粒细胞均增加,C反应蛋白升高,超声检查可见髂窝部软组织块影,边界欠清,如脓肿形成时则可见液性暗区,可明确诊断。CT、MRI检查亦有助于诊断。

三、诊断

根据上述临床症状和体征,可以诊断为髂窝淋巴结炎,如穿刺获得脓液,则诊断为髂窝脓肿,超声、CT、MRI等影像学检查可明确诊断。

四、鉴别诊断

1. 急性化脓性髋关节炎 本病也有全身中毒症状,患髋屈曲、外展、外旋,关节的各个方向活动均受限、疼痛,大转子叩痛明显。髋关节X线或CT、MRI检查可见髋关节囊肿胀、增宽,髋关节穿刺抽得脓性液体可明确诊断。

2. 阑尾周围脓肿 与右侧髂窝脓肿有许多相同点,如发热、食欲缺乏、右下腹疼痛、腹肌紧张及包块等,但主要区别为病史中阑尾炎早期有典型的转移性右下腹疼痛,而髂窝脓肿则很少有这种症状。阑尾周围脓肿病人右髋虽可屈曲,但伸屈仍有一定的活动度。腹部肿块虽都可靠近腹股沟韧带,但阑尾周围脓肿穿刺获得的脓液,细菌培养多为大肠埃希菌,而髂窝脓肿的细菌多为金黄色葡萄球菌。腹膜后阑尾炎的鉴别则更困难，如有脓液可从病原菌鉴别。

3. 腰椎结核　椎旁腰大肌结核性冷脓肿可向髂窝流注形成髂窝冷脓肿，继发感染时可与髂窝脓肿混淆，但病史中结核的病程较久，腰椎有后突畸形及叩痛，X 线可见椎体骨质破坏。与髋关节结核鉴别时，可摄髋关节 X 线片或 CT 检查。

4. 急性腹股沟淋巴结炎髂窝脓肿累及腹股沟部需与急性腹股沟淋巴结炎相区别，腹股沟淋巴结位置较浅表，炎症早期即有局部红、肿、热、痛，全身症状轻微，无明显髋屈曲现象。触诊可摸到局部肿大的淋巴结，必要时可进行超声检查排除髂窝部炎症。

五、诊断流程图或诊断思路

当患儿患侧下肢跛行、下腹部疼痛，同时可有高热伴寒战，体检时患侧髋关节呈屈曲位，稍伸直即引起剧痛，但屈向腹侧和在屈髋 90° 时，内旋或外旋活动并不引起疼痛，叩击股骨大转子时无叩痛，髋关节感染不支持时，需警惕髂窝脓肿。

六、病因和发病机制

髂窝是髂骨内侧面的浅窝。髂骨内侧有髂腰肌腱膜覆盖，与后腹膜之间有一疏松髂窝组织间隙。在此间隙内，股外动静脉周围有众多的髂窝淋巴结群，而且附近血管网丰富，因此容易继发感染，形成髂窝脓肿。感染途径有时不很明确，大部分由远离髂窝的化脓性感染经淋巴引流所致，也有可能来源于血行途径。

七、病理及病理生理

髂窝淋巴结接受来自下肢、会阴、肛门、盆腔壁等处的淋巴回流，这些部位有感染时，致病菌随淋巴回流到髂窝淋巴结，引起急性炎症。淋巴结炎症浸润、肿大、坏死，周围疏松结缔组织同时有广泛的充血、渗出、炎症浸润以及坏死等炎症反应。当病变损害较严重时，可以形成脓肿，一般脓液量在 20ml 左右，也有多至数百毫升者，当炎症范围较大，尤其是形成脓肿时，可以刺激髂腰肌使髋关节屈曲。髂窝脓肿的炎症向腹壁扩展时，常在腹股沟附近出现皮肤红肿及肿胀隆起，脓液迅速增多而未能穿破时，则炎症可在腹膜后伸延至腰部，也可沿髂腰肌筋膜向下经腹股沟韧带后方至股部或经梨状肌上下孔至臀部。脓肿有时可向腹膜腔穿破出现弥漫性腹膜炎。也有炎症波及髂肌，进而导致髂骨骨髓炎，使病情更加复杂。如炎症未能控制，继续向他处扩散可引起危及生命的脓毒症。

八、治疗

当局部尚未形成脓肿时，除用抗生素外，局部可给予热敷、外敷中草药等以促进炎症消退或局限；若已形成脓肿，则应及早切开引流。

1. 抗生素使用　鉴于髂窝感染的主要病原菌多为溶血性链球菌或金黄色葡萄球菌，可全身使用青霉素类或第一代、第二代头孢菌素类抗生素。如感染严重，全身中毒症状明显，可选用第三代头孢菌素类抗生素，或二联用药。有细菌培养结果后，应根据细菌药敏试验选择敏感抗生素。

2. 脓肿切开引流　脓肿切开前应常规穿刺以明确诊断及确定脓肿切开部位和深度，穿刺点应在肿块中央，方向直对髂窝而勿指向腹腔。切开时切口应选择在腹股沟韧带上缘外侧包块范围内，勿超越韧带的中点。因为较大的脓肿往往将髂外血管及股血管推向前方表浅部位，如切口偏内侧则容易将其损伤，招致大出血。排脓后行生理盐水或 0.5% 或 1% 络合碘溶液冲洗创口，脓腔内放置卷烟或皮管引流，部分缝合或不缝合。引流后的髂窝脓肿长期不愈合时，应做 X 线检查髂骨，是否已受累形成髂骨骨髓炎，如有死骨片应予清除。如脓肿位置较深，亦可选用超声或 CT 引导下置管引流术，在超声或 CT 引导下进行髂窝脓肿穿刺，生理盐水或抗生素液灌洗，并置管引流，是治疗髂窝脓肿一种简便有效方法。

3. 对症和支持治疗　对中毒症状较重，或病程较长，全身情况较差，有贫血者，术前术后均应给予对症和支持治疗。对髋关节的屈曲，一般不需特殊处理，炎症控制后均能自行恢复正常。

九、预后

早期单纯感染时，在合理抗生素使用及充分引流后效果较好，但若脓肿波及髂骨关节等形成骨髓炎时，则预后不佳。

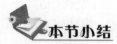
本节小结

髂窝脓肿是细菌侵入髂窝引起的局部淋巴结及其周围疏松结缔组织的急性化脓性感染，病原菌多为溶血性链球菌或金黄色葡萄球菌。当局部尚未形成脓肿时，除用抗生素外，局部可给予热敷、外敷中草药等以促进炎症消退或局限。若已形成脓肿，则应及早切开引流。

思考题

髂窝脓肿的鉴别诊断有哪些？

参考文献

蔡威. 小儿外科学. 5 版. 北京：人民卫生出版社，2014.

（宿玉玺）

第四节　急性坏死性筋膜炎

> **学习目标**
> **掌握**：急性坏死性筋膜炎的临床表现及诊断要点。
> **熟悉**：急性坏死性筋膜炎的治疗原则。
> **了解**：急性坏死性筋膜炎的病因及病理。

急性坏死性筋膜炎（Acute necrotizing fascitis）是一种以广泛而迅速的皮肤、皮下组织和筋膜坏死为特征的软组织感染，常伴有全身性炎症反应综合征和感染性休克，处理不及时可危及生命。

（一）病因

急性坏死性筋膜炎是由细菌感染引起的一种坏死性炎症，常为多种细菌的混合感染，包括革兰阳性的溶血性链球菌、金黄葡萄球菌、革兰阴性菌和厌氧菌。局部不洁注射、软组织损伤、手术切口、皮肤溃疡、肛周脓肿、褥疮和肠造瘘是引起急性坏死性筋膜炎的常见诱因。

（二）病理

炎症可发生在身体各个部位，以臀部、腰背部及大腿等处多见；新生儿多见于脐周感染。本病的主要病理特征是深浅筋膜的坏死。多种细菌侵入皮下组织和筋膜，需氧菌先消耗了感染组织中的氧气，使组织的氧化还原电位差（Eh）降低；同时细菌产生的酶分解了组织中的 H_2O_2，从而创造了少氧环境，有利于厌氧菌的滋生和繁殖。细菌感染沿着筋膜组织迅速广泛地潜行蔓延，引起感染组织广泛性地炎症充血、水肿，继而皮肤和皮下的小血管网发生炎性栓塞，组织营养障碍，导致皮肤缺血性坑道样坏死，甚至发生环行坏死。镜检可见血管壁有明显的炎性表现，真皮层深部和筋膜中有中性粒细胞浸润，受累筋膜内血管有纤维性栓塞,动、静脉壁出现纤维素性坏死,革兰染色可在破坏的筋膜和真皮中发现病原菌,肌肉无损害的表现。

初期以炎症部位液体和炎症细胞渗出、浸润为主,随着病情进展,皮下脂肪及筋膜广发变性、坏死、皮肤发黑或坏疽,肌肉多不累及。后期坏死组织液化后,形成皮下积脓,并沿筋膜层蔓延,致使皮肤潜行剥离、漂浮。

（三）临床表现

1. 局部表现　本病发病急、进展迅速。发病初期病变区软组织肿胀,皮呈暗红色、发硬,边界不清,无波动感。局部疼痛剧烈,1~2日后炎症迅速向四周扩散,皮肤由暗红色变黑褐色,很快出现局部红肿疼痛及大疱或血疱,有灼热感,部分融合成片,水疱易破,破后剥离坏死的表皮,露出鲜红的糜烂面,部分坏死较深的形成坏疽及溃疡。病程后期可形成脓肿,切开排脓后可见条索状或片状坏死筋膜排出是其特征。

2. 全身表现　起病早期即伴有全身中毒症状,如寒战、高热、厌食、恶心呕吐、嗜睡、淡漠、意识障碍等。若治疗不及时,病情得不到有效控制,很快发展为脓毒血症、感染性休克、多器官功能障碍综合征而导致死亡。

3. 实验室检查　呈类白血病反应,白细胞升高,计数大多在$(20\sim30)\times10^9$/L之间,有核左移,并出现中毒颗粒。取分泌物和水疱液分别行需氧菌和厌氧菌培养可为阳性。

4. 其他检查　X线摄片可见皮下组织内有气体;超声检查早期表现组织炎症性改变,后期可见液性暗区。早期皮下穿刺可抽出浑浊或淡血性液体。

（四）诊断

诊断主要依据局部炎症表现相对较轻时即有严重的全身症状,同时有局部外伤、注射或手术史,急性坏死性筋膜炎诊断便可确立。本病须与下列疾病相鉴别:

1. 急性蜂窝织炎坏死性筋膜炎初期时似蜂窝织炎,但病情进展迅速,早期出现筋膜和皮肤坏死,全身中毒症状较一般蜂窝织炎重。

2. 丹毒局部为片状红斑,无水肿,边界清楚,且常有淋巴结、淋巴管炎。有发热,但全身症状相对较轻,不具有坏死性筋膜炎的特征性表现。

3. 新生儿皮下坏疽发生在新生儿,特点为皮下组织液化,皮肤发红,多发生于腰骶部、臀部,病变部位较浅。急性坏死性筋膜炎坏死为特征,部位深,进展快,发现时大多病情已非常严重,死亡率较高。

4. 气性坏疽由产气荚膜杆菌为主感染引起,以广泛肌肉坏死为特点,伴有局部剧痛,皮下有捻发感,全身中毒症状亦重。X线摄片可见肌肉和皮下气体影。

（五）治疗

急性坏死性筋膜炎发展很快,一经确诊,应立即进行广泛切开引流。治疗的关键是早期、多切口切开的扩创术。急性坏死性筋膜炎是沿筋膜蔓延,有时筋膜已发生坏死,而皮肤却表现正常,因而切开清创不应以受累皮肤为边缘,而应切开至正常筋膜为准。如受累面积过大,则需做多切口切开引流,清除坏死的筋膜和皮下脂肪,创面用大量3%过氧化氢液和生理盐水冲洗,并充分、通畅地引流,但切忌切开健康的筋膜。术后每日更换敷料,过氧化氢液冲洗创面,若发现病变进一步扩展则及时做补充切开,常需多次手术清创。

同时积极扩容、抗休克;联合使用大剂量有效抗生素。常选择第三代头孢类抗生素加甲硝唑,兼顾革兰阳性和阴性细菌及厌氧菌,有细菌培养结果后选用对细菌敏感的药物;纠正水电解质失衡,加强营养支持,促进组织修复。

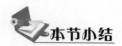 **本节小结**

急性坏死性筋膜炎是由细菌感染引起的一种坏死性炎症,常为多种细菌的混合感染,本病的主要病理特征是深浅筋膜的坏死。本病临床表现主要为感染部位的红肿热痛、组织坏死,同时伴有全身感染中毒症状。诊断主要依据局部炎症表现相对较轻时即有严重的全身症状,同时有局部外伤、注射或手术史,急性坏死性筋膜炎诊断便可确立。本病应及时诊断,尽早手术,手术以病变处广泛切开引流为主,同时积极抗感染、休克,纠正水电解质失衡,全身支持治疗。

思考题

1. 急性坏死性筋膜炎的主要临床表现是什么?如何做到早期诊断?
2. 急性坏死性筋膜炎主要应和哪些感染性疾病相鉴别?
3. 急性坏死性筋膜炎的主要处理原则是什么?

参考文献

蔡威,孙宁,魏光辉.小儿外科学.5版.北京:人民卫生出版社,2014.

（康　权）

第五节　神经母细胞瘤

学习目标

掌握:神经母细胞瘤的临床表现及临床分期,诊断及鉴别诊断。
熟悉:病理及生理特性,治疗及预后判断。
了解:病因及分子生物学特点。

神经母细胞瘤(neuroblastoma)是小儿颅外最常见的恶性实体肿瘤,也是婴幼儿最常见的恶性肿瘤,占儿童肿瘤7%~10%。神经母细胞瘤起源于肾上腺髓质及交感神经节的原始神经嵴细胞。男性发病率稍高。可以在任何有交感神经组织的部位发生,约60%的原发肿瘤位于腹膜后,其次位于后纵隔、盆腔及颈交感神经节。12%的神经母细胞瘤合并有其他系统畸形。

一、病因及分子生物学特点

1. 病因　神经母细胞瘤是交感神经的胚胎性肿瘤,与神经嵴发育异常有关。根据神经嵴交感神经分化程度分为:低分化的神经母细胞瘤、未分化及分化成熟的神经节细胞并存的神经节母细胞瘤、分化相对成熟的神经节细胞瘤。

由于此发育过程可以逆转,临床上表现为神经母细胞瘤可自然消退。神经母细胞瘤病例可以并发胚胎神经嵴发育异常相关疾病,例如先天性巨结肠、神经纤维瘤病、Beckwith-Wiedemann综合征等。

2. 分子生物学特点

(1)染色体特点:神经母细胞瘤抑癌基因序列位于1p36.1和1p36.2,该区域染色体异常可导致神经母细胞瘤发生。

(2)DNA指数:神经母细胞瘤DNA指数(DI)可反映化疗效果及预后。DI > 1或DI < 1为异倍体,常为病变早期,并有良好预后;DI=1,即二倍体,常与进展期病变和不良预后相关。55%的局灶性神经

母细胞瘤是超二倍体,预后多良好;45%的神经母细胞瘤是二倍体,大多预后不良。

（3）癌基因表达:MYCN基因位于染色体2p23-24,约30%神经母细胞瘤伴有MYCN基因扩增,对肿瘤血管形成及肿瘤播散有激活作用,导致肿瘤快速生长及不良预后。神经母细胞瘤早期仅5%~10%病例MYCN基因扩增,晚期则高达40%。MYCN基因扩增还与多药耐药相关蛋白(multidrug resistence associated protein,MRP)的高表达相关。MRP升高对预后有显著不利影响。

二、病理学

1. 大体标本及组织学改变　Ⅰ期、Ⅱ期病例有完整包膜,Ⅲ期、Ⅳ期肿瘤突出包膜。早期包块形态规则、光滑,晚期多呈结节状,可向椎间孔浸润形成哑铃状肿块,可见出血、坏死、钙化等病理改变。镜下肿瘤细胞呈染色较深的小圆形或卵圆形细胞,细胞质少,细胞核大而深染,有数个核仁,常见有丝分裂。形态学上这种小圆细胞是多种儿童恶性肿瘤细胞的特征性改变,可以通过波纹蛋白(VIM)、白细胞共同抗原(LCA)、神经元特异性烯醇化酶(NSE)及S-100等免疫组织化学方法与以下肿瘤加以区别:①原始神经外胚层肿瘤(PNET);②胚胎未分化的横纹肌肉瘤;③视网膜母细胞瘤;④尤因肉瘤;⑤淋巴瘤。尤因肉瘤、非霍奇金淋巴瘤、软组织肉瘤等进行鉴别诊断。镜下神经母细胞瘤常围绕嗜酸性神经纤维网形成Harner-Wright假性玫瑰花结,在病理学上具有诊断意义。电镜下可见含有纵行排列的微小管的外围齿状突起,其特点是含有致密的有包膜的小圆颗粒,即细胞质内蓄积的儿茶酚胺。

2. 肿瘤扩散及转移　神经母细胞瘤恶性程度高,常在短期内突破包膜,侵入周围组织与器官。肾上腺肿瘤将肾脏推移至下方,如肿瘤来自交感神经链,则将肾脏推向外侧,肿瘤常浸润肾脏。腹膜后神经母细胞瘤破裂时沿腹膜后大血管迅速生长,超越中线,并包绕大血管。脊柱旁的肿瘤可沿神经根蔓延,从椎间孔侵入椎管,形成哑铃状肿块。肿瘤沿淋巴管转移到局部淋巴结或远处淋巴结,如锁骨上淋巴结。肿瘤进入血液循环,可见骨髓、颅骨、眼眶、脊柱及长骨转移,少见肺转移。新生儿转移常波及肝脏和皮肤。临床上可见转移瘤巨大而原发肿瘤很小甚至极难发现的情况。

3. 病理分类(Shimada分类)　MKI指数为显微镜下,每5000个细胞中的核分裂及核碎裂数。

（1）预后良好型:

1)基质丰富,见各年龄组,包块无结节。

2)基质缺乏,年龄1.5~5岁,瘤细胞分化良好,MKI指数<100。

3)基质缺乏,年龄<1.5岁,MKI指数<200。

（2）预后不良型:

1)基质丰富,见各年龄组,包块呈结节状。

2)基质缺乏,年龄>5岁。

3)基质缺乏,年龄1.5~5岁,瘤细胞未分化或细胞分化良好,MKI指数>100。

4)基质缺乏,年龄<1.5岁,MKI指数>200。

三、临床表现

1. 非特异性全身症状低热、食欲缺乏、面色苍白、消瘦、体重下降、局部包块、疼痛等。

2. 与肿块发生部位相关症状

（1）头颈部:发现一侧颈部肿块,局部淋巴结肿大,Horner综合征(眼球内陷,瞳孔缩小,眼睑下垂,无汗症)。

（2）眼眶:眶周水肿、肿胀和棕黄色瘀斑(熊猫眼),眼球突出,上睑下垂,斜视,视性眼阵挛。脑部受损可出现视网膜出血、动眼肌肉轻度淤血、出现斜视等。

（3）胸部:上胸部出现肿块可发生呼吸困难、吞咽困难,诱发肺部感染。如侵入椎管内可出现神经压迫症状:步态紊乱、肌肉无力、截瘫、膀胱功能障碍、便秘等。若包块出现在下胸部,常无症状。

（4）腹部:腹痛、食欲缺乏、呕吐,可触及腹部包块,压痛,新生儿期神经母细胞瘤常导致肝脏转移,可出现膈肌抬升,引起呼吸困难、呼吸窘迫等。

（5）盆腔:尿潴留、便秘,直肠指检可触摸到骶前肿块。

（6）椎旁:背部局部疼痛及触痛、下肢软弱无力、跛行、肌张力减低、大小便失禁。

3. 其他临床表现

（1）儿茶酚胺代谢（VMA/HVA）异常及相应并发症状,如面色苍白、多汗、头痛、心悸、肾素分泌增多所致的高血压。

（2）血管活性物质增多引起的难治性水样腹泻、消瘦、低血钾。在 5%~10% 的患儿中肿瘤可分泌胃肠激素（血管活性肠肽）并出现相应症状。

（3）骨髓:超过 50% 的病人有骨髓浸润。外周血小板增多症可能提示早期骨髓浸润,而外周血小板减少和（或）贫血提示骨髓浸润的高级阶段。应在 2 个以上的不同部位进行骨髓穿刺和活检以确定有否肿瘤转移。

（4）骨骼:骨骼疼痛有时是肿瘤骨浸润的表现;神经母细胞瘤主要累及颅骨和长骨。X 线片表现为边缘不规则的溶骨性缺损及骨膜反应。

四、临床分期

临床使用 INSS 分期。

Ⅰ期:肿瘤局限于原发组织或器官,肉眼完整切除肿瘤,淋巴结镜检阴性。

Ⅱ期:Ⅱa 期肿瘤肉眼切除不完整,同侧淋巴结阴性。Ⅱb 期肿瘤肉眼完整或不完全切除,同侧淋巴结阳性。

Ⅲ期:肿瘤超越中线,同侧淋巴结镜检阴性或阳性;肿瘤未超越中线,对侧淋巴结镜检阳性;中线部位肿瘤,双侧淋巴结镜检阳性。

Ⅳ期:远距离转移至骨骼、淋巴结、骨髓、肝或其他脏器。

Ⅳ-S 期:或称特殊Ⅳ期,年龄 ≤ 1 岁,表现为原发肿瘤表现为 Ⅰ 或Ⅱ期,但出现肝脏、皮肤或骨骼转移。

五、诊断

在临床诊断及体格检查基础上,还必须结合临床实际进行下列检查:

1. 血和尿检查　血细胞计数、电解质、肝肾功能等变化是预后相关因素。血清乳酸脱氢酶（LDH）、神经元特异性烯醇化酶（NSE）和铁蛋白三项指标升高,提示预后较差。约 95% 的神经母细胞瘤伴尿儿茶酚胺代谢产物异常,高香草酸（HVA）和香草扁桃酸（VMA）增高有诊断意义,有助于治疗疗效评估及预后预测。分化差的肿瘤倾向于分泌高水平的 HVA,而越成熟的神经母细胞瘤 VMA 分泌也越高。但需要同其他存在儿茶酚胺代谢产物的肿瘤鉴别,如嗜铬细胞瘤,嗅神经母细胞瘤和黑色素瘤。有学者提出尿中 VMA 可作为神经母细胞瘤的筛查指标。

2. 影像学检查

（1）超声检查:精确度高,可为 95% 的原发肿瘤进行精确定位,测量大小。超声检查重复性好、快捷、方便,应当成为神经母细胞瘤诊断的常规。

（2）CT 检查:在超声初步定位基础上,可对病人进行从颈部到盆腔的扫描,可提供详细信息,包括肿块、淋巴结肿大及周围组织浸润、远处转移等。

（3）MRI:可提供血管受累及肝转移精确信息。在原发肿瘤、淋巴结和周围组织浸润,以及转移病灶的检查比 CT 更为准确。

（4）其他:近年在神经母细胞瘤的诊断及鉴别诊断中,^{131}I 标记的间碘苄胍（MIBG）扫描及正电子发射体层扫描技术（positron emission tomography, PET）是原发性及继发性肿瘤特异性很强的检查方法。

3. 穿刺活检 细针穿刺活检术（FNA）是一项损伤小、效率高的检查技术，如在 B 超引导下进行该项技术，可对神经母细胞瘤的诊断、疾病分期做出具有决定意义的判断。

六、治疗

神经母细胞瘤主要治疗方法是手术治疗及化疗，必要时行放射治疗。

1. 手术治疗

（1）完整切除肿瘤是神经母细胞瘤最基本的治疗方法。Ⅰ期、Ⅱ期病例应行肿瘤完整切除，不残留肉眼可见的肿瘤组织。Ⅲ期病例若不能行一期切除肿瘤，可术前给予 2~4 个疗程化疗，肿瘤血管抑制、减少，肿瘤体积缩小，易于手术分离，为延期完整切除肿瘤创造条件。

（2）原发器官处理：如有可能在不危及生命的前提下切除原发肿瘤器官，例如病变累及一侧肾脏，原则上应予以切除。

（3）切除肿瘤组织，进一步明确诊断和临床分期，有利于调整治疗方案。

2. 化疗（1）Ⅰ期、Ⅱ期病例手术治疗 + 术后化疗。

（2）Ⅲ期、Ⅳ期病例术前 2~4 个疗程化疗 + 手术治疗 + 术后化疗。

根据神经母细胞瘤分期、确诊时患儿年龄、MYCN 基因拷贝数、Shimada 组织学病理分类及 DNA 指数五项指标将神经母细胞瘤分为低危组、中危组及高危组，并由此决定治疗方案。各组治疗原则如下：

低危组：以完整切除肿瘤为治疗手段，仅在复发时化疗。化疗药物：环磷酰胺、阿霉素。

中危组：手术切除原发肿瘤后采用温和化疗方案。采用的化疗药物：顺铂、依托泊苷、环磷酰胺、阿霉素。

高危组：大剂量巩固化疗方案。采用的化疗药物：顺铂、依托泊苷、环磷酰胺、阿霉素。

3. 放疗 神经母细胞瘤对放疗敏感；但放疗常受到以下条件限制：患儿年龄；放疗后长期不良后遗症；放疗常与化疗相结合。放疗指征：①为了减小巨大肿瘤的体积；②减少椎管内肿瘤的大小；③肿瘤未能完全切除的瘤床局部放疗；④姑息治疗，包括局部照射镇痛治疗。

七、预后

分期、年龄、组织学类型、分化程度、MYCN 扩增、11q 突变和染色体倍性与临床预后相关。

1. 年龄小于 18 个月的患儿较大于 18 个月的患儿预后好。

2. 原发肿瘤部位横膈以上较少扩散，预后好；肾上腺以外肿瘤较肾上腺肿瘤预后好。

3. 临床分期Ⅰ期、Ⅱ期、Ⅳ-S 期预后好，Ⅲ期、Ⅳ期预后差。

4. MYCN 基因高表达，预后差。

5. Shimada 组织病理学分类预后良好型，疗效较好。

6. DNA 指数异倍体，预后良好。

本节小结

神经母细胞瘤（neuroblastoma）是小儿颅外最常见的恶性实体肿瘤，是交感神经的胚胎性肿瘤，起源于肾上腺髓质及交感神经节的原始神经嵴细胞。约 60% 的原发肿瘤位于腹膜后，其次位于后纵隔、盆腔及颈交感神经节。12% 的神经母细胞瘤合并有其他系统畸形。早期包块形态规则、光滑，晚期多呈结节状，可向椎间孔浸润形成哑铃状肿块，可见出血、坏死、钙化等病理改变。神经母细胞瘤属于组织学上的小圆细胞肿瘤，需与原始神经外胚层肿瘤（PNET）、胚胎未分化的横纹肌肉瘤、视网膜母细胞瘤、尤因肉瘤、淋巴瘤鉴别。约 95% 的神经母细胞瘤伴尿儿茶酚胺代谢产物 HVA、VMA 增高有诊断意义及预后预测。细针穿刺活检术对诊断、疾病分期具有决定意义。主要治疗方法是手术治疗及化疗，必要时行放射治疗。分期、年龄、组织学类型、分化程度、MYCN 扩增、11q 突变和染色体倍性与临床预后相关。

思考题

男性小孩，1 岁。右眼眶肿胀，眼球突出伴发热 10 天入院。检查见面色苍白，右眼眶外上方皮肤青紫并隆起，触及鸽蛋大肿块质中等无压痛，眼球轻度突出，外转及上转轻度受限。左侧上腹部 8cm×6cm×6cm 实质性包块，不规则，质地硬，无活动度，边界较清楚，扪及包块小孩无明显疼痛表现。请思考如下问题：

1. 需要进一步获得哪些病史资料？
2. 首先采取的辅助检查是什么？
3. 需要进行哪些实验室检查？
4. 初步考虑的临床诊断是什么？主要与哪些疾病鉴定？
5. 请判断预后，并提出需要完善依据。

参考文献

1. 蔡威,孙宁,魏光辉. 小儿外科学. 5 版. 北京:人民卫生出版社,2014.
2. 施诚,金先庆,李仲智. 小儿外科学. 4 版. 北京:人民卫生出版社,2012.

（何大维）

第九章　小儿围术期处理

学习目标

掌握：围手术期的准备，特别是危重症的术前准备。

熟悉：术后常见并发症的处理原则。

了解：外科手术的时机选择。

术前评估和准备的目的在于创造良好的手术条件，最大限度保障患儿的安全。包括：进一步明确诊断；评估机体重要器官功能状态；评估患儿对手术及麻醉的耐受能力以及是否增加手术和麻醉风险或不利于恢复的潜在风险；确定手术方式和麻醉方案；某些特殊患儿的特殊术前准备、特殊器械准备、预防感染的措施、家属和患儿的心理准备等。

第一节　手术时机的选择

外科手术依据轻重缓急，通常分为以下几类：

一、急诊手术

病情危急，需在尽可能短的时间内迅速手术，做好重点、必要的准备，争分夺秒进行手术，挽救患儿的生命。急诊手术主要解决各种急性疾病，如脑外伤，各种创伤大出血和急腹症。

二、限期手术

按病情须在限定的时间内完成手术术前准备，如各种恶性肿瘤的根治术。这类手术虽不是急症，但恶性肿瘤发展快，容易发生扩散和转移，尽早手术有利于控制病情。

三、择期手术

实施手术的迟早，不影响其疗效，可以在术前做好充分的准备，选择合适时间进行手术，如行尿道成形术治疗尿道下裂。

四、探查手术

外科医师用来寻找病因或确定病变程度并进而采取相应手术的一种检查和（或）治疗方法。手术探查的目的是采用手术的方法，了解病变的性质、范围及其与周围组织的关系、必要时亦可在手术台上切取小块病变组织做病理检查，以求确诊，并根据诊断确定进一步的治疗方案。譬如，腹部外伤怀疑脏器出血而行开腹探查术、腹腔包块性质不明确行腹腔镜探查术、怀疑睾丸扭转行阴囊探查术。

五、特殊情况下的手术

特殊医疗环境条件下,为了不延误治疗和各种抢救而进行的手术。因抢救生命垂危的病人等紧急情况,不能取得病人或者其近亲属意见的,经医疗机构负责人或者授权的负责人批准,可以立即实施相应的手术。比如车祸伤患儿怀疑脾破裂大出血,家属联系不上而又需要紧急行剖腹探查术。

(吴盛德 林 涛)

第二节 手术前准备

(一)择期手术的术前准备

1. 心理安慰 初次入院,患儿对病房有陌生感,对接触的医护人员,会产生恐惧的心理。医护人员需要热情地关心和主动地接近他们,以获得他们的信任,使其配合并安心接受治疗。对年长儿,尤其注意心理保护,避免刺激性语言。手术前夜,应尽量创造温馨、安静的环境,使患儿能够得到充分休息。

2. 全面检查 除为诊断而应做详细的物理检查、特殊检验外,手术前必须对患儿做全面的评估,了解患儿的生长发育、体重、营养状况以及体温、脉搏、呼吸、血压等。检查心、肺、肝、肾等重要脏器功能和四肢,检查神经系统有无异常情况。一般化验应包括血常规、血型、出血和凝血项目以及尿常规等。常规检查还应包括心电图、胸部放射学检查,如有必要做 B 超和 CT 或 MRI 等检查。

存在营养不良、贫血(血红蛋白低于 90g/L 者),应待营养和贫血情况得到改善后,再行手术。心、肺、肝、肾的功能有改变时,术前应采取适当的措施。体温在 37.5℃以上的非急症手术应暂缓进行。对病情较重或须施行较复杂手术时,应当进行术前会诊。

3. 术前用药 维生素的缺乏常能降低患儿对手术的抵抗力,且可以引起各种并发症。如维生素 A、D 的缺乏,可产生术后喉痉挛及惊厥;维生素 B₁ 缺乏可促成心力衰竭,并延长肠麻痹时间;维生素 C 不足则影响切口愈合,易发生切口裂开。因此,术前在一定时间内给予足量的维生素是完全必要的。维生素 K 不足则易出血,新生儿因暂时性凝血酶原过低而有出血倾向,故术前均应给予维生素 K。此外,有黄疸者,也应给予维生素 K。关于术前抗生素的应用,宜谨慎对症用药,不可滥用。除对感染性疾病给予抗生素外,对婴幼儿或施行较复杂手术的患儿,术前也应给予抗生素,以控制潜伏于呼吸道内的细菌,防止肺部并发症。对施行结肠或回肠手术的患儿,应于术前 3 天给予肠道抗生素,以控制肠道内的细菌。

4. 术前消化道准备

(1)术前饮食、禁食及麻醉前用药:手术前晚改为半流质或流质饮食。新生儿及婴幼儿因胃排空时间较快,禁食时间不必过长,除了确有必要禁食者外,婴儿仍应维持每 4 小时喂奶一次的习惯,术前 4 小时开始禁食。较大儿童与成人一样,应在术前夜 12 点后禁食、水,以防在麻醉时出现呕吐和误吸。麻醉前用药可由病房医师开医嘱,特殊手术和特殊麻醉与麻醉师共同协商。

(2)胃肠减压:胃肠道手术的患儿,一般于术前应常规放置胃肠减压管。③洗肠:结肠、直肠、肛门手术患儿,术前应清除肠腔粪便,术前应用等渗温盐水洗肠。先天性巨结肠和肛门狭窄患儿,由于长期排便困难,洗肠要在术前一周开始,手术前需要洗至肠净。不宜用大量肥皂水或清水灌肠,以防发生水中毒。

5. 备血 手术较复杂,估计术中出血量较多时,应于术前做好相应的输血准备。特殊病人如血友病、血小板减少症等,术前需要备好相应的凝血因子、血小板等。

6. 保温和吸氧 此点往往易被忽视。新生儿,特别是早产儿可因体温过低而死亡。因此,新生儿手术转运过程中必须注意保温，要置于保温箱内，也可用棉花垫包裹四肢，放置热水袋等，但注意严防烫伤，在严格保暖下送手术室。重症新生儿要给予吸氧。

7. 皮肤准备　手术前日应洗澡或擦洗，以保持手术区清洁。一般不必剃毛，因小儿皮肤细嫩，汗毛较少，且不合作，易造成损伤。颅脑手术须将部分或全部头发剃净。骨科手术前3天即开始每日做皮肤消毒，特别是足跟皱折处有痂皮者要用无菌巾包扎。

8. 特殊准备　巨大恶性肿瘤手术前用化疗或放疗；一年内曾用过大剂量肾上腺皮质激素的患儿，手术前后应作肾上腺皮质激素的补充治疗。青紫型心脏病患儿术前吸氧和滴注低分子右旋糖酐。出血性疾病术前补充相关的凝血因子或输新鲜血液。

（二）急重症手术的术前准备

除参照上述的术前准备外，尚应做到以下几点：

1. 纠正脱水及电解质平衡紊乱　急重症患儿，如肠梗阻、腹膜炎等，多有不同程度的脱水及电解质平衡紊乱，应根据临床检查做出正确评估，及时给以纠正，待患儿全身情况好转后再手术。需要立即手术的病人，可在手术同时纠正脱水和电解质平衡紊乱。

2. 休克的处理原则　根据患儿表现和监测结果判定休克的类型，并针对休克类型，采取有效的综合措施进行紧急抢救，争取于最短时间内使病情好转能做急诊手术。有些休克患儿需要通过手术才能解除病因，则需边抢救边手术，切不可因等待休克恢复而失去最佳手术时机。急腹症患儿（如绞窄性肠梗阻），因频繁呕吐，丢失大量水分及电解质，以及大量内毒素被吸收，易发生中毒性休克，其治疗原则为及时补充血容量，改善微循环，调节血管舒缩运动。要迅速建立输液通道，末梢静脉循环不好者，可进行中心静脉插管。补充循环血容量的同时，要留置尿管，动态观测尿量和尿比重。

补充血容量是治疗休克最重要的措施，补液的质和量，取决于休克种类和体液丧失量。原则上血压稳定后，可用1/2张含钠液50~80ml/（kg·d）维持。有尿后补充含钾溶液。大量长期补液，血液被稀释，可适当给予全血10ml/kg，以维持胶体渗透压。补充液体过程中应随时监测中心静脉压，作为决定输液量和速度的根据。如血压虽已正常，但中心静脉压仍低于正常，仍需补液；中心静脉压已上升超过15cmH$_2$O，血压仍不升高，应给予调整血管功能的药物——血管扩张或收缩药物。一般四肢冷而有皮肤花纹时，应选用血管扩张剂；皮肤色淡红而血压不上升者，应选用血管收缩药。

如估计血量确实已补足，可用人工冬眠，同时降温，以改善周围循环，降低氧消耗量，同时应用皮质激素及抗生素。经上述处理多可收到效果，但少数患儿，由于腹腔病变严重，经采用上述抗休克措施仍得不到矫正时，则应争取时间进行剖腹探查除去病灶。

3. 高热的处理　由于小儿调节体温的能力较差，病后常伴有高热，尤其在夏季多见。如进行急诊手术，可因麻醉时的兴奋、躁动或手术的刺激，使体温继续上升，以致引起惊厥。因此，患儿体温在38.5℃以上者，术前必须采取降温措施。首先针对引起高热的原因加以治疗。如因感染而引起高热时，应给予足量有效抗生素经静脉滴入；脱水的患儿应予以输液，并同时用物理降温，此法易掌握，效果好，不良反应较少。常用的物理降温方法有乙醇擦浴、用冷水或冰水在头颈部、四肢及腹股沟等血运丰富处做冷敷。胸背部及脐周围不可冷敷或擦浴，以免发生肺炎等并发症。冬眠药物与物理降温并用，不但降温效果明显，还可防止惊厥的发生。但有些情况下，如腹膜炎，在未除去病灶前，体温很难下降，此时不宜过久等待体温降至正常，要积极手术治疗，去除病因。

4. 其他　根据病情需要应用抗生素、氧气吸入、手术区局部准备、膀胱充盈者导尿、特殊器械准备等。因需紧急手术，但患儿不久前又进食者，应经鼻下胃管，持续胃肠减压，必要时为保证手术安全，可进行洗胃，以免麻醉中发生呕吐和误服。

（潘征夏）

第三节 术后常见并发症及其处理

一、术后常规处理

（一）麻醉后护理

麻醉后患儿在未清醒前应平卧，头偏向一侧，及时吸出口腔及喉部分泌物，以防分泌物堵塞造成窒息或引发肺部感染。动态检测呼吸、心率、血压，直至清醒平稳，注意神志及面色。对于危重病儿或大手术后须重点监护，清醒后仍须每1~2小时进行监测，同时对各脏器功能进行评估（见"术后重症监护"）。尤其新生儿，术后容易出现低体温状况，术中及术后要注意保暖。麻醉清醒时或清醒后，由于疼痛及心理因素，患儿常会烦躁不安，应及时采用芬太尼、吗啡等进行镇静镇痛处理，避免伤口出血、管道意外脱落等情况。

（二）体位

术后一般无特殊体位限制，应早期活动。特殊病例可根据具体要求采取特殊体位。例如，腹膜炎术后应取半卧位，以免膈下及肠曲间脓肿形成；脊膜膨出或骶尾部畸胎瘤术后取俯位或侧卧位，以免大小便污染创面。

（三）各种导管的管理

术后常常留置各种引流管，如胃肠减压管、导尿管、胸腹腔引流管等。应保持各引流管通畅，定时或每天记录引流液的颜色、性质及量的变化。儿童容易发生引流管脱落，应妥善固定，必要时使用约束带防止婴幼儿抓扯。

（四）补液与肠道外营养支持

由于儿童机体自稳功能尚未发育成熟，术后容易出现水、电解质和酸碱平衡紊乱。通过补液可达到补充水分、蛋白质及热能的消耗、纠正电解质紊乱、保持内环境稳定的目的。补液内容应包括：①供给正常日需量（水和电解质）；②纠正累积损失量；③补充继续的额外损失量。严格掌握补液速度，必须根据脱水程度，心肺肾的负荷和输入液体的成分、浓度等综合决定输液的速度。补液期间密切观察患儿对补液的反应以及病情变化，对于大手术后及危重患儿，应在最初24小时内进行3~4次血液生化检测，了解输液是否达到预期目标，进而及时调整输液量、速度及电解质浓度。长期不能进食者，或估计禁食超过4天以上者，可给予全肠道外营养或部分肠道外营养。长期全肠道外营养的患儿，需定期检测肝脏功能指标。

（五）饮食

术后能口服进食者尽量早期进食，为补充营养的最佳途径；术后口服困难者或早产儿吸乳能力较差者，均可用鼻饲或经胃肠道瘘口灌注。非胃肠道手术患儿，一般术后4~6小时可以进食。胃肠道大手术后的患儿，应在消化道功能恢复后才开始少量饮水，如无腹胀、呕吐等不适才能逐渐给予流质、半流质饮食。

（六）术后用药

1. 镇静止痛　术后伤口疼痛引起患儿哭闹烦躁，不利于伤口愈合，可适当应用镇静剂。估计术后会出现较严重疼痛时，可适当应用止痛药物。

2. 抗生素　应严格按照抗生素使用原则执行。预防性给药一般在术前0.5~2小时给予，若术中持续时间较长，应术中追加一次抗生素。Ⅰ类清洁伤口术后一般不用抗生素，对于Ⅲ类化脓性感染伤口则应用足量广谱抗生素，再根据细菌培养及药物敏感实验结果调整抗生素。

（七）创口处理

每天观察手术创口是否出血、皮下淤血、红肿、裂开等情况，如出现应尽早处理。儿童腹部切口容易在术后 5~7 天发生断裂，特别是新生儿等体质虚弱的患儿。如果出现感染迹象，应积极局部处理并全身使用抗生素。

拆线的时间要根据切开部位、患儿体质以及伤口愈合情况来决定：一般头面部、颈部术后 4~5 天拆线，下腹部、会阴部术后 6~7 天拆线，胸部、上腹部、背部、臀部术后 7~9 天拆线，四肢手术 10~12 天拆线（关节处可适当延长），减张缝合 14 天拆线。营养不良的患儿可延迟拆线时间，也可采用间隔拆线。当小儿不予配合时，可让助手协助固定或予镇静剂后拆除缝线。

（八）术后石膏护理原则

抬高患肢，注意肢端温度，观察有无青紫、肿胀等异常。若患儿诉石膏内持续疼痛，应及时开窗检查，避免发生压迫性溃疡。

二、术后并发症及其处理

（一）术后休克

由于小儿血容量相对较少，如果失血量补充不足或创口渗血过多，易发生失血性休克。患儿表现为面色苍白、烦躁不安或无力、反应迟钝，脉搏加快和血压下降。首先应检查切口有无渗血及经腔隙引流管有无新鲜血液流出，判断出血处位于浅表还是脏器，积极进行相应止血措施，必要时手术探查止血。

（二）术后高热、惊厥

术后高热多见于术前已有发热、手术时间长及脱水的患儿，对高热应积极寻找病因并及时处理，避免发生高热惊厥或休克等严重并发症。术后惊厥的产生原因有：①高热；②原发疾病及麻醉导致的脑缺氧、脑水肿；③低血糖；④电解质紊乱；⑤吸入过多纯氧导致碱中毒等。一旦惊厥发生，在镇静剂治疗的同时寻找病因，积极处理。

（三）术后腹胀

多发生于腹部手术及其他复杂术后。腹胀会导致膈肌上升，加重呼吸困难；增加心脏负荷；增加腹壁张力，影响术后伤口恢复等。引起腹胀的原因包括：①肠道梗阻，如腹膜炎导致的肠麻痹、肠粘连导致的机械性肠梗阻；②电解质紊乱，如低钾血症导致的肠壁肌肉松弛；③术中肠管暴露时间过长、过度机械性刺激、腹腔镜下 CO_2 气体刺激均可导致肠麻痹；④小婴儿哭闹吞入大量空气。

（四）肺部并发症

1. 肺部感染　小儿呼吸道抗感染能力差，受寒冷或手术打击容易发生支气管肺炎或间质性肺炎。尤其对于术后需要呼吸机辅助呼吸的患儿，术后更应加强对患儿护理，注意保暖、经常变换体位、防止误吸、及时清除咽部分泌物等。

2. 肺不张　小儿支气管细小，咳痰能力差，加之术后卧床不利于分泌物排出，呼吸道分泌物易阻塞支气管而发生肺不张。临床表现可仅为呼吸增快而无其他症状，患侧呼吸音减低或消失。胸片可确诊。

3. 肺水肿　小儿血容量小且肾功能不完善，输液或输血过量或过快可导致肺水肿。尤其对于心功能不全或有肺部感染的患儿，需严格控制输液量及速度。肺水肿表现为输液后快速出现发绀、呼吸困难、肺部水泡音及颈静脉怒张等，严重者可导致休克及死亡。

（五）切口感染和裂开

1. 切口感染　切口感染是术后最常见并发症。儿童自身体质如免疫力及抵抗力低、炎症反应能力差，是切口细菌感染的易发因素。切口感染也与切口种类相关：Ⅰ、Ⅱ、Ⅲ类切口的感染率分别为 0、2.1%、18.4%。Ⅰ类切口感染多属外源性，若严格执行外科无菌操作流程即可预防发生；Ⅱ、Ⅲ类切口感染主要为内源性，术中尽量清除污染及坏死组织、正确放置引流、术后合理使用抗生素可显著降低感染概率。

此外，是否严格执行外科无菌操作原则、病房及手术间消毒隔离措施是否完善、术后伤口护理是否恰当也是切口感染的重要因素。外科手术操作过程中,应注意止血彻底、尽量清除感染源、减少组织损伤及切口污染;缝合时切口张力适中、避免死腔;保持伤口敷料干燥无污染,及时更换;若患儿于术后3天左右出现发热,应首先检查伤口是否出现波动感、红肿等感染征象。一旦感染,要立即拆除部分缝线、消毒后充分引流。

2. 切口裂开　切口裂开是小儿外科术后严重并发症,多见于腹部手术切口。发生原因主要包括:①手术切口张力过大;②切口感染;③术后腹胀或剧烈哭闹致腹部压力骤然增加;④营养不良,切口愈合不良。腹壁切口裂口多见于术后第4~5天,患儿出现体温升高、烦躁或精神食欲减退,切口处可有血性腹水溢出或肠管脱出。

切口裂开的治疗重在预防,包括:①术前及术后加强营养支持,及时纠正贫血及低蛋白血症。②预防切口感染。术中严格执行无菌操作、彻底清洁腹腔及创面、术后合理使用抗生素以降低感染发生率。③防止术后腹胀,尤其是突然的剧烈腹胀。用腹带或绷带包裹伤口,用适度的压力保护切口。在肠道功能恢复前,用胃管减压或肛管排气。必要时,可给予镇静剂使患儿安静。④正确选择手术切口及缝合。一般腹部横切口或斜切口不易发生切口裂开。选用适当缝线、缝合张力及针距适中、切口对合良好等均是保证切口顺利愈合的因素。

三、术后重症监护

儿科重症监护治疗病房(PICU)和新生儿重症监护治疗病房(NICU)已在抢救危重患儿的治疗中发挥了重要作用,对提高危重患儿围术期的生存率、减少术后并发症等至关重要。

(一)循环系统监护

1. 心电监测常规持续的床旁心电监测对于观察心率变化十分重要。心率减慢常见于电解质紊乱、心肌缺血;心率增快见于电解质紊乱、血容量不足、心功能不全等。

2. 动脉压分为袖带法无创监测动脉压与动脉留置直接测压法,后者更及时与准确,而且还利于抽取动脉血进行血气分析。直接测压法一般采用桡动脉、股动脉或足背动脉等。

3. 中心静脉压(CVP)指右心房与上下腔静脉交界处以远数厘米内大静脉腔内的压力,是心脏射血能力及静脉回心血量的综合反映,是判断循环血容量及心功能的重要指标,连续监测CVP可评估患儿血流动力学改变。失血等导致的总循环血量降低、急性左心衰竭导致的有效循环血量减少、应用血管扩张剂导致的静脉回心血量减少等均可导致CVP下降;而循环血量过多、右心衰竭、肺动脉高压等可导致CVP升高。因此,可结合尿量等指标,通过CVP动态监测及时调整危重患儿的输液方案。

4. 脉搏指数连续心排血量监测(PiCCO)是一种微创血流动力学监测技术,只需利用一条中心静脉导管和一条动脉通路,无需使用右心导管。可通过测量单次的心排量,通过分析动脉压力波形曲线下面积来获得连续的心排量,进而测量全心血流动力学参数。该方法能及时准确测定心肌收缩功能及心脏前负荷,对术后精确判断心功能提供可靠的依据。

5. 其他皮肤温度、弹性、末梢血管充盈状况、尿量等均可反映外周血液循环状态。

(二)呼吸系统监护

1. 临床监测　包括呼吸方式、呼吸频率、呼吸节律、口唇及指端发绀情况及双肺呼吸音等。如上气道梗阻可出现三凹征,呼吸抑制表现为呼吸浅慢、节律不整。

2. 肺呼吸力学检测　使用呼吸机辅助呼吸的患儿,可判断其气道阻力、肺顺应性、通气量、潮气量等。待患儿呼吸功能稳定、血气指标正常后方可撤离呼吸机。

3. 辅助检查　床旁X线可检查肺不张、胸腔积液等情况;血气分析可通过PO_2、$PaCO_2$等指标反映机体通气与换气情况,指导调节机械通气参数;经皮氧饱和度和呼气末CO_2监测可反映患儿氧和状况及通气量是否充足。

(三)肾功能监护

尿量是反映循环容量的指标,对持续少尿或无尿的术后患儿,应注意液体量是否不足或肾功能是否异常。严格记录出入液体量,密切监测肾功能变化情况。一旦发生肾功能不全,应早期处理,必要时可采取透析治疗。

（四）神经系统功能监护

通过观察患儿意识状况、瞳孔大小及对光反射、神经反射等情况,判断患儿神经系统功能。术中经大量补液及神经外科手术患儿,还应观察球结膜是否水肿,以判断是否颅内高压。

（五）肝脏及消化功能监护

术后监测白蛋白、前白蛋白、胆红素及转氨酶等肝功能指标变化,明确肝功能情况。对于腹部术后的患儿应重视其肠道功能恢复情况,监测胃肠减压管的引流情况及腹围、肠鸣音变化。注意大手术后患儿发生应激性溃疡的可能,可给予 H_2 受体拮抗剂（如西咪替丁）或质子泵抑制剂（如奥美拉唑）预防性治疗。

（六）水电解质平衡监护

小儿术后容易发生血钾、血钠等异常,应严格记录患儿 24 小时的出、入水量和电解质的入量,密切监测电解质水平变化,及时纠正液体及电解质失衡。

（七）其他监护

体温是重要的检测指标,尤其婴幼儿体温中枢发育尚未完善,体温波动大。术后 24 小时内的发热多属于吸收热,体温 38℃左右;术后 24 小时以后的高热要警惕感染的可能,感染可能来自手术创面、泌尿系统或呼吸系统等,需尽快明确感染病灶及时抗感染治疗。血常规检测明确血红蛋白变化,判断血容量,纠正贫血;监测凝血功能变化,预防因凝血因子丢失或应激反应导致的凝血功能低下,防止术后伤口出血。

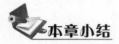 **本章小结**

依据病情的轻重缓急,选择适当的手术时机,通过充分的术前准备创造良好的手术条件,最大限度保障患儿的安全。加强术后管理,预防术后并发症的发生,以及及时发现和积极有效的处理术后并发症是手术疗效的重要保障。正确认识和处理围术期的相关问题,关系着手术的成败和病人的生命安全。

思考题

男性 1 岁患儿,生后被诊断为左侧隐睾和右侧腹股沟斜疝,因发生车祸出现面色苍白,指端发凉,皮肤大理石花纹入院。接诊的医生怀疑肝脏破裂,但患儿家属在来医院的飞机上（暂时联系不上）,医生在向医院备案后急诊剖腹探查,发现:①肝脏破裂;②右侧肾上腺区大小约 5cm×6cm 实质性包块;③梅克尔憩室。医生术中行肝脏破裂修补术＋右侧肾上腺区包块部分切除术＋梅克尔憩室切除术＋阑尾切除术＋右侧疝囊高位结扎术＋左侧睾丸下降固定术。术后病理检查报告示右侧肾上腺包块为神经母细胞瘤。试问,该医生所行的多个联合手术,时机是否恰当?

参考文献

1. 蔡威,孙宁,魏光辉.小儿外科学.5 版.北京:人民卫生出版社,2014.

2. 施诚,金先庆,李仲智.小儿外科学.4 版.北京:人民卫生出版社,2012.

（魏光辉）

中英文名词对照索引

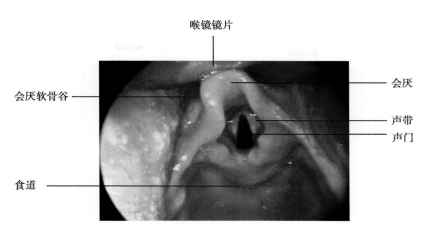

喉镜镜片

会厌软骨谷

会厌

声带

声门

食道

图 3-6　暴露声门

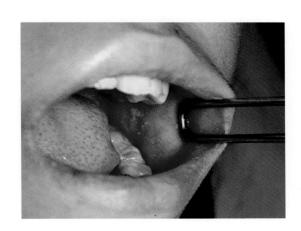

图 4-1　麻疹黏膜斑

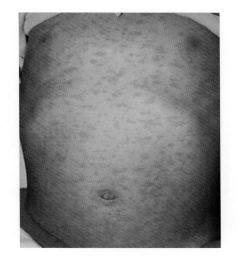

图 4-2　红色斑丘疹

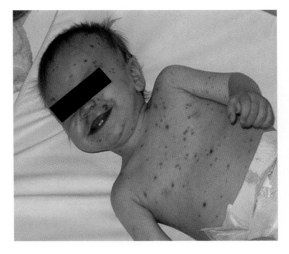

图 4-3　水痘皮疹呈向心性分布

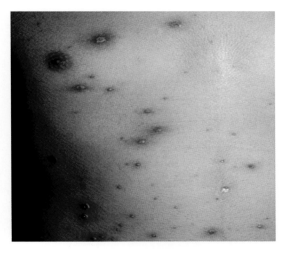

图 4-4　水痘疱疹

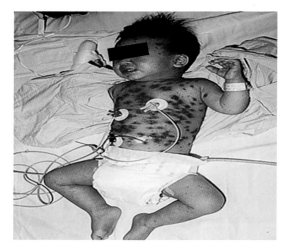

图 4-5　大疱疹伴出血性水痘

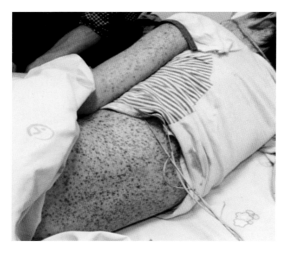

图 4-6　出血性水痘

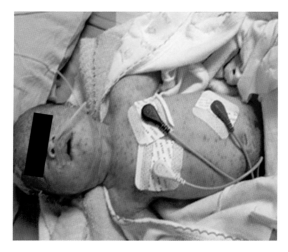

图 4-7　新生儿水痘

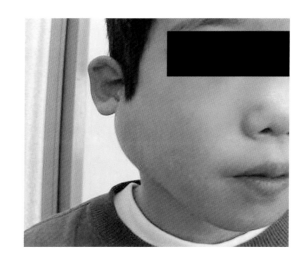

图 4-8　腮腺肿大

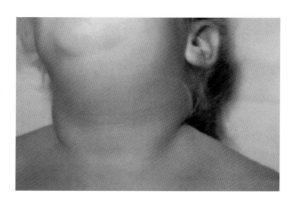

图 4-9　颌下腺肿大

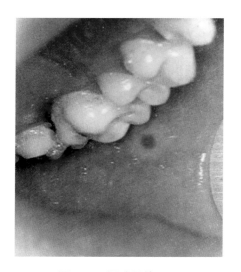

图 4-10　腮腺导管开口

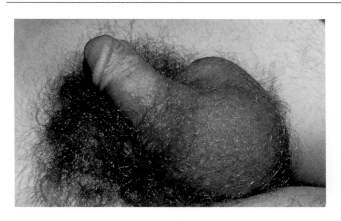

图 4-11　睾丸炎

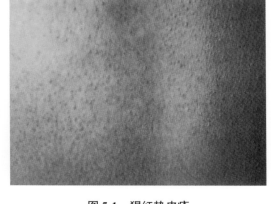

图 5-1　猩红热皮疹

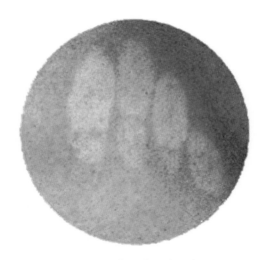

图 5-2　贫血性皮肤划痕

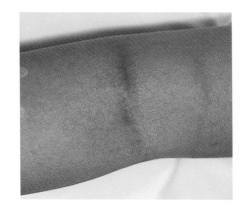

图 5-3　帕氏线

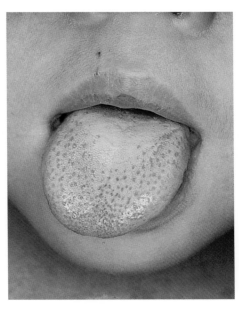

图 5-5　白草莓舌

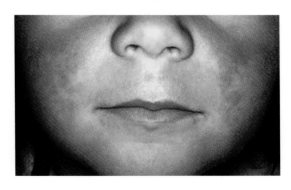

图 5-4　环口苍白圈

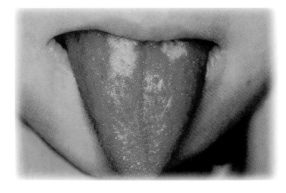

图 5-6　红草梅舌